U0320947

繆中荣　陈康宁◎主审　　　范　进◎主编

脑血管变异DSA图谱及临床实例解析

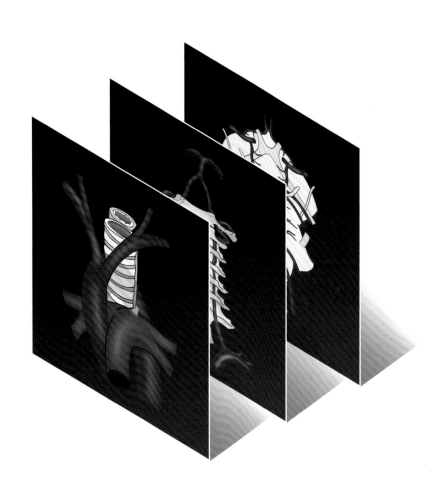

科学技术文献出版社
SCIENTIFIC AND TECHNICAL DOCUMENTATION PRESS
·北京·

图书在版编目（CIP）数据

脑血管变异DSA图谱及临床实例解析／范进主编. —北京：科学技术文献出版社，2022.9
ISBN 978-7-5189-9531-8

Ⅰ.①脑… Ⅱ.①范… Ⅲ.①脑血管疾病—病案 Ⅳ.① R743

中国版本图书馆 CIP 数据核字（2022）第 159883 号

脑血管变异DSA图谱及临床实例解析

策划编辑：帅莎莎　　　　责任编辑：帅莎莎　　　　责任校对：张吲哚　　　　责任出版：张志平

出 版 者	科学技术文献出版社
地 址	北京市复兴路15号 邮编 100038
编 务 部	（010）58882938，58882087（传真）
发 行 部	（010）58882868，58882870（传真）
邮 购 部	（010）58882873
官 方 网 址	www.stdp.com.cn
发 行 者	科学技术文献出版社发行　全国各地新华书店经销
印 刷 者	北京地大彩印有限公司
版 次	2022 年 9 月第 1 版 2022 年 9 月第 1 次印刷
开 本	889×1194 1/16
字 数	574千
印 张	20.75
书 号	ISBN 978-7-5189-9531-8
定 价	198.00元

编 委 会

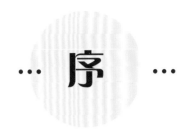

序

几年前，我在一次学术会议上偶然认识了本书的主编范进教授，他带着西南地区独特的口音，谈吐儒雅，且对自己在学术会议上报告的病例分析及思考非常有见解，给我留下了深刻的印象。会后，陈康宁教授联系我，说他有一位学生收集了很多脑血管变异的病例，想出本书分享给同行，后来得知这位学生就是范进教授，真是名师出高徒啊！

范进教授是一位有心的人，当我看到寄来的样稿时非常吃惊，我从医三十多年也没有完全见过书中描述的所有病例，深深地被书中一个个罕见的血管变异和精彩病例所吸引。虽然这些特殊病例可能我们经常会遇到，但是大多数情况下都被遗忘了，而这些特殊的变异与诊断性造影和后续的治疗密切相关，如果没有前车之鉴，会延长手术时间，增加医生和患者在X线下暴露的时间，甚至导致手术的失败。范进教授就是在繁忙的工作中收集了这些特殊的病例资料和治疗体会，包括成功与失败的体会，毫无保留地传授给将来会遇到这些患者的医生，为他们提供了可靠的参考资料。

范进教授又是一位严谨的人，就像他的老师陈康宁教授一样，严谨治学。本书字里行间体现作者的良苦用心，资料收集得非常全面，而且配了非常精美的示意图。本书归总了30种脑血管变异取栓或介入治疗病例，详细阐述了血管变异对临床机制判断、手术策略、临床预后等的影响，尤其是每一个病例中都附有手术者的经验体会和现场心态。本书既有非常成功的经典病例，也有惊心动魄、过程曲折的复杂病例，更有惨痛失败的病例。每一个病例的深度剖析都能让读者身临其境地参与到完成特殊血管变异病例介入治疗的经典操作和体会到术者心态，从中受到更多的启发，获益匪浅。

本书旨在向神经介入科同仁尽量展示更多的罕见血管变异，分享更多的血管变异特殊处理技巧，让更多的同仁尤其是初学者树立血管变异无时不在的意识，提高血管变异的手术应变能力，减少因不知道血管变异或不知道怎么处理而产生的临床不良事件。本书中心思想明确、观点新颖独特、病例生动有趣、实践指导性强，是神经介入领域难得的一本好书，也是神经介入医生难得的一把好工具。

长江后浪推前浪，江山代有才人出。范进教授主编、国内神经介入众多年轻骨干共同参与的专著，让我看到年轻医生为神经介入事业所付出的辛劳，他们不仅在X线下牺牲了身体健康，而且也在不断思考、总结并推动这个事业的发展。

2022年4月25日初夏于首都医科大学附属北京天坛医院

作者简介

主审

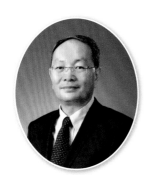

缪中荣

主任医师，教授，博士研究生导师。

现任首都医科大学附属北京天坛医院神经介入中心主任，北京市第十五届人民代表大会代表，享受国务院政府特殊津贴。

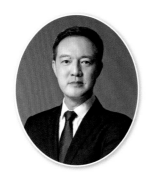

陈康宁

主任医师，教授，博士研究生导师。

现任陆军军医大学（原第三军医大学）西南医院神经内科教授，中国卒中学会理事、神经介入分会副会长，重庆市医师协会神经内科分会会长，重庆老年医学会脑血管病专委会主任委员。

主编

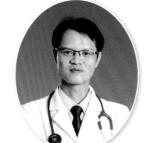

范　进

副主任医师，硕士研究生导师。

现任中国人民解放军西部战区总医院神经内科主任，担任四川省卒中学会神经介入分会副主任委员及中国医师协会、国家卫健委、四川省医师协会等多个学术职务。发明"仿真介入手术模拟器"获国家发明专利，创办中国军民卒中大会并已连续六届担任大会主席。

...前言...

这本书的出版具有一定的偶然性，是我和同事在闲聊关于神经介入手术过程中碰到的个别罕见变异病例时，突然萌生的一个念头。而后，在2018年的一次学术交流过程中，我无意中把脑子里的这个念头向我的博士研究生导师，也是国内神经介入领域的重量级人物，陆军军医大学附属西南医院的陈康宁教授表达，结果得到了陈教授的高度认同，并表示愿意给予鼎力支持，从此便一发不可收拾地开启了这本书出版的漫漫征程。

这本书的出版是偶然的，但也具有背后的必然性。记得有一次带着学生查房，期间需要针对一名脑梗死患者的发病机制做出判断，面对学生们，我侃侃而谈，并根据病灶的分布特点笃定地认为该患者是栓塞机制导致的卒中，但是最后磁共振血管成像的结果明确为动脉粥样硬化病变导致的低血流动力学改变，使脑血管发生了变异。同学们没敢嘲笑老师，但是这个事情却像一个巴掌重重地扇在脸上，至今想起还有火辣辣的感觉。我也在思考，这样的事例临床并不常见，但也绝非罕见，作为长期从事脑血管疾病的临床工作者，谁没有碰到过类似的临床困惑呢？作为神经介入工作者，与脑血管打交道是寻常工作，会不会在手术过程中因为一个意想不到的血管变异导致手术策略的仓促更改，甚至最终因小失大而导致灾难性后果呢？知识都是对现实问题的经验总结，知识的海洋是如此浩瀚，我们却依然未能在已有的书中找到这方面的答案。如今，我们碰到了问题，却没有现成的知识去应用，那么，我们是否就应该总结经验，给同行们以教育和启迪呢？我想，这就是这本书出版背后的必然性。

出版这样一本书的共识达成以后，我们为此付诸了实践。我们查阅了大量文献书籍，发现国内外有对脑血管变异的CT/MRI影像形态学汇总，也有对罕见病例的零星报道，却没有一部专门针对神经介入中脑血管变异的著作，更没有针对脑血管变异手术策略的专著。因此，我们决心出版这本书，期待能给神经病学界，尤其是神经介入领域的同仁提供最全面的经验总结和应对策略。

解剖是一门学科，也是一种语言。从形态学角度讲，血管变异属于解剖学范畴，血管解剖仍然是介入神经放射学临床实践的基础。治疗中枢神经系统血管疾病的关键是获取血管解剖的知识，强调血管异常的自然史与演变史。掌握血管解剖这种语言，对于诊治中枢神经系统血管疾病患者的医师来说是十分重要的。这门语言不仅仅要求临床医师认识影像，还要求对代表这一部位、区域与不同个体的所有解剖结果及关系进行辨识与解释，从而能够认识正常与变异病例状态的不同。医学影像学，尤其是三维影像重建技术的快速发展，大大增强了血管系统成像的能力，但影像技术的检测并不能完全代替解剖知识本身，我们对解剖学及解剖的理解也发生着变化。例如，颈内动脉（ICA）虽然很重要，但不再被视为单一的脑供血血管。胚胎学的研究与解剖学的剖析显示，在颈内动脉呈"迷走"状态时（通过鼓室），所谓"ICA"实际上为咽升动脉，这种变异应称之为"颈内动脉颈部发育不全"。猪的"ICA"穿过颈静脉球，汇入小动脉与小静脉交织而成的奇网。这种ICA相当于咽升动脉的另外一支，的确是脑的供血血管，但其起源与生物学行为却完全不同。因此，尽管一个血管可被命名，其解剖关系也可被描述并被人们接受，写入教科书，然而，我们对血管的认识却是应该被完全重新评价的。随着解剖与生理学的进展，其概念也在不断演变。在胚胎发育不同时期，有不同的保留血管壁的生物学机制，如今，应将解剖学与胚胎学看作对选择这些机制过程的适应与表现。多种因素影响着潜在的缺陷与年龄增长过程间的平衡，包括家族性缺陷、胚胎缺陷及缺陷的表现型，一些触发因素（如病毒）可强化这些表现型；而年龄增长过程可改变这些疾病或使疾病表现更明显，这些疾病不能仅仅因为看上去相似而将其大体上划分为一类。因此，在了解正常血管解剖的基础上，如何更加适时的关注并重视变异，如何更加深入、全面地理解变异带来的临床影响，就显得尤为重要。

脑血管变异犹如"水中月""镜中花"，可发生于任何一条脑血管，也涵盖了数量的变异、位置的变异、结构的变异等，这些变异多种多样、五花八门，似乎随处可见、触手可及。但变异发生率较低，整体在1%~3%，一些极其罕见的变异，发生率不足0.1‰，给人以"看得见、摸不着、想不到"的感觉，临床难以引起时刻关注。但临床上不时出现的脑血管变异又给临床医师带来极大困惑，甚至是巨大的风险。本书就是要把脑血管造影手术中发现的各类脑血管变异病例收集起来，展现给读者，4年多时间里，我们从全国近100家单位搜集到少见脑血管变异近200种。为了便于读者阅读，本书按照不同血管部位进行分章汇总，包括第二章——主动脉弓正常解剖与变异、第三章——颈动脉解剖与变异、第四章——椎-基底动脉解剖与变异、第五章——Willis环解剖与变异、第六章——永存颈动脉-椎基底动脉吻合。本书除了让读者认识到不同脑血管变异的存在，还能使其更加明确脑血管变异在临床实践中的影响。该书单独列第七章为病例解析，归纳汇总了30种脑血管变异取栓或介入治疗的病例，详细阐述了变异对临床机制判断、手术策略、预期后果等的影响，每一个病例后都附有手术者的经验体会及国内介入大师的点评，相信会给读者以巨大的启发。

在此，我要代表编纂组感谢国内各单位的积极供稿，感谢同仁的大力支持！

我们在出版的这4年漫漫征程中尽心尽力、仔细推敲，但对于本书涉及出血性疾病较少的情况仍深表遗憾，错误、纰漏在所难免，希望读者批评指正。

金秋十月，碧空如洗，届时让我们共同期待本书的正式出版。我们期望，也坚信，这本书一定能够成为神经介入工作者喜爱和有用的工具书，能提高读者对脑血管变异的认识，能使其在介入手术等临床工作中少走弯路、不走错路！

2022年4月10日 阳春于成都

···目录···

第一章
脑血管变异概论

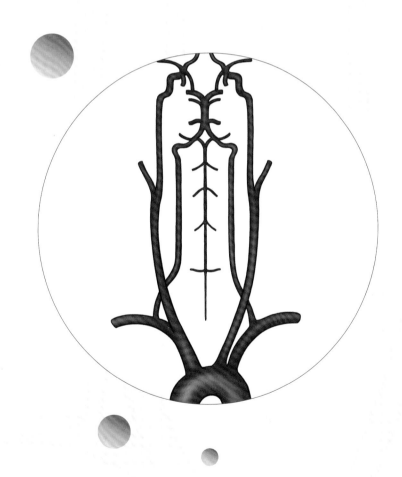

脑血管变异定义

脑血管变异是指由生物学进化、遗传或机体调控异常等原因导致脑血管发生起源、数量、形态、位置或走行的变化，进而可能不同程度地影响其功能。脑血管变异可为先天性或后天性变异，也可为正常变异或病理性变异。目前能搜索到的最早关于血管变异的文章是 1935 年发表的一篇关于主动脉弓（aortic arch，AA）变异的个案报道"An Unusual Variation of the Aortic Arch"，随后也有少量报道。但近十年来，随着影像学的发展和无创血管检查的普及，脑血管变异的检出率越来越高，对脑血管变异相关病理生理的认识越来越深刻，脑血管变异对制定血管内治疗方案的影响越来越大，大家才真正开始关注这个领域。

血管的发生及形成

血管发育经历的三个主要时期，即血管发生、血管形成及血管重塑。在胚胎早期，血管由中胚层的血管母细胞的内皮细胞发育形成，其间需要血流、细胞间的诱导信号及相关基因编码的生长因子等多因素参与发育过程，没有血流的血管会迅速萎缩；血管形成则指血管生成后的一系列形态学改变；而血管重塑是血管活动的、适应性的改造过程，与血管直径等结构改变相关。与之对应的表现则为血管的形成、延伸、融合及胚胎血管的退化。血管的形成及发育是非常复杂的生物学进化、遗传与调控的结果。上述任何一个环节受到干扰，如环境、年龄、细胞间信号转导等，均可出现血管变异。

血管变异的分类

正常的脑动脉变异可分为四类：起源变异、数量变异、形态变异和通路变异（表 1-1）。

表1–1　脑动脉正常变异的分类

类别	特点
起源变异	共同的起源
	漏斗管
	由于持续胚胎循环而引起的异常起源
数量变异	血管减少
	血管增多
形态变异	发育不全
	增生
	过早分支
	开窗
通路变异	永存颈动脉-椎基底动脉吻合
	永存颈动脉内外吻合

脑血管变异的流行病学

脑血管变异，根据研究的类型（CT、MRI、外科手术或尸检）不同，不同人群的发病率有所不同，发病率也可能因地域而异。关于主动脉弓的变异，中国人群数据显示，起源于主动脉弓的头臂干、左侧颈总动脉（common carotid artery，CCA）、左侧锁骨下动脉大约占 76.68%，其他变异占 23.32%。而既往文献显示，三支起源的主动脉弓根据 Myla 分型，其中 Ⅰ 型主动脉弓 43 例（47%），Ⅱ 型 33 例（36%），Ⅲ 型 16 例（17%）。2017 年的一篇综述根据变异分类，对于脑血管的变异做出如下总结（表 1-2），其中完整的 Willis 环也被称为一种变异，其比例可达 44%。

表1-2 脑血管变异

变异类别	变异内容				发生率
起源变异	共同来源			SCA/PCA	2%~22%
				PICA/AICA	>30%
				漏斗状扩张	7%~15%
	永存胚胎循环	胚胎型大脑后动脉	完全型	单侧	4%~26%
				双侧	2%~4%
			部分型	单侧	11%~29%
				双侧	1%~9%
		永存背侧眼动脉			0.42%
		眼动脉起源于MMA			1.45%
		MMA起源于眼动脉			0.5%
数量变异	血管减少			ICA发育不全	0.1%
				脉络膜前动脉缺如	3%
				ACoA缺如	5%
				单侧ACA	1%
				A1段发育不全	1%
				PCoA缺如	0.6%
				M1段发育不全	极少
	血管增多			Ⅱ型Percheron动脉	4%~11.5%
				副MCA	2.7%
				重复MCA	0.2%~2.9%
				两支ACoA	18%
				两支SCA	14%
				两支PICA	2.5%~6%
				两支AICA	26%
				三倍ACA	2%~13%
				三倍MCA	12%
				三倍AICA	2%
				三倍SCA	2%~8%
				大于三支MCA	10%
形态变异	过早分支			MCA	常见
	增生			脉络膜前动脉	2.3%
	发育不全			ICA	0.079%
				A1段	10%
				A2段	7%
				PCoA	34%
				右侧椎动脉发育不全（左侧优势）	50%
				左侧椎动脉发育不全（右侧优势）	25%
				双侧对等	25%
				汇入PICA	0.2%
	开窗变异			所有节段	0.7%
				A1段	0~4%
				A2段	2%
				ACoA	12%~21%
				椎动脉	0.3%~12%
				基底动脉	<1%

（续表）

变异类别	变异内容			发生率	
通路变异	颈内动脉咽侧分支			5%	
	永存嗅动脉			0.14%	
	永存胚胎吻合	永存颈动脉-椎、基底动脉吻合	PTA	0.1%~0.2%	
			变异PTA	0.18%~0.76%	
			永存舌下动脉	0.03%~0.26%	
			永存耳动脉	非常罕见	
			寰前节间动脉（非常罕见）	1型	占比38%
				2型	占比57%
				起自CCA	占比5%
		永存颈动脉-颈外动脉	变异鼓室内动脉	非常罕见	
			永存镫骨动脉	0.48%	

A1：大脑前动脉第一段；A2：大脑前动脉第二段；ACA：大脑前动脉；ACoA：前交通动脉；AICA：小脑下前动脉；CCA：颈总动脉；ICA：颈内动脉；M1：大脑中动脉第一段；MCA：大脑中动脉；MMA：脑膜中动脉；PCA 大脑后动脉；PCoA：后交通动脉；PICA：小脑下后动脉；PTA：永存三叉动脉；SCA：小脑上动脉。

脑血管变异的临床意义

随着现代医学技术的发展，新的辅助诊断技术不断涌现，越来越多的脑血管变异在无创血管成像如CTA 或 MRA 检测中被发现，而对于数字减影血管造影（digital subtraction angiography，DSA）进行统计描述的文献较少。CT 及 MRI 血管成像也能提供相应的信息，但以 DSA 作为检测手段不但可清晰展示变异血管本身，还可动态观察其间血流方向及引流血管。相对于静态血管成像，DSA 更有利于判断血管的起源及走向，区分变异的生理或病理性意义，结合临床以便制定更适宜的治疗策略。

经过前期汇总，目前共有国内近百家单位积极响应，其中有 70 余个中心踊跃提供病例图谱。根据脑血管生理解剖，将其分为 6 个部位（主动脉弓、颈总动脉、椎动脉、基底动脉、Willis 环及永存前后循环吻合）、4 大类变异（起源变异、数量变异、通路变异、形态变异）、14 个亚类、140 余种变异。缺失部分主要包含 Willis 环中细小的变异在常规 DSA 中显示不清或未进行特殊角度检查（如前交通开窗、大脑前多倍体、大脑后）及复合变异等。

了解脑血管的变异对于将其与病理学区分开来、理解与血管变异直接相关的某些病理改变的病因学，以及描述具有某些变异的患者侧支循环的变化至关重要。如异常颈内动脉有时会引起耳鸣或传导性耳聋。临床上，它可能类似于骨硬化、血管神经病或其他血管畸形。开窗畸形常可并发动脉瘤。而胚胎型大脑后动脉可因前循环血管病变而出现后循环供血区域病灶。尤其是先天性大脑中动脉或颈内动脉缺如的患者，不应武断地认为是血管闭塞，而应结合周围血管、患者的临床症状及头颅影像学综合判定。检测特定变异可能会发现其他非血管或血管异常（尤其是动脉瘤），对血管内治疗或神经外科治疗计划的制定具有重要意义。理想的神经介入医师应熟知正常血管解剖及常见变异，了解部分少见变异。在术中及时判断异常血管引流及其意义，有助于选择适当的手术路径、器材及方式，降低手术并发症。同时结合病患情况个体化分析，综合评估后以便制定相应的治疗策略。

人类的血管解剖是一个易变的系统，在多数情况下，功能是与环境相适应的结果，这就是我们常说的功能血管解剖。血管的常见变异往往提示了物种进化的趋势，而罕见变异是历史与记忆的表达，具有物种及个体差异。两支相同直径、大小的血管，并不代表其具有相同的潜在意义及功能，所以在关注血管变异时，应结合供血来源、前后引流情况及周围可能存在的神经、组织来综合分析，这样才有助于识别及推测出可能存在的变异。如开窗的发生，除从供血动脉的发生、后续血管引流判断，还应考虑到开窗的形成更可能为中间有神经穿过。

　　神经介入不是纯技术工作，并非单纯地完成造影或血管内治疗，而是根据不同病患具体需求实施最适宜的治疗。理想的神经介入医师应熟知正常血管解剖及常见变异，了解部分少见变异。在术中及时判断异常血管引流及其意义，有助于选择适当的手术路径、器材及方式，降低手术并发症。同时结合病患情况进行个体化分析和综合评估，有助于制定相应的治疗策略。本图谱主要是以 DSA 诊断为基础，介绍脑血管的解剖与变异及血供范围，是收集近年来国内外报道、本中心及国内多家单位在临床工作中对解剖变异的总结，并结合临床工作中给确定发病机制、手术操作等带来困惑的脑血管变异病例编纂而成的，目的在于帮助从事神经介入者增强对脑血管解剖及变异的理解与认识，减少不良后果的发生。

- 第二章 -
主动脉弓正常解剖与变异

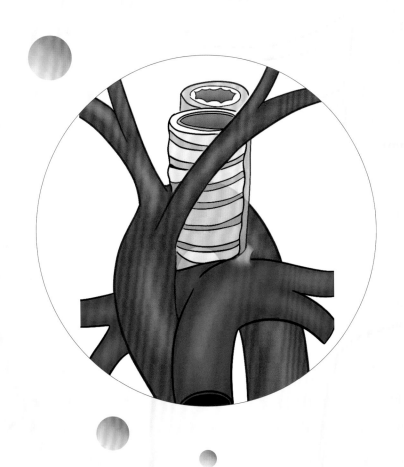

第一节　主动脉弓发育异常与变异简介

　　主动脉弓是指升主动脉与降主动脉之间的一段呈弓形的血管，在右侧第2胸肋关节附近连接升主动脉，先向上、向后、向左，自右向左在气管前方走行，再转向下、向左，至第4胸椎下缘左侧延续为降主动脉。大约70%的患者，头臂干（又称无名动脉）（brachiocephalic trunk，BT）、左侧颈总动脉（left common carotid artery，LCCA）和左侧锁骨下动脉（left subclavian artery，LSA）从左侧主动脉弓依次发出，随后BT再分为右侧颈总动脉（right common carotid artery，RCCA）和右侧锁骨下动脉（right subclavian artery，RSA）。双侧椎动脉（vertebral artery，VA）起始于各自锁骨下动脉的近端。目前对主动脉弓分型常用Myla分型系统，以优势侧（多用左侧）颈总动脉直径为参照，按主动脉弓顶至头臂干开口的垂直距离，将主动脉弓分为3型：头臂干开口与主动脉弓顶部切线垂直距离小于左侧颈总动脉直径者为I型主动脉弓；介于1~2倍颈总动脉直径之间者为II型主动脉弓；超过2倍颈总动脉直径者为III型主动脉弓。外周血管介入专家根据BT开口与主动脉弓上、下缘的位置关系将其分3型：I型为BT开口与主动脉弓上缘在同一平面者；II型为BT开口在主动脉弓上、下缘之间者；III型为BT开口在主动脉弓下缘平面以下者。另外，也有国内学者将主动脉弓形态分为2型：I型主动脉弓缩窄，升主动脉与胸主动脉间距小，分支均从主动脉弓的最高处发出，儿童和青壮年多为此型；II型主动脉弓宽大，升主动脉与胸主动脉的间距大，分支血管多在主动脉弓最高点之前呈锐角发出，老年人以此型为主。本分类系统旨在预测主动脉弓导管插管的难度，有助于指导导管的选择。这3种主动脉弓分型已成为经典的主动脉弓分型标准。正常主动脉弓解剖的真实变化频繁发生，并可能增加导管插入的难度。

　　当主动脉弓及其分支发育速度不平衡时，可引起各种分支的分离与合并，并出现许多变异。主动脉弓变异可以孤立发生，但也可能与结构性先天性心脏病相关。先天性主动脉弓变异和异常可能与血管环的形成、先天性心脏病和染色体异常有关，各种各样的主动脉弓异常，包括右侧主动脉弓、颈主动脉弓、异常和孤立的锁骨下动脉及主动脉弓中断都与22q11.2位点的基因微缺失有关。22q11.2位点基因的微缺失还可能与胸椎中线畸形（如Digeorge综合征患者可表现为胸腺发育不全）和动脉圆锥畸形有关，包括主动脉瓣狭窄伴漏斗间隔和法洛四联症。然而，22q11.2位点基因的缺失也曾在多达25%的主动脉弓异常但没有先天性心脏病的患者中被描述。了解特定主动脉弓异常的相关性对于进一步详细寻找其他相关缺陷和异常具有非常重要的临床意义。主动脉弓变异和异常的存在可能影响手术切口，也可能增加血管内介入治疗的技术难度和神经系统并发症的风险。主动脉解剖知识和主动脉弓异常的识别有助于制定准确的手术和干预计划，并避免潜在的术后并发症。所以主动脉弓解剖的详细评估对于胸部手术方案的制定和血管内介入治疗材料、路径的选择具有重要的指导作用。超声心动图、磁共振成像（magnetic resonance imaging，MRI）和CT血管造影（computed tomographic angiography，CTA）是识别、诊断主动脉弓变异和异常的重要成像手段，婴儿和幼儿的单纯性弓形异常可以用超声心动图单独进行研究，对患者造成的风险较小，不需要使用静脉造影剂，无辐射风险，并且容易在床旁完成。CT血管造影是一种非侵入性技术，除了评估气管或食管压迫外，还能快速地评估血管异常，空间分辨率较高。但CT血管造影的缺点是辐射暴露和相对高的静脉造影剂注射速率，特别是在儿童血管评估中影响较大。磁共振血管成像（magnetic resonance angiography，MRA）可详细评估主动脉弓而不暴露于电离辐射，可用于评估解剖结构并评估血管与气道和食管的关系。这些无创成像手段在诊断可疑血管异常时已基本取代了经导管血管造影。但是经导管血管造影仍然是诊断血管异常的金标准，尤其是动态显影技术，对于认识血管形态、分支开口及走行的空间关系具有重要的意义，这是无创检查不能代替的。

当血管或其闭锁部分包绕气管和食管时形成血管环，血管环的形成有可能造成气道和（或）食管压迫。主动脉弓右侧时，如果由降主动脉发出左侧动脉导管（出生后关闭为动脉韧带）或发出了左侧锁骨下动脉（即迷行左侧锁骨下动脉），动脉导管或左侧锁骨下动脉会在食管后向左侧走行，这样就与右侧主动脉弓在空间上形成了一个完整的环形血管结构。可能会压迫气管和食管造成呼吸困难、喘鸣、反复呼吸困难、吞咽困难、进食缓慢及生长发育落后等症状。如果血管环中含有造影剂不能通过的闭锁部分，则很容易漏诊，然而对于存在临床症状和体征的患者应怀疑存在血管环由闭锁部分组成的情况，包括锁骨下动脉扭曲、Kommell 食管后憩室（或 Kommell 憩室）、主动脉弓对侧的导管憩室（或导管凹陷）和主动脉弓或回旋主动脉对侧的降主动脉。右侧主动脉弓引起的血管环较为宽松，绝大多数病例并不会压迫气管和食管，属于正常解剖结构变异，也无须处置。少数引起压迫症状者与其他类型的血管环患者相比，一般症状出现相对较晚，多在 1 岁后出现；症状相对较轻的部分病例随着患儿生长发育，症状还可减轻或缓解。但若婴儿出生后 6 个月内即出现压迫症状，往往提示病情较重，需要积极治疗。治疗方式是外科手术切除动脉导管或动脉韧带。迷行左侧锁骨下动脉一般无须处置，但若其根部存在瘤样扩张，则有发生重度气管和食管压迫的风险，需要一并处理。手术效果总体比较好。

一、主动脉弓发育胚胎学与解剖学

每个原始主动脉由腹侧和背侧部分组成。2 个腹侧主动脉融合形成主动脉囊，2 个背侧主动脉融合形成降主动脉。在背腹主动脉和背主动脉（dorsal aorta，DA）之间形成 6 对原始主动脉弓，背主动脉也产生多个节间动脉（图 2-1-1）。原始弓以头尾相接的顺序逐个出现并退化，而且不是所有的原始弓同时存在。成熟的主动脉弓系统是由一些原始动脉弓退变形成的。

主动脉发育始于妊娠第 3 周，其发育主要分为腮弓型主动脉系统及哺乳型主动脉系统。腮弓型主动脉系统主要存在于人体胚胎发育早期，而哺乳型主动脉系统则存在于后期。在人体胚胎发育过程中，主动脉弓及其分支血管逐渐由早期的腮弓型主动脉系统发育为哺乳型主动脉系统。腮弓型主动脉系统主要分为 3 个部分：主动脉囊、6 对弓动脉及背侧主动脉（图 2-1-1）。主动脉囊最终将形成升主动脉及肺主动脉。6 对弓动脉通过部分退化移位后逐渐形成主动脉弓及头臂血管。2 个背侧主动脉融合形成降主动脉。腮弓型主动脉系统向哺乳型主动脉系统转变的过程中主要发生了以下变化：①部分弓动脉退化；②部分弓动脉及节间动脉移位；③主动脉整体下降入胸腔。这是各种先天性变异和病理异常形成的复杂过程。每个原始主动脉由腹侧和背侧部分组成。2 个腹主动脉融合形成主动脉囊，2 个背主动脉融合形成中线降主动脉。腹主动脉和背主动脉之间发育有 6 对原发性主动脉弓。背主动脉也产生若干节段间动脉。原发性主动脉弓以头尾顺序依次出现和后退，并非同时出现。成熟的主动脉弓系统是由部分原发性主动脉弓系统形成的。原始的主动脉弓会退化，而其他的则会持续和发展。主动脉弓段持续或退化的机制还不完全清楚；然而，神经嵴细胞迁移到咽弓可能起到一定作用。

哺乳动物（包括人类在内）6 对主动脉弓并不同时出现。此外，第 5 对主动脉弓 50% 发育不全并很快退化，另 50% 则根本不发生。因此，对人类来说第 3、第 4 和第 6 对主动脉弓是主动脉弓及其分支发育的关键。当胚胎发育至 4 mm 长、尾端的动脉弓形成时，第 1、第 2 对主动脉弓逐渐退化，第 3、第 4 对主动脉弓出现。当胚胎达 12 mm 长时，第 3、第 4 对主动脉弓之间的一段背主动脉消失，第 3 对主动脉弓与其头端的背主动脉形成颈内动脉和左侧锁骨下动脉的颈段。而第 3 对主动脉弓在腹主动脉发出部位新生的一对血管发育为颈外动脉，这对血管的起源点逐渐转移至第 3 对主动脉弓上，其近侧段形成左侧颈总动脉。胚胎发育至 40 mm 长时，第 3 对主动脉弓残存的血管与第 4 腹主动脉的右半部发育为头臂干，第

4对主动脉弓与右侧背主动脉的一段与从背主动脉发出的第6节间动脉共同形成了右侧锁骨下动脉，而左侧锁骨下动脉由左侧第6节间动脉形成。而第4对主动脉弓左侧者与腹主动脉的左半部和左侧背动脉的后段发育为成人的正常型主动脉弓（主动脉弓分支自右向左依次为无名动脉、左侧颈总动脉和左侧锁骨下动脉）。该部血管发育变化复杂，所以在发育过程中，出现的异常现象也较多，常导致主动脉弓及其分支的各种先天性异常（图2-1-2）。

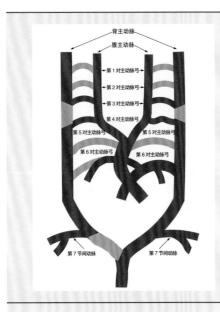

在腹侧主动脉和背侧主动脉之间形成6对原始主动脉弓。灰色区域代表正常发育过程中逐渐断开的部分。第1、第2对弓动脉最早出现并迅速发生退化，第1对弓动脉的残余部分形成上颌动脉的部分，第2对弓动脉的残余部分形成部分的舌骨和镫骨动脉；第3对弓动脉逐渐构成颈动脉；第4对弓动脉左右存在一定差异，右侧形成右侧锁骨下动脉起始部，而左侧形成主动脉弓；第5对弓动脉完全消失；第6对弓动脉腹侧形成肺动脉（背侧形成动脉导管，出生后闭合为动脉韧带）。其中第3、第4对弓动脉在发育过程中起始部逐渐移位靠近，第7对节间动脉向近心端移位形成锁骨下动脉。在1~3个月内，动脉导管通常会消失并成为动脉韧带。

图2-1-1　原始胚胎主动脉弓及其分支的发育过程

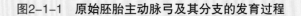

Edwards等学者提出一个双主动脉弓系统理论，即双主动脉弓和双侧动脉导管。原始的第4对胚胎动脉弓及背主动脉的部分形成主动脉弓和弓上血管（红色）。原始的第6对胚胎动脉弓形成动脉导管和肺动脉（蓝色）。该双主动脉弓系统可以描述主动脉弓的大多数异常。

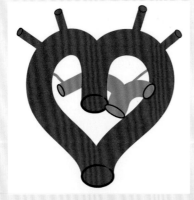

图2-1-2　双主动脉弓和双侧动脉导管

二、主动脉弓变异和异常

主动脉弓的先天性异常包括左侧、右侧和双主动脉弓的异常，以及在此基础上由3大分支引起的变异。主动脉弓侧别指的是主动脉弓穿过气管的位置。正常左侧主动脉弓由第4主动脉弓在右侧锁骨下动脉和降主动脉（包括右动脉导管）之间退化形成，包括右侧动脉导管和第7段节间动脉（锁骨下动脉远端前体）起点远端的背主动脉。右侧第4主动脉弓的近侧部分形成右侧锁骨下动脉的近侧部分，左侧第4主动脉弓形成最终的主动脉弓。右侧锁骨下动脉源自部分右侧背主动脉和右侧第7节间动脉。左侧锁骨下动脉完全源于左侧第7节间动脉。动脉导管或韧带通常存在于左侧，近端连接左侧肺动脉，远端连接左侧锁骨下动脉起点。正常左侧主动脉弓在T5椎体水平处穿过左主支气管，下行胸主动脉通常在中线的左侧（图2-1-3）。

具有典型正常左侧主动脉弓的3支血管分型发生率为70%～80%，无名动脉、左侧颈总动脉和左侧锁骨下动脉从左侧主动脉依次发出，然后，无名动脉再分为右侧锁骨下动脉和右侧颈总动脉。双侧椎动脉作为各自锁骨下动脉的近端分支出现。左侧主动脉弓的变异有很多种，最常见的左侧主动脉弓变异是左侧

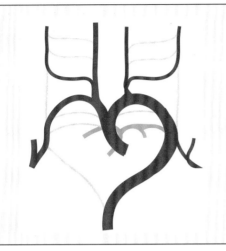

正常左侧主动脉弓由第4主动脉弓在右侧锁骨下动脉和降主动脉（包括右动脉导管）之间退化形成，包括右侧动脉导管和第7段间动脉（锁骨下动脉远端前体）起点远端的背主动脉。右侧第4主动脉弓的近侧部分形成右侧锁骨下动脉的近侧部分，左侧第4主动脉弓形成最终的主动脉弓。右侧锁骨下动脉源自部分右侧背主动脉和右侧第7间动脉。左侧锁骨下动脉完全源于左侧第7节间动脉。动脉导管或韧带通常存在于左侧，近端连接左侧肺动脉，远端连接左侧锁骨下动脉起点。正常左侧主动脉弓在T5椎体水平处穿过左侧主支气管，下行胸主动脉通常在中线的左侧。

图2-1-3　左侧主动脉弓和正常变异

颈总动脉与右侧无名动脉有相同起源或左侧颈总动脉直接从右侧无名动脉起源，这种变异称为牛型弓。它们在一般人群中发生的概率分别是13%～16%和8%～9%。另一个相对常见的主动脉弓变异是左侧椎动脉直接从左侧锁骨下动脉起始部近端的主动脉弓产生，即左侧椎动脉是主动脉的一个直接分支，主动脉弓有4个分支，人群患病率为4%～6%。人群中仅有0.5%～2%的异常右侧锁骨下动脉起始于左侧锁骨下动脉远端主动脉弓的最后一支，其存在可能与唐氏综合征有关，也被称为迷行右侧锁骨下动脉，其中，大约80%的迷行右侧锁骨下动脉从食管后行走，15%从气管与食管间行走，当迷行右侧锁骨下动脉跨过气管走行时，可能导致吞咽困难或呼吸困难。当经右侧桡动脉入路时，这种变异也会给到达冠状动脉（coronary artery，CA）或大血管带来独特的技术挑战；尽管在尸检或影像学研究中已有超过20种与左侧主动脉弓分支异常相关的变异类型，但大多数变异非常罕见。双侧锁骨下动脉及双侧颈总动脉分别起始于双侧头臂干的发病率为0.2%～1%；在大约1%的人群中，甲状腺最下动脉可能作为主动脉弓的第2个分支出现，尽管只有6%的人有此动脉，但在尝试甲状腺峡部、尾部的手术解剖之前，对其存在的认识是很重要的。这些与正常左侧主动脉弓相关的弓形分支模式通常被认为是正常变异，但可能在胸外科手术和介入手术中具有重要意义。

（一）左侧主动脉弓异常

正常左侧主动脉弓由右侧锁骨下动脉和降主动脉之间的右侧第4个主动脉弓的远端退变形成（图2-1-4）。曾有研究对2353例患者进行CTA检查，发现有141例（6.0%）左侧颈总动脉来源于无名动脉；130例（5.5%）与无名动脉有共同起源；11例右侧锁骨下动脉异常（0.47%），11例患者中4例（36%）与双侧颈总动脉共干，形成一个双颈动脉干（0.17%）。

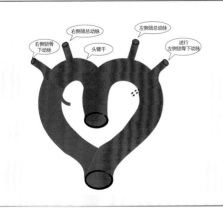

正常的左侧主动脉弓是右侧锁骨下动脉和降主动脉之间的右侧弓及右侧动脉导管（灰色）退变形成的。弓上第1分支为无名动脉，其次为左侧颈总动脉和左侧锁骨下动脉。

图2-1-4　基于双主动脉弓系统理论的正常左侧主动脉弓的示意

（1）左侧主动脉弓伴迷行右侧锁骨下动脉

左侧主动脉弓伴迷行右侧锁骨下动脉是主动脉弓常见的先天性畸形，发生率为 0.5%~2%。这种异常是由右侧主动脉弓退变而引起的（包括右侧颈总动脉、右侧锁骨下动脉和右侧动脉导管）。远端右侧背主动脉（而不是右第四主动脉弓）成为近端锁骨下动脉，形成其食管后段。异常右侧锁骨下动脉是最后的主动脉弓分支，并且通常具有从尾部左侧到颅右侧的斜向食管路线。该异常通常是孤立的，但是可以合并其他先天性异常，包括主动脉缩窄、动脉导管未闭（patent ductus arteriosus，PDA）、室间隔缺损（ventricular septal defect，VSD）和颈动脉或椎动脉异常。左侧主动脉弓伴迷行右侧锁骨下动脉通常无症状，但有时可能导致食管压迫。大约 10% 有此类异常的成人由异常右侧锁骨下动脉的逆行食管过程导致食管的外在压迫引起吞咽困难（图 2-1-5）。

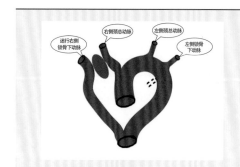

这种异常是由右侧颈总动脉、右侧锁骨下动脉和右侧动脉导管（灰色）之间的右侧主动脉弓退变而引起的。从主动脉弓发出的第 1 条分支是右侧颈总动脉，其次是左侧颈总动脉、左侧锁骨下动脉，最后是异常右侧锁骨下动脉。

图2-1-5　在假设的双主动脉弓系统的基础上，左侧主动脉弓伴迷行右侧锁骨下动脉（不存在Kommell憩室）

（2）左侧主动脉弓伴 Kommell 憩室

当迷行右侧锁骨下动脉产生于 Kommell 憩室时，15%～30% 的病例可在左侧主动脉弓的位置形成松动的血管环。Kommell 憩室源于背侧动脉弓的残余部分。研究表明，右侧第 6 主动脉弓延续性形成右侧动脉导管与 Kommell 憩室相关。与没有憩室的左侧主动脉弓伴迷行右侧锁骨下动脉相比，该异常存在是由右侧动脉导管（动脉韧带）形成的血管环。

Kommell 憩室主要表现为异常锁骨下动脉起始部的扩张，为该病的特征性表现。Kommell 憩室是胚胎后期由左侧第 4 主动脉弓残余组织所形成的一种血管畸形。在食管后憩室或 Kommell 憩室变异模式下，分支动脉或动脉连接韧带通常起始于憩室和正常锁骨下动脉连接处的主动脉弓背面，通常形成一个血管环。然而，如果没有食管后憩室，动脉导管或动脉韧带通常与主动脉弓位于同一侧，通常不形成血管环。

（3）偏侧动脉导管或动脉韧带

在逆行食管憩室或 Kommell 憩室的形成过程中，动脉导管或动脉韧带位于主动脉弓相对的一侧，通常由憩室和正常大小的锁骨下动脉形成血管环。然而，如果没有逆行食管憩室，或动脉导管 / 动脉韧带存在于与主动脉弓相同的一侧，则通常不形成血管环。

（4）左侧主动脉弓右降

主动脉逆行憩室可以存在另一种血管异常，即具有右降主动脉的左侧主动脉弓伴右侧动脉导管或动脉韧带。主动脉弓分支模式通常类似于左侧主动脉弓伴源于逆行食管的异常右侧锁骨下动脉。在这种异常中，主动脉弓自身穿过食管后的中线，而不是异常的右侧锁骨下动脉穿过中线。右侧动脉导管或动脉韧带将右侧肺动脉连接到降主动脉，形成血管环。这种异常是非常罕见的，并且是由右侧颈总动脉和右侧锁骨下动脉之间的右侧第 4 主动脉弓退化引起的，右侧第 6 主动脉弓部分延续形成动脉导管或动脉韧带及右侧降主动脉。远端左侧背主动脉形成远端主动脉弓，从食管后面到达降主动脉，旋转至脊柱的右侧。左旋主动脉环也可能发生在没有异常的右侧锁骨下动脉，通常由右侧主动脉弓在右侧锁骨下动脉和动脉导管之间消退引起。

（5）双侧头臂干形成

双侧头臂干非常罕见，左侧颈总动脉和左侧锁骨下动脉有共同的起源，形成双侧头臂干。Berko 等使用增强 CT 报告 1005 例患者中有 2 例出现这种变异（患病率 0.2%）。但没有进行血管造影评估。Uchino 教授报道了 1 例通过 MRA 及胸部 CT 证实的双主动脉弓，迄今为止，相关报道也只有 3 例。双侧头臂干在人类中非常罕见，但在某些哺乳动物中非常常见或被视为"正常"。

（二）右侧主动脉弓变异

右侧主动脉弓变异通常包含以下几种类型：①右侧主动脉弓伴随迷行左侧锁骨下动脉（Ⅱ型，左侧锁骨下动脉作为最后分支，来源于逆行食管憩室）；②右侧主动脉弓伴随迷行左侧锁骨下动脉无逆行食管憩室（Ⅱ型，左侧锁骨下动脉作为最后分支）；③右侧主动脉弓伴随异常无名动脉；④右侧主动脉弓伴随镜像分支（Ⅰ型）；⑤右侧主动脉弓伴随左侧锁骨下动脉的孤立（Ⅲ型，左侧锁骨下动脉与主动脉弓不直接相连），左侧锁骨下动脉通过侧支循环充盈，可能导致手臂缺血或盗血现象；⑥右旋主动脉。

最常见的是具有迷行左侧锁骨下动脉和镜像类型的右侧主动脉弓。具有异常左侧锁骨下动脉的变异仅少数与先天性心脏病有关。镜像类型的右侧主动脉弓与先天性心脏病非常相关，在大多数情况下伴随法洛四联症。

（1）右侧主动脉弓伴随迷行左侧锁骨下动脉（来源于食管后憩室）

具有异常左侧锁骨下动脉的右侧主动脉弓是右侧主动脉弓最常见的变异。这种异常由左侧颈总动脉和左侧锁骨下动脉之间的左侧第 4 主动脉弓退化引起，通常伴有左侧第 6 主动脉弓的延续。异常左侧锁骨下动脉是最后一个主动脉弓的分支，通常具有从尾部右侧向头部左侧的斜向食管的路径。右背侧主动脉的一部分通常作为食管后憩室的延续，导致异常锁骨下动脉的形成。右侧主动脉弓伴异常左侧锁骨下动脉（Kommell 憩室）是双主动脉弓形成血管环的第二常见原因。血管环通常相对松散，并且由左动脉导管或动脉韧带形成，其通常附接在左肺动脉和食管后憩室。这种异常通常是孤立的，很少与先天性心脏病相关（图 2-1-6）。

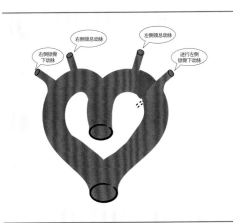

右侧主动脉弓伴随左侧锁骨下动脉起源于食管后憩室，这种异常由左侧颈总动脉和左侧锁骨下动脉（灰色）之间左侧主动脉弓的退变导致，通常左侧第6主动脉弓的延续为动脉导管或动脉韧带（虚线），并形成血管环。从弓形起，第1个分支是左侧颈总动脉；其次是右侧颈总动脉、右侧锁骨下动脉；最后是异常左侧锁骨下动脉。异常左侧锁骨下动脉和动脉导管或动脉韧带均源自食管后憩室（即背侧左第4主动脉弓的残余）。

图2-1-6　基于假设的双主动脉弓系统

（2）右侧主动脉弓伴随迷行左侧锁骨下动脉（无食管后憩室）

右侧主动脉弓可以在没有食管后憩室的情况下存在异常的左侧锁骨下动脉，这种异常由左侧第 4 和左侧第 6 主动脉弓退化引起，因此左背主动脉不参与降主动脉形成。与具有逆行食管后憩室的患者相反，该异常不存在动脉导管或者存在右侧动脉导管，因此不形成血管环。不同于由 Kommell 憩室引起的左侧锁骨下动脉的右侧主动脉弓，这种特殊的主动脉弓异常通常伴随先天性心脏病，如法洛四联症或动脉阻塞。

（3）右侧主动脉弓伴随异常的无名动脉

具有异常无名动脉的右侧主动脉弓是非常罕见的变异，通常由升主动脉和左侧颈总动脉之间的左侧第 4 主动脉弓的退化引起,左侧背主动脉根和左侧动脉导管持续存在。从主动脉弓发出的第 1 分支是右侧颈总动脉,其次是右侧锁骨下动脉,左侧头臂动脉作为最后一个分支向头侧和左侧走行,动脉导管位于左侧,连接无名动脉和左侧肺动脉,形成血管环。

（4）右侧主动脉弓伴随镜像分支

具有镜像分支的右侧主动脉弓是右侧主动脉弓的第二常见形式,仅次于右侧主动脉弓和迷行左侧锁骨下动脉。98% 的右侧主动脉弓镜像分支的病例与先天性心脏病密切相关,包括法洛四联症、动脉瘤、三尖瓣闭锁,以及具有肺动脉瓣狭窄的大动脉转位。右侧主动脉弓经过上腔静脉（superior vena cava,SVC）和气管右侧和食管,但通常不形成血管环。该异常由左侧背主动脉远端的第 7 节间动脉原点退变引起,使得左侧第 4 主动脉弓变成近端锁骨下动脉而未形成最终主动脉弓。通常,右侧第 6 主动脉弓退化伴左侧第 6 主动脉弓剩余部分延续可作为邻近左侧锁骨下动脉的动脉导管,用于连接位于前方的左头臂动脉和左侧肺动脉,但不形成血管环（图 2-1-7）。较不常见的是,左侧第 6 主动脉弓退化伴右侧延续退化,导致正常主动脉弓的真实镜像,且不与先天性心脏病（congenital heart disease,CHD）相关。

（5）右侧主动脉弓伴孤立左侧锁骨下动脉

主动脉弓系统中 2 个同侧分支中断导致的孤立主动脉弓血管非常罕见。术语孤立意味着特定的主动脉弓的血管仅通过动脉导管或动脉韧带从肺动脉产生,与主动脉弓没有连接。右侧主动脉弓伴孤立左侧锁骨下动脉是最常见的形式,并且在超过一半的情况下与心脏疾病相关,最常见的是法洛四联症。这种异常由左侧颈总动脉和左侧锁骨下动脉之间的左侧主动脉弓的 2 个节段,以及左侧动脉导管和左侧锁骨下动脉的远端退化形成（图 2-1-8）。从右至左,主动脉弓出现的分支分别是左侧颈总动脉、右侧颈总动脉、右侧锁骨下动脉。左侧锁骨下动脉未连接动脉弓与左侧颈总动脉,而是通过特定的动脉导管连接到肺动脉。这种异常可导致先天性锁骨下动脉硬化综合征和椎 - 基底动脉疾病。

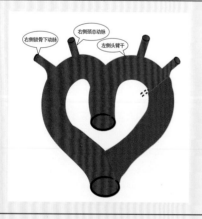

这种异常是由右侧锁骨下动脉和降主动脉之间的左侧主动脉弓退化引起的。右侧第 6 主动脉弓退化伴左侧第 6 主动脉弓剩余部分延续可作为邻近左侧锁骨下动脉的动脉导管,用于连接位于前方的左侧头臂动脉和左侧肺动脉。由弓形产生的第 1 个分支是左侧头臂动脉,其次是右侧颈总动脉,然后是右侧锁骨下动脉。

图 2-1-7　基于假设的双主动脉弓系统的具有镜像分支的右侧主动脉弓

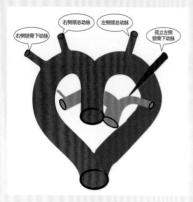

这种异常由左侧颈总动脉和左侧锁骨下动脉之间的左侧主动脉弓的 2 个节段,以及左侧动脉导管和左侧锁骨下动脉的远端退化形成。从右至左侧主动脉弓出现的分支分别是左侧颈总动脉、右侧颈总动脉、右侧锁骨下动脉。左侧锁骨下动脉未连接动脉弓与左侧颈总动脉,而是通过特定的动脉导管连接到肺动脉。

图 2-1-8　右侧主动脉弓与孤立左侧锁骨下动脉

（6）右侧主动脉弓左降

右侧主动脉弓左降较罕见，与右侧主动脉弓伴迷行左侧锁骨下动脉类似。然而，在这种变异中，主动脉弓自身（而不是锁骨下动脉）穿过中线后在隆突水平以上经过食管（通常在 T4 或 T5 椎体的水平）。在穿过中线之后，主动脉弓产生左侧憩室，从其中产生左侧动脉导管（韧带动脉）并连接到左侧肺动脉形成血管环。这种异常由左侧颈动脉和左侧锁骨下动脉之间的左背侧主动脉退化引起，或左侧锁骨下动脉与左侧动脉导管（动脉韧带）之间的左侧第 4 主动脉弓的退化引起。远端部分由食管后右背侧主动脉组成。

（三）双主动脉弓

双主动脉弓形成的主要原因为右侧主动脉弓和左侧主动脉弓残余，每个主动脉弓产生同侧单独的颈动脉和锁骨下动脉，占血管环的 50% ~ 60%，左右侧第 4 对主动脉弓永存构成背主动脉（图 2-1-9）。通常只有第 6 主动脉弓中的一侧形成动脉导管。双主动脉弓是症状性血管环最常见的原因，因为气管和食管完全被 2 个主动脉弓环绕且压缩。双主动脉弓的婴儿和儿童通常从出生即开始存在哮喘、呼吸急促、发绀、吞咽困难等临床表现，哭泣时症状加剧。双主动脉弓很少与先天性心脏病相关，在少数患者中存在法洛四联症，以及大动脉移位。双主动脉弓源自每个主动脉弓的双侧颈总动脉和锁骨下动脉，其分支血管正好在主动脉弓水平之上的横截面上，具有对称外观（四脉管或四动脉符号）。

（四）颈主动脉弓

当主动脉弓从纵隔位置向颅侧移位并延伸到锁骨上方时，称颈主动脉弓。颈主动脉弓的特征是颈部异常高度延伸的主动脉弓，更常见于右侧。研究表明，颈主动脉弓的发展包括：第 2 或第 3 原始主动脉弓发育而来的颈主动脉弓伴有第 4 主动脉弓退化，以及正常的第 4 主动脉弓尾部下降的失败。颈主动脉弓与位点 22q11.2 的微缺失相关，支持第 3 个弓和第 4 个主动脉弓退变的理论，即主要是由第 3 和第 4 腮主动脉弓融合后尾端移行不足造成的，因为这种染色体异常与第 4 原始主动脉弓的退变或发育不良有关（图 2-1-10）。

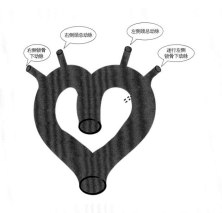

这种异常是由于右侧主动脉弓和左侧主动脉弓残余。双侧颈总动脉和锁骨下动脉从双侧弓中对称地出现。通常，右侧主动脉弓大于和高于左侧，只有第 6 主动脉弓中的一侧形成动脉导管（动脉韧带），最常见于左侧（虚线）。

图 2-1-9　双主动脉弓

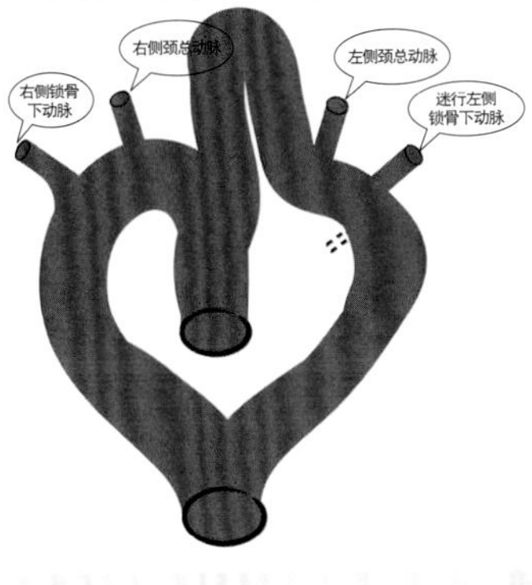

主动脉弓从纵隔位置向颅侧移位并延伸到锁骨上方。

图 2-1-10　颈主动脉弓

（五）永存第 5 主动脉弓

原始的第 5 主动脉弓是退化的血管，在大约一半的胚胎中迅速退化，而在其他动物中，这些动脉根本不发育。原始的第 5 主动脉弓很少会延续下来，位于第 4 主动脉弓下方（图 2-1-11）。该异常通常与心内畸形有关，最常见的是室间隔缺损（VSD）。持续的第 5 主动脉弓被认为是罕见的异常，这种异常会常被误认为是动脉导管或主动脉肺窗。持续的第 5 主动脉弓可将升主动脉连接到降主动脉（系统到系统连接）或将升主动脉连接到第 6 主动脉弓的衍生物，通常为左侧肺动脉（系统到肺连接）。这种异常的临床表现取决于这些解剖学连接的存在和相关的心血管异常。

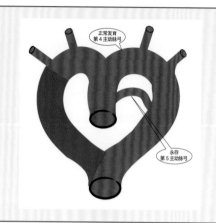

这种异常是由位于第 4 主动脉弓的下部或尾部的原始第 5 主动脉弓发育或未能正常退化而引起的。

图 2-1-11　基于假设的双主动脉弓系统的持续左侧第 5 主动脉弓示意

（六）主动脉弓中断

主动脉弓中断（interrupted aortic arch，IAA）是胚胎发育过程中，主动脉弓近侧弓/远侧弓峡部中任意两段之间解剖学连续性完全中断，即胚胎时期第 4 对主动脉弓未发育所致。目前，常用的是 Celoria-Patton 分型，其根据离断部位将 IAA 分为 3 型：① A 型：左侧锁骨下动脉和动脉导管间的峡部中断；② B 型：左侧锁骨下动脉与左侧颈总动脉之间连续性中断；③ C 型：左侧颈总动脉与无名动脉之间连续性中断。常见的为 A 型和 B 型，IAA 常合并其他畸形，如动脉导管未闭、室间隔缺损，此种称为"主动脉弓中断 - 室间隔缺损 - 动脉导管未闭"三联征。

（1）A 型主动脉弓中断

在 A 型 IAA 中，弓中断发生在左侧锁骨下动脉开口远端（图 2-1-12）。这种异常被认为是由左侧锁骨下动脉上升到其正常位置后左侧第 4 主动脉弓节段发育异常退化而引起的。A 型是第二常见的 IAA 类型，发生在 30% ~ 40% 的病例中。与 B 型 IAA 不同的是，其出口隔膜通常不偏离，因此不存在主动脉下狭窄，并且不常见于室间隔缺损或锁骨下动脉异常。

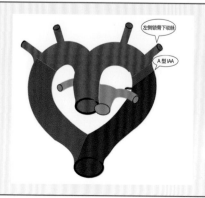

A 型 IAA 源自左侧锁骨下动脉起始点（灰色和黑色线）远端的弓中断。降主动脉通过未闭锁的动脉导管灌注。

图 2-1-12　基于假设的双主动脉弓系统的 A 型 IAA 示意

（2）B型主动脉弓中断

在 B 型 IAA 中，主动脉弓断裂发生在左侧颈总动脉和左侧锁骨下动脉之间（图 2-1-13）。这种异常是由在左侧锁骨下动脉向头侧移位之前的发育早期，左侧第 4 主动脉弓的异常退变所致。B 型是 IAA 最常见的形式，发生在 50% ~ 60% 的病例中。超过半数的 B 型 IAA 在特定综合征的情况下与 22q11.2 微缺失和其他心外特征相关，如 DiGeorge 综合征。B 型 IAA 与二尖瓣主动脉瓣相关，后壁偏离，伴随有主动脉瓣狭窄、室间隔缺损和锁骨下动脉异常起源。

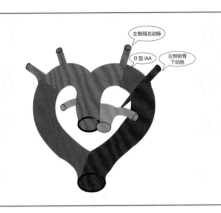

B型IAA源于左侧颈总动脉和左侧锁骨下动脉起源之间的拱形中断（灰色和黑线）。左侧锁骨下动脉和下行主动脉通过PDA灌注。

图2-1-13 基于假设的双主动脉弓系统的B型IAA示意

（3）C型主动脉弓中断

在 C 型 IAA 中，弓断裂发生在头臂（无名）动脉和左侧颈总动脉之间（图 2-1-14）。这种异常被认为是由左侧第 3 和第 4 主动脉弓的腹侧部分异常减退引起的。目前，C 型是 IAA 最不常见的形式，不足病例的 5%。

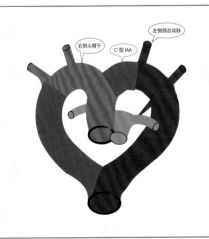

C型IAA由靠近左侧颈总动脉起源的拱形中断（灰色和黑线）引起。通过PDA灌注左侧颈总动脉，左侧锁骨下动脉和降主动脉。

图2-1-14 基于假设的双主动脉弓系统的C型IAA示意

（七）主动脉弓发育不全

远端主动脉弓逐渐变细是生命最初 3 个月的正常现象；然而，在生命后期出现则是病理性的。主动脉弓发育不全的定义为近端外径小于 60% 升主动脉直径或远端主动脉弓的外径小于 50% 升主动脉直径。左侧锁骨下动脉和动脉导管起源之间的主动脉部分发育不全的极限是外径小于 40% 的升主动脉直径。主动脉弓发育不全可以是偶然出现，但经常与其他形式的梗阻或限制主动脉流量的疾病伴随出现，最常见的为主动脉缩窄。其他相关先天性心脏异常包括房间隔缺损、室间隔缺损和动脉导管未闭。

（八）主动脉弓缩窄

主动脉缩窄是指主动脉局限狭窄、管腔缩小，造成血流量减少。病变可以很局限，也可以累及较长片段，此时称为管状发育不良，两者可单独存在也可同时存在。可以发生在胸主动脉，也可以发生在腹主动脉，表现为不同的症状，病因目前尚未清楚，主要存在两种理论。一种认为主动脉缩窄是从动脉导管发育而来的组织环形扩展到主动脉壁内，因而认为导管闭合时的收缩和纤维化可波及主动脉，引起局部狭窄；另一种认为主动脉缩窄是由于胎儿血流方式异常。主动脉缩窄最常发生于动脉导管或动脉韧带与主动脉连接的相邻部位。根据缩窄节段与动脉导管或动脉韧带的位置关系，可分为导管前型和导管后型两类。导管前型的缩窄段位于动脉导管或动脉韧带近端，容易合并心血管其他畸形，也称复杂型。导管后型较常见，缩窄段位于动脉导管或动脉韧带远端，常为单独梗阻，也称单纯型。主动脉缩窄是一种相对常见的异常，占先天性心脏缺陷的 4% ~ 8%，男性多见，约每 10 000 名活产儿中有 4 例。缩窄可以作为孤立的缺陷发生或与其他损伤（最常见的是二叶式主动脉瓣畸形和室间隔缺损）相关。然而，缩窄与右侧主动脉弓极少相关，报道的流行率仅为 0.1%。1944 年 Crafood 首次通过外科手术成功修复主动脉缩窄，近年来血管成形术及支架置入术等介入技术也在被不断探索，1998 年山东医学高等专科学校（临沂校区）邢西忠教授对此做了详细描述（图 2-1-15）。

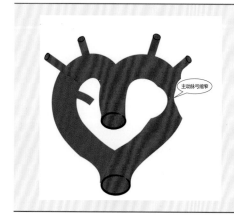

图2-1-15　基于假设的双主动脉弓系统的主动脉缩窄示意

（九）主动脉假缩窄

主动脉假缩窄是一种罕见的异常，其特征是在动脉韧带水平处的降主动脉扭结或屈曲。与真正的主动脉缩窄不同，其病灶周围没有明显的血流动力学阻力或压力梯度（小于 25 mmHg），因此没有侧支血管形成。可能的胚胎学原因是当第 7 背侧节间动脉发生头侧位移时，背侧主动脉弓的第 3 ~ 第 10 段和左侧第 4 主动脉弓段的压缩和融合失败。

（十）回旋主动脉弓

正常情况下，降主动脉与主动脉弓在气管与食管的同一侧（腹侧）。然而，回旋主动脉弓是由主动脉弓和气管后降主动脉穿过中线到对侧组成的。回旋主动脉弓可由经气管和食管后方的降主动脉引起后压缩，以及主动脉弓通过导管韧带与左侧肺动脉相连的侧方压迫导致。分离导管韧带可释放血管环，但不能有效缓解因主动脉压迫导致的软骨畸形而引起的气管狭窄，也不能有效缓解主动脉穿过下气管和（或）主支气管后引起的后气道压迫。此外，在双主动脉弓患者的导管和（或）主动脉弓分开的两端之间可能形成纤维带，这种纤维带可能收缩，从而有效地改造血管纤维环并重现最初的问题。

广义的先天性主动脉弓畸形按照是否出现血流梗阻分为梗阻性先天性主动脉弓畸形和非梗阻性先天性主动脉弓畸形。梗阻性先天性主动脉弓畸形包括主动脉缩窄、主动脉离断、主动脉瓣上狭窄等，常出现血流梗阻性症状如差异性发绀等；非梗阻性先天性主动脉弓畸形，即狭义上的先天性主动脉弓畸形，是指主动脉弓及其分支发育异常，包括双主动脉弓、右侧主动脉弓伴右侧降主动脉、右侧主动脉弓伴迷行左侧锁骨下动脉、右侧主动脉弓伴左侧降主动脉、左侧主动脉弓伴右侧降主动脉、左侧主动脉弓伴迷行右侧锁骨下动脉、永存第 5 对主动脉弓等。

第二节　左侧主动脉弓

前文叙述了主动脉弓变异，以下列举具体案例（本书未标注来源的图片均为中国人民解放军西部战区总医院提供）。

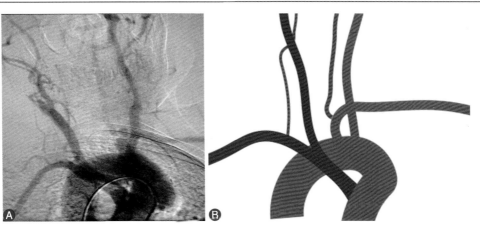

患者男性，72岁，主动脉弓前后位造影图显示头臂干自左侧颈总动脉远端的降主动脉发出，斜向右头侧走行，跨过气管与食管后在升主动脉背侧分为右侧锁骨下动脉和右侧颈总动脉，即左侧锁骨下动脉、左侧颈总动脉和头臂干依次从主动脉弓发出。

图2-2-1　无名动脉为主动脉弓最后分支

（A. 四川省人民医院 王建红）

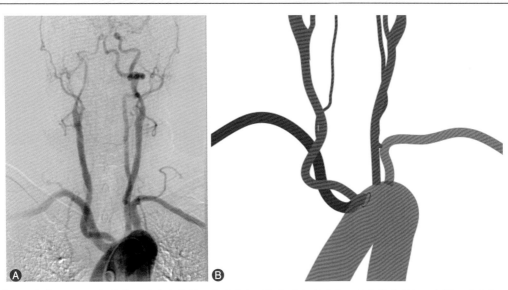

主动脉弓前后位造影图显示右侧锁骨下动脉和右侧颈总动脉分别起始于主动脉弓，无头臂干形成，右侧颈总动脉、右侧锁骨下动脉、左侧颈总动脉、左侧锁骨下动脉等4支血管依次起始于主动脉弓。

图2-2-2　迷走右锁骨下动脉（第2支）

（A. 江苏省中医院 李敏）

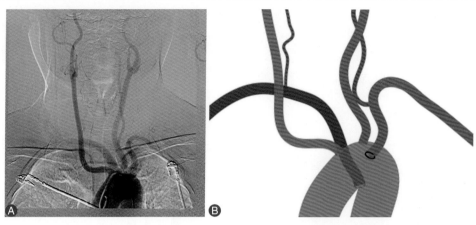

右侧颈总动脉、左侧颈总动脉、左侧锁骨下动脉依次起始于主动脉弓上壁，迷行右侧锁骨下动脉在右侧颈总动脉与左侧颈总动脉后部起始于主动脉弓后壁。

图2-2-3　迷行右侧锁骨下动脉起始于主动脉弓后壁

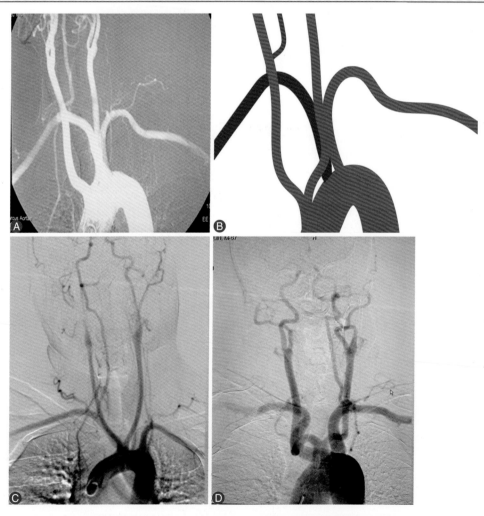

主动脉弓前后位造影图显示右侧锁骨下动脉起始于主动脉弓，右侧颈总动脉和左侧颈总动脉共同开口于主动脉弓，无头臂干形成；共干的双侧颈总动脉、右侧锁骨下动脉、左侧锁骨下动脉依次起始于主动脉弓。

图2-2-4　迷走右锁骨下动脉（第2支）+双侧颈总动脉共干

（A. 四川省成都市第二人民医院 沈杰；C. 江苏省中医院 李敏）

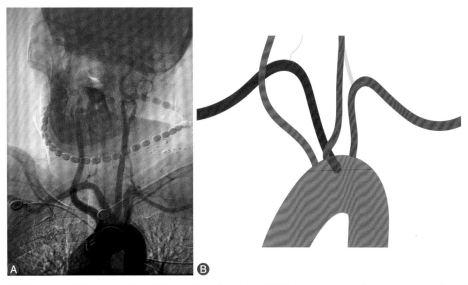

主动脉弓前后位造影图显示右侧锁骨下动脉起始于左侧颈总动脉与左侧锁骨下动脉之间的主动脉弓，无头臂干形成；右侧颈总动脉、左侧颈总动脉、右侧锁骨下动脉、左侧锁骨下动脉依次起始于主动脉弓。

图2-2-5　迷走右侧锁骨下动脉第3支

（A. 成都医学院第一附属医院 刘磊）

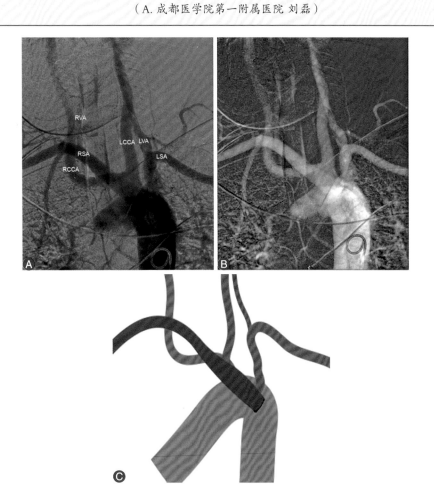

主动脉弓前后位造影图显示右侧锁骨下动脉起始于左侧锁骨下动脉远端的主动脉弓，右侧颈总动脉和左侧颈总动脉共同开口于主动脉弓，无头臂干形成；共干的双侧颈总动脉、左侧锁骨下动脉、右侧锁骨下动脉依次起始于主动脉弓。

图2-2-6　迷走右侧锁骨下动脉（第3支）+双侧颈总动脉共干

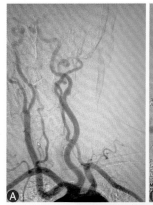
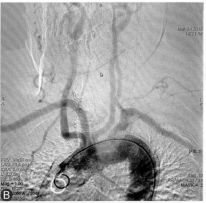
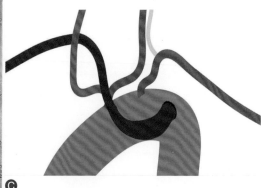

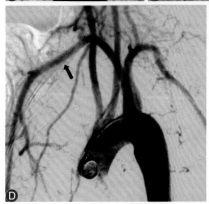

主动脉弓前后位造影图显示右侧锁骨下动脉起始于左侧锁骨下动脉远端的主动脉弓，右侧颈总动脉和左侧颈总动脉共同开口于主动脉弓，无头臂干形成；共干的双侧颈总动脉、左侧锁骨下动脉、右侧锁骨下动脉依次起始于主动脉弓。

图2-2-7　迷行右侧锁骨下动脉（第3支）+双侧颈总动脉共干
（A. 山东省济宁市第一人民医院 刘朝来；B. 四川省资中县人民医院 杨达）

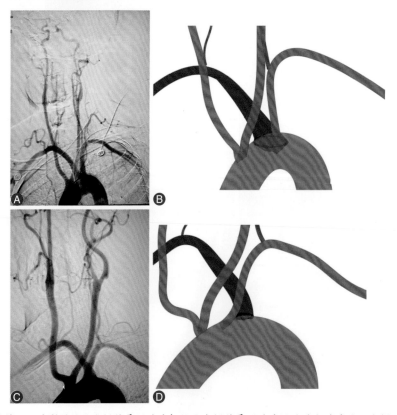

主动脉弓左前斜30°造影图显示右侧锁骨下动脉起始于左侧锁骨下动脉远端的主动脉弓，右侧颈总动脉和左侧颈总动脉共同开口于主动脉弓，无头臂干形成；共干的双侧颈总动脉、左侧锁骨下动脉、右侧锁骨下动脉依次起始于主动脉弓。

图2-2-8　迷行右侧锁骨下动脉（第3支）+双侧颈总动脉共干
（A. 四川省巴中市中心医院 李波；C. 四川省金堂县人民医院 王奎云）

左侧主动脉弓与右侧锁骨下动脉异常是主动脉弓最常见的解剖变异之一。据报道，约0.5%的人群出现了这种异常情况。此外，在这些病例中，高达20%~30%的患者有双侧颈总动脉共干。联合锁骨动脉共干变异率较低。

胚胎中第3对和第4对原始主动脉弓构成主动脉弓系统。第3对产生两个颈动脉，最初有一个共同的主干。这个阶段持续存在是双侧颈总动脉共干的原因。当右侧第4主动脉弓和右侧背主动脉近端异常退行时，会出现异常的右侧锁骨下动脉。然后，右侧锁骨下动脉从右侧第7节间动脉和右侧背主动脉远端发展而来。这些变异通常无症状，不需要治疗。当血管压迫上消化道或呼吸系统时，手术治疗可能有效。在神经介入过程中，意识到这种解剖学变异能有效减少透视时间和造影剂的使用。

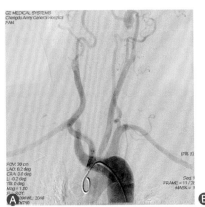
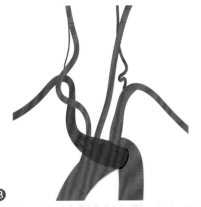
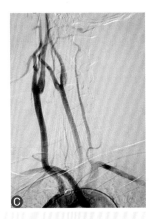

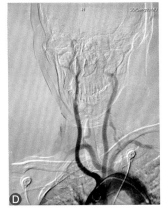

主动脉弓前后位造影图显示右侧锁骨下动脉起始于左侧锁骨下动脉远端的主动脉弓，斜向右头侧走行，无头臂干形成；右侧颈总动脉、左侧颈总动脉、左侧锁骨下动脉、右侧锁骨下动脉依次起始于主动脉弓。

图2-2-9　迷行右侧锁骨下动脉第4支

（C.四川省德阳市人民医院 陈洪；D.成都医学院第一附属医院 刘磊）

注意：右侧锁骨下动脉在斜向右头侧走行的过程中可能压迫气管引起呼吸困难和（或）压迫食管引起吞咽困难。

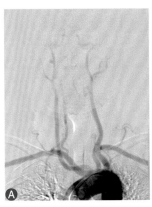
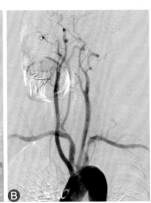
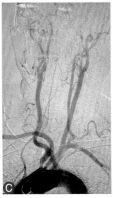

主动脉弓前后位造影图显示右侧锁骨下动脉起始于左侧锁骨下动脉远端的主动脉弓，斜向右头侧走行在主动脉弓背侧，无头臂干形成；右侧颈总动脉、左侧颈总动脉、左侧锁骨下动脉、右侧锁骨下动脉依次起始于主动脉弓。

图2-2-10　迷走右侧锁骨下动脉第4支

（A、B.中国人民解放军东部战区总医院 叶瑞东；C.山东省济宁市第一人民医院 刘朝来）

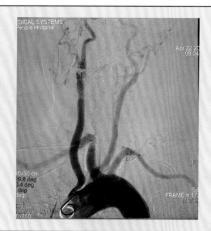

主动脉弓前后位造影图显示右侧锁骨下动脉起始于左侧锁骨下动脉远端的主动脉弓，斜向右头侧走行，无头臂干形成；右侧颈总动脉、左侧颈总动脉、左侧锁骨下动脉、右侧锁骨下动脉依次起始于主动脉弓。

图2-2-11　迷行右侧锁骨下动脉第4支

（广东省揭西县人民医院　黄汉峰）

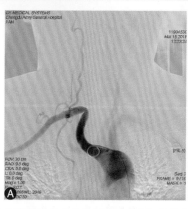
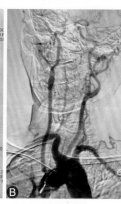
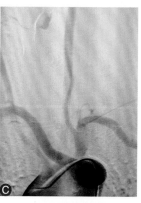

主动脉弓前后位造影图显示右侧锁骨下动脉起始于左侧锁骨下动脉远端的主动脉弓，在主动脉弓腹侧斜向右头侧走行，无头臂干形成；右侧颈总动脉、左侧颈总动脉、左侧锁骨下动脉、右侧锁骨下动脉依次起始于主动脉弓，Kommell憩室形成。右侧锁骨下动脉起始于Kommell憩室。

图2-2-12　迷行右侧锁骨下动脉第4支伴起始部Kommell憩室形成

（C.四川省人民医院　杨树）

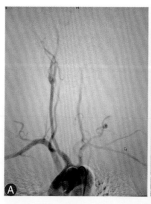
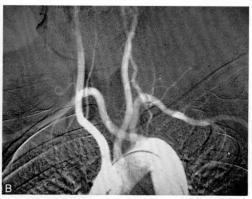

主动脉弓前后位造影图显示右侧锁骨下动脉起始于左侧锁骨下动脉远端的主动脉弓，（先水平向右）斜向右头侧走行，无头臂干形成，右侧椎动脉起始于右侧颈总动脉；右侧颈总动脉、左侧颈总动脉、左侧锁骨下动脉、右侧锁骨下动脉依次起始于主动脉弓。

图2-2-13　迷行右侧锁骨下动脉第4支+右侧椎动脉起自右侧颈总动脉

（A.江苏省中医院　李敏；B.四川省成都市第二人民医院　沈杰）

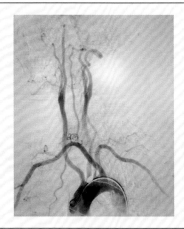

主动脉弓前后位造影显示，右侧锁骨下动脉起始于左侧锁骨下动脉远端的降主动脉，无头臂干形成，右侧椎动脉起始于右侧颈总动脉，左侧椎动脉起始于左侧颈总动脉和左侧锁骨下动脉之间的主动脉弓；右侧颈总动脉、左侧颈总动脉、左侧椎动脉、左侧锁骨下动脉、右侧锁骨下动脉依次起始于主动脉弓，弓上发出5支大血管。

图2-2-14　迷行右侧锁骨下动脉第5支+左侧椎动脉起始于主动脉弓
（四川省大竹县人民医院 孙邱）

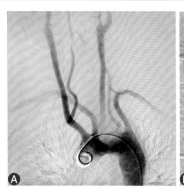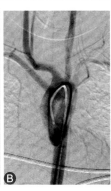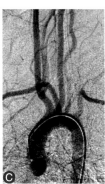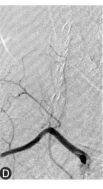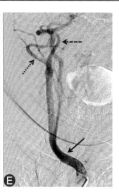

主动脉弓前后位造影显示右侧锁骨下动脉起始于左侧锁骨下动脉远端的主动脉弓前壁，无头臂干形成，左侧椎动脉起始于左侧颈总动脉和左侧锁骨下动脉之间的主动脉弓，右侧椎动脉起始于右侧颈总动脉下段（A、B、C）；右侧锁骨下动脉造影未见右侧椎动脉显影（D）；右侧颈总动脉造影示右侧椎动脉起始于右侧颈总动脉下段（E）；右侧颈总动脉、左侧颈总动脉、左侧椎动脉、左侧锁骨下动脉、右侧锁骨下动脉依次起始于主动脉弓，弓上发出5支大血管。

图2-2-15　迷行右侧锁骨下动脉第5支+右侧椎动脉起始于右侧颈总动脉+左侧椎动脉起于弓第4支

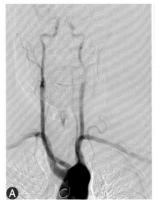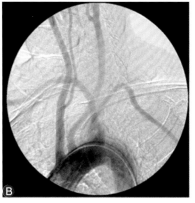

主动脉弓前后位造影显示右侧锁骨下动脉起始于左侧锁骨下动脉远端的降主动脉前壁，无头臂干形成，左侧椎动脉起始于左侧颈总动脉和左侧锁骨下动脉之间的主动脉弓，右侧椎动脉起始于右侧颈总动脉中段；右侧颈总动脉、左侧颈总动脉、左侧椎动脉、左侧锁骨下动脉、右侧锁骨下动脉依次起始于主动脉弓，弓上发出5支大血管。

图2-2-16　迷行右侧锁骨下动脉第5支+左侧椎动脉发于主动脉弓（A）；迷行右侧锁骨下动脉第5支+右侧椎动脉起始于右侧颈总动脉+左侧椎动脉作为第三支起始于主动脉弓（B）
（A.中国人民解放军东部战区总医院 叶瑞东）

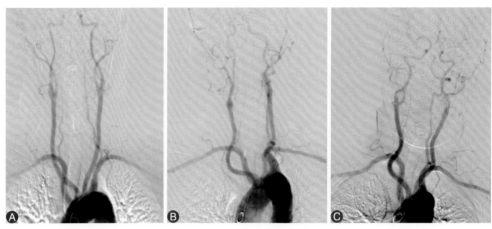

主动脉弓前后位造影图显示右侧颈总动脉在右侧锁骨下动脉远端起始于主动脉弓，无头臂干形成；右侧锁骨下动脉、右侧颈总动脉、左侧颈总动脉、左侧锁骨下动脉依次起始于主动脉弓。

图2-2-17　右侧颈总动脉起始于主动脉弓

（江苏省中医院 李敏）

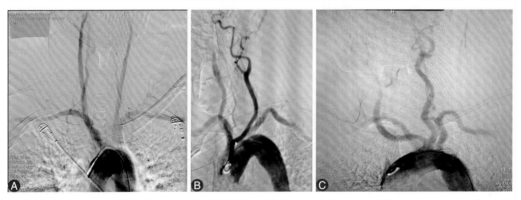

主动脉弓前后位造影显示右侧颈总动脉在右侧锁骨下动脉远端起始于主动脉弓，无头臂干形成；右侧锁骨下动脉、右侧颈总动脉、左侧颈总动脉、左侧锁骨下动脉依次起始于主动脉弓；其中B为左侧颈总动脉起始于主动脉弓升部前壁、右侧锁骨下动脉和右侧颈总动脉起始于主动脉弓升部后上壁；C为弓上血管均起始于主动脉弓上壁。

图2-2-18　右侧颈总动脉起始于主动脉弓

（B.四川省成都市郫都区人民医院 冯祥；C.武汉大学人民医院 江健）

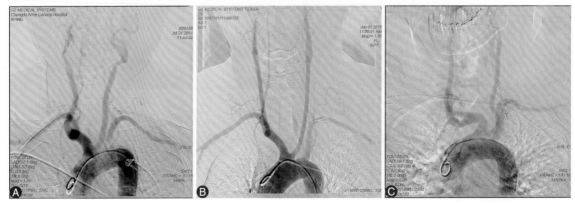

主动脉弓前后位造影图显示左侧颈总动脉与头臂干共同开口于主动脉弓；头臂干与左侧颈总动脉的共同开口、左侧锁骨下动脉依次起始于主动脉弓。

图2-2-19　牛角弓（同开口）

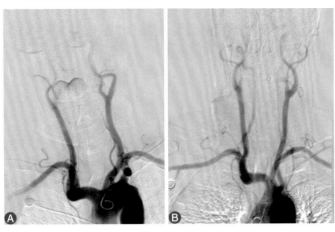

主动脉弓前后位造影图显示左侧颈总动脉与头臂干共同开口于主动脉弓，左侧椎动脉起始于主动脉弓；头臂干与左侧颈总动脉的共同开口、左侧椎动脉、左侧锁骨下动脉依次起始于主动脉弓。

图2-2-20　牛角弓（同开口）+左侧椎动脉发于主动脉弓

（江苏省中医院 李敏）

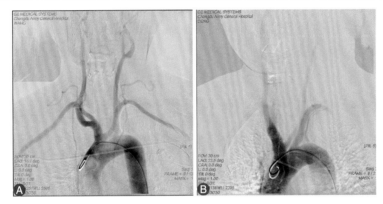

主动脉弓前后位造影显示左侧颈总动脉起始于头臂干，左侧颈总动脉斜向左上走形；头臂干、左侧锁骨下动脉依次起始于主动脉弓，弓上发出2支大血管。

图2-2-21　牛角弓（左侧颈总动脉起始于无名动脉）

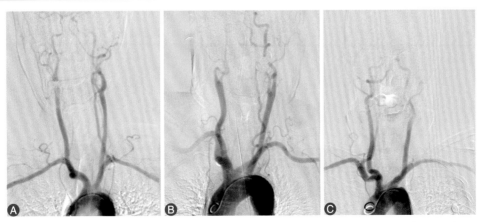

主动脉弓前后位造影显示左侧颈总动脉起始于头臂干，左侧颈总动脉先水平向左走形跨过气管和食管后向上走形；头臂干、左侧锁骨下动脉依次起始于主动脉弓，弓上发出2支大血管。

图2-2-22　牛角弓（左侧颈总动脉起始于无名动脉）

（中国人民解放军东部战区总医院 叶瑞东）

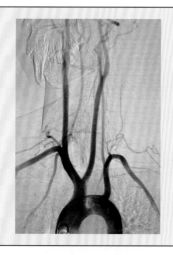

主动脉弓前后位造影图显示左侧颈总动脉起始于头臂干；头臂干、左侧椎动脉、左侧锁骨下动脉依次起始于主动脉弓，弓上发出3支大血管。

图2-2-23　牛角弓（左侧颈总动脉起始于无名动脉）+左侧椎动脉起始于主动脉弓

（福建省第二人民医院 林敏）

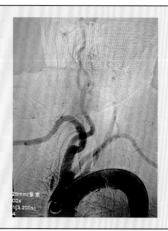

主动脉弓前后位造影图显示左侧锁骨下动脉起始于头臂干；头臂干、左侧颈总动脉依次起始于主动脉弓，弓上发出2支大血管。

图2-2-24　左侧锁骨下动脉起始于头臂干

（四川省眉山市第二人民医院 谭小林）

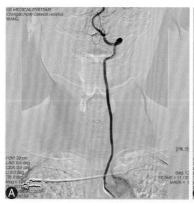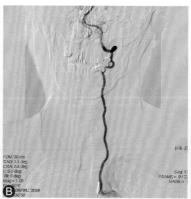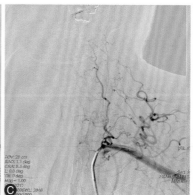

左侧椎动脉前后位造影图显示左侧椎动脉起始于主动脉弓；头臂干、左侧颈总动脉、左侧椎动脉、左侧锁骨下动脉依次起始于主动脉弓，弓上发出4支大血管。

图2-2-25　左侧椎动脉起始于主动脉弓

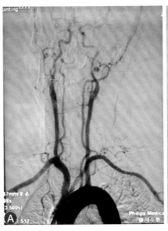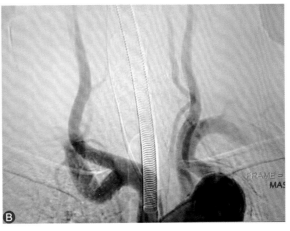

主动脉弓前后位造影图显示左侧椎动脉起始于主动脉弓；头臂干、左侧颈总动脉、左侧椎动脉、左侧锁骨下动脉依次起始于主动脉弓，弓上发出4支大血管。

图2-2-26　左侧椎动脉起始于主动脉弓

（A.四川省资中县人民医院 杨达；B.川北医学院附属医院 许可）

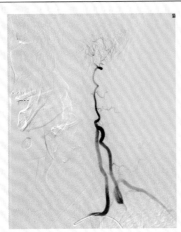

左侧椎动脉前后位造影图显示左侧椎动脉近端分别起始于主动脉弓与左侧锁骨下动脉，在V2下段汇合为一支椎动脉，远端终止于同侧小脑后下动脉未汇入基底动脉。

图2-2-27　左侧椎动脉双起源

（江苏省中医院 李敏）

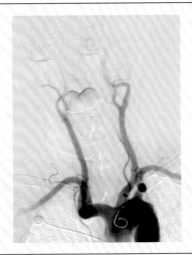

主动脉弓前后位造影图显示左侧颈总动脉与头臂干共同开口于主动脉弓，左侧椎动脉起始于主动脉弓；头臂干与左侧颈总动脉共同开口、左侧椎动脉、左侧锁骨下动脉依次起始于主动脉弓。

图2-2-28　左侧椎动脉起始于主动脉弓第2支+牛角弓

（中国人民解放军东部战区总医院 叶瑞东）

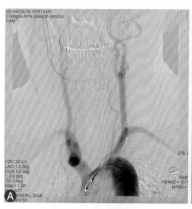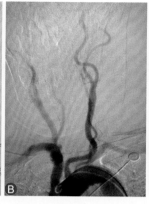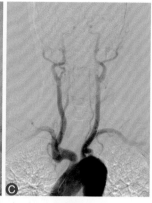

主动脉弓前后位造影图显示左侧椎动脉起始于左侧颈总动脉与左侧锁骨下动脉之间的主动脉弓；头臂干、左侧颈总动脉、左侧椎动脉、左侧锁骨下动脉依次起始于主动脉弓。

图2-2-29 左侧椎动脉起始于主动脉弓第3支

（B. 成都医学院第一附属医院 刘磊；C. 江苏省中医院 李敏）

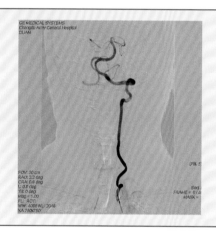

左侧椎动脉前后位造影图显示左侧椎动脉与左侧锁骨下动脉共同起始于主动脉弓；头臂干、左侧颈总动脉、左侧椎动脉与左侧锁骨下动脉的共同开口依次起始于主动脉弓。

图2-2-30 左侧椎动脉与左侧锁骨下动脉同开口于主动脉弓

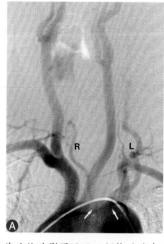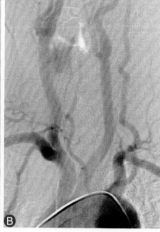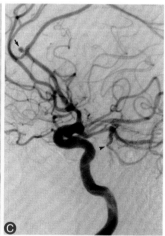

主动脉弓前后位造影图显示双侧椎动脉在左侧颈总动脉与左侧锁骨下动脉之间起始于主动脉弓；头臂干、左侧颈总动脉、右侧椎动脉、左侧椎动脉、左侧锁骨下动脉依次起始于主动脉弓。

图2-2-31 双侧椎动脉起始于主动脉弓

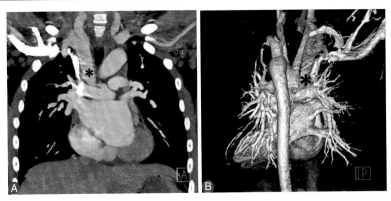

患者女性，13岁，运动性晕厥发作，轻度发绀，右上肢脉搏不明显，但其他肢体脉搏正常。上肢和下肢无血压差异。冠状（A）和三维重建（B）显示右侧锁骨下动脉经过未闭塞的动脉导管从右侧肺动脉分离（*）。

图2-2-32　右侧锁骨下动脉分离

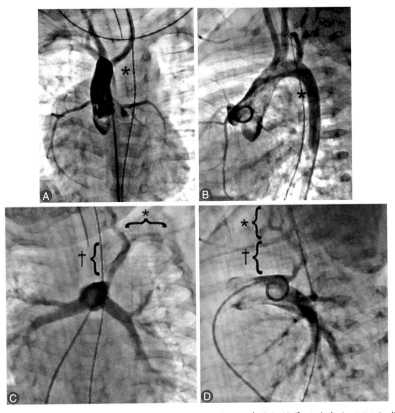

主动脉弓的前后位（A）和外侧位（B）造影图显示主动脉壁光滑，没有左侧锁骨下动脉（LSCA）残端的迹象，提示血管在正常发育后开始闭锁；肺动脉造影的前后位（C）和外侧位（D）造影图显示肺动脉起源于左侧锁骨下动脉。血管的近端部分是胚胎导管组织，真正的锁骨下组织（*）出现在椎动脉起源（†）的近端。

图2-2-33　左侧锁骨下动脉分离

　　左侧锁骨下动脉分离占所有右侧主动脉弓异常的0.8%。相比之下，右侧锁骨下动脉的分离是非常罕见的。在59%的病例中，左侧锁骨下动脉分离与其他先天性心脏病有关。1990年，Luetmer 和 Miller 报道了39例左侧锁骨下动脉分离的右侧主动脉弓，迄今为止，文献中各种病例报告的左/右侧锁骨下动脉分离的病例总数不到100例。

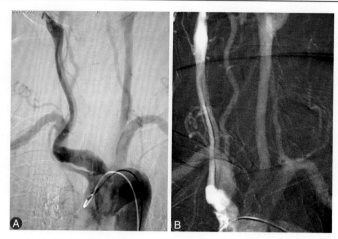

主动脉弓前后位造影图显示一条动脉从主动脉弓上发出，另外一条从无名动脉发出，两条血管再汇合成右侧颈总动脉。右侧颈总动脉的一个分支、头臂干、左侧颈总动脉、左侧锁骨下动脉依次起始于主动脉弓。

图2-2-34 右侧颈总动脉双起源

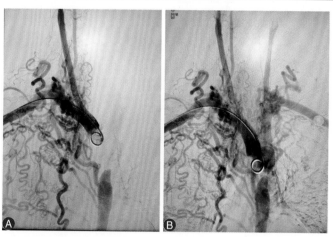

主动脉弓前后位造影图显示主动脉弓近侧升主动脉末端与远侧弓系峡部之间连续性中断。左侧颈总动脉与无名动脉之间连续性中断（C型主动脉弓离断）；通过侧支代偿向主动脉弓及远端供血。

图2-2-35 主动脉弓离断
（广东省汕尾市第二人民医院 施辉秋）

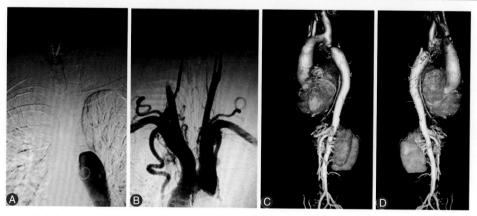

主动脉弓前后位造影图显示主动脉弓近侧升主动脉末端与远侧弓系峡部之间显著缩窄。

图2-2-36 降主动脉弓缩窄

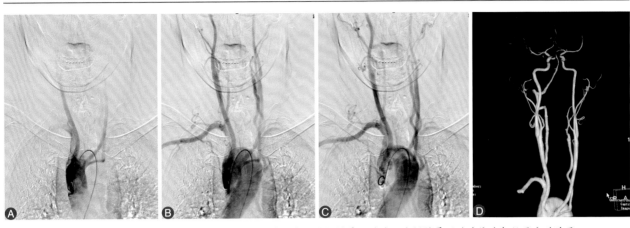

左侧颈总动脉与左侧椎动脉共同开口、右侧颈总动脉、右侧锁骨下动脉、左侧锁骨下动脉依次起始于主动脉弓。

图2-2-37　左侧颈总动脉与左侧椎动脉共干起始于升主动脉（第1支）

（江苏省中医院 李敏）

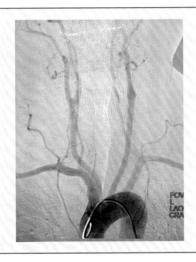

主动脉弓前后位造影图显示头臂干自主动脉弓发出后即分为右侧锁骨下动脉和右侧颈总动脉。

图2-2-38　头臂干低分叉

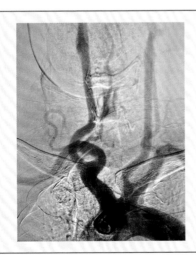

主动脉弓前后位造影图显示左侧颈总动脉与左侧锁骨下动脉形成左侧头臂干，右侧头臂干、左侧头臂干分别起始于主动脉弓。

图2-2-39　双侧头臂干形成

（四川省自贡市第三人民医院 王力）

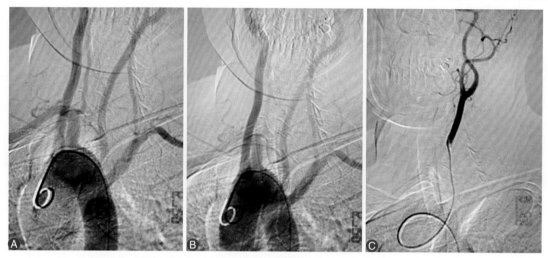

主动脉弓前后位及左前30° 造影图显示右侧颈总动脉、右侧锁骨下动脉、左侧颈总动脉、左侧锁骨下动脉依次起始于主动脉弓，各分支均起始于主动脉弓后壁，其中左侧颈总动脉自主动脉弓发出后向右后方走行，然后180° 回转后向左头侧走行，给动脉内选择性插管造成较大的难度。

图2-2-40　左侧主动脉弓伴弓上分支异常

第三节　右侧主动脉弓

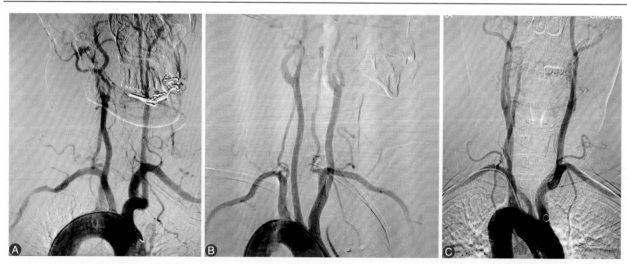

主动脉弓前后位造影图显示右侧锁骨下动脉与右侧颈总动脉分别起始于主动脉弓，左侧颈总动脉与左侧锁骨下动脉经过共同的动脉干起始于主动脉弓（即左侧头臂干），随后发出左侧颈总动脉和左侧锁骨下动脉。左侧头臂干、左侧颈总动脉、右侧锁骨下动脉依次起始于主动脉弓，与左侧主动脉弓呈镜像分布。

图2-3-1　右侧主动脉弓合并分支转位（Ⅰ型）、左侧无名动脉形成

（A. 四川省德阳市人民医院 彭淼；B. 四川省成都市第五人民医院 张红波）

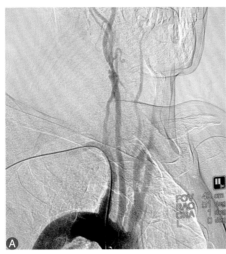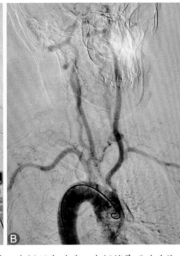

主动脉弓前后位造影图显示右侧锁骨下动脉、右侧颈右侧颈内动脉、左侧颈内动脉、左侧锁骨下动脉依次起始于主动脉弓。

图2-3-2　右侧主动脉弓，4条血管分别起始于主动脉弓

（A. 广东省人民医院 代成波；B. 四川省大竹县人民医院 孙邱）

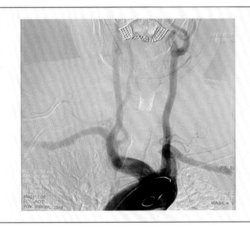

主动脉弓前后位造影图显示右侧头臂干、左侧颈总动脉、左侧锁骨下动脉依次起始于主动脉功能。

图2-3-3　右侧主动脉弓，右侧无名动脉形成

（宁夏回族自治区银川市第一人民医院 白向东）

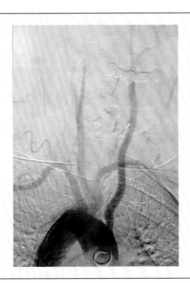

主动脉弓前后位造影图显示左侧颈总动脉起始于主动脉弓，左侧锁骨下动脉与右侧颈总动脉共同起始于主动脉弓。左侧颈总动脉、左侧锁骨下动脉与右侧颈总动脉的共同开口、右侧锁骨下动脉一次起始于主动脉弓。

图2-3-4　右侧主动脉弓合并左侧颈总动脉起始于主动脉弓+左侧锁骨下动脉与右侧颈总动脉共干

（海南医学院第一附属医院 李威）

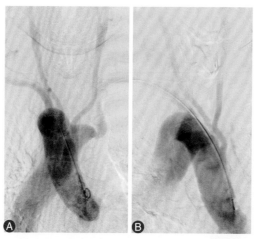

主动脉弓前后位造影图（A）和右前斜位造影图（B）显示左侧颈总动脉、右侧颈总动脉和右侧锁骨下动脉依次从主动脉弓发出，Kommell憩室形成（左侧主动脉弓的残余）并包裹气管和食管的后侧。左侧锁骨下动脉起始于Kommell憩室。

图2-3-5　右侧主动脉弓伴迷行左侧锁骨下动脉起始部Kommell憩室形成（Ⅱ型）

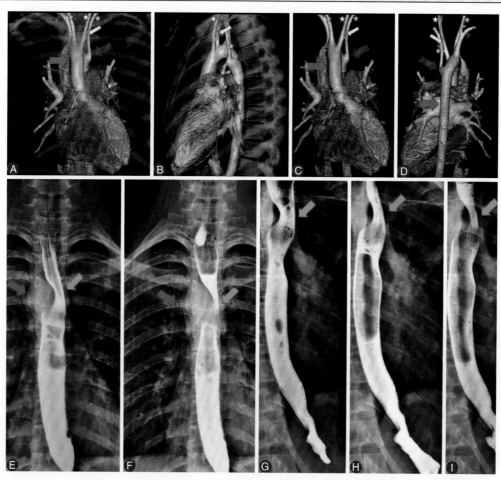

A~D为使用体积绘制技术对胸主动脉进行三维重建的多排螺旋计算机体层摄影（multi-detector spiral computed tomography, MDCT）图像。A、C为冠状视图；B为左矢状视图；D为后视图，显示心脏、胸主动脉和主动脉上干的起源。E、F也显示胸骨。图像显示右侧主动脉弓（A、C和D中的蓝色箭头）、主动脉弓上主干动脉起源的解剖（红色开放箭头）、右侧锁骨下动脉（黄色开放箭头）；A~D中，左侧锁骨下动脉和Kommell憩室（红色箭头）在左侧锁骨下动脉起源水平。左侧椎动脉起源于同侧颈总动脉（黄色箭头）。

图2-3-6　右侧主动脉弓伴异常起源的左侧锁骨下动脉部位Kommell憩室

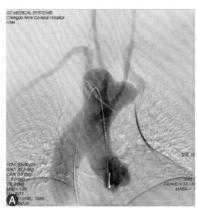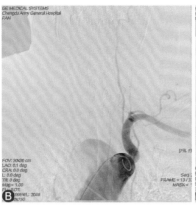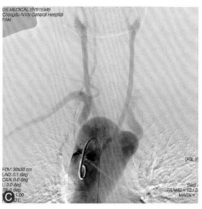

患者男性，55岁，主动脉弓多角度造影图（前后位、右前斜30°）显示左侧颈总动脉、右侧颈总动脉和右侧锁骨下动脉依次从主动脉弓发出，Kommell憩室形成包裹气管和食管的后侧，这是左侧主动脉弓的残余。左侧锁骨下动脉起始于Kommell憩室。

图2-3-7　右侧主动脉弓伴迷行右侧锁骨下动脉起始部Kommell憩室形成

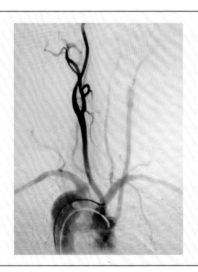

主动脉弓前后位造影图显示右侧主动脉弓、左侧头臂干形成，并起始于降主动脉。左侧头臂干、左侧颈总动脉、右侧锁骨下动脉依次起始于主动脉弓。

图2-3-8　右侧主动脉弓+镜像分支

（广东省深圳市龙岗中心医院 叶宇）

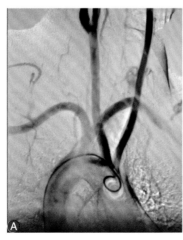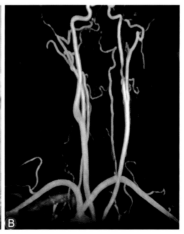

患者男性，25岁，诊断为左侧颈动脉夹层。主动脉弓前后位造影图及MRA图显示左侧颈总动脉、右侧颈总动脉、右侧锁骨下动脉、左侧锁骨下动脉依次从主动脉弓发出。

图2-3-9　右侧主动脉弓前后位造影及MRA

（中山大学附属第一医院 陈红兵）

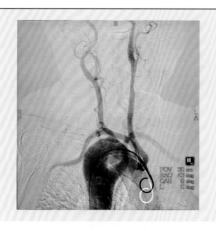

主动脉弓前后位造影图。患者男性，30岁，左侧颈总动脉、右侧锁骨下动脉、右侧颈总动脉、左侧锁骨下动脉依次从主动脉弓发出。

图2-3-10　右侧主动脉弓的主动脉弓前后位造影
（四川省资中县人民医院 杨达）

第四节　双主动脉弓

　　双主动脉弓（double aortic arch，DAA）是血管环的一种变体，人群患病率在 0.05% ~ 0.3%，发病可能与 22q11 染色体缺失有关，可单独存在，也可与先天性心脏病相伴发生，DAA 最常见的发绀型先天性心脏病是法洛四联症（tetralogy of fallot，TOF）和大动脉转位。它可以通过主动脉弓的连接段包围气管和食管，导致婴儿或幼儿呼吸困难、喘鸣或吞咽困难，但这些症状很少在成年时出现。双主动脉弓是胚胎发育时期左、右侧第 4 主动脉弓和背主动脉持续存在的结果。主动脉弓"偏侧"是主动脉弓穿过主支气管时经过的一侧。心血管 CTA 可对这些主动脉弓变异的过程、方向及相关的心脏异常提供明确的评估（图 2-4-1 ~ 图 2-4-10）。

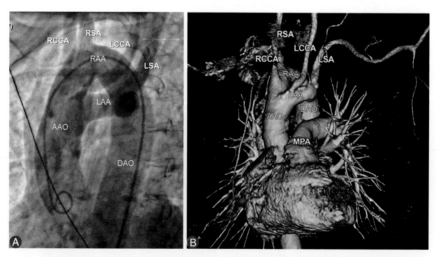

患者女性，65岁，双主动脉弓基本对称，无无名动脉形成。左前斜位主动脉造影显示双主动脉弓系统。CTA显示气管右侧的右侧主动脉为优势弓，发出右侧锁骨下动脉和颈总动脉。左侧主动脉弓位置较低，发出左侧锁骨下动脉和颈总动脉。未见血管环。AAO：升主动脉；DAO：降主动脉；LAA：左侧主动脉弓；LCCA：左侧颈总动脉；LSA：左侧锁骨下动脉；RAA：右侧主动脉弓；RCCA：右侧颈总动脉；RSA：右侧锁骨下动脉。

图2-4-1　双主动脉弓，右侧主动脉优势

　　永存第 5 主动脉弓是一种罕见的主动脉弓发育异常，包括通过起源于远端升主动脉、分支的系统到系统的连接，近端和对端于无名动脉口，并与降主动脉相连（Weinberg，2006 年）。持续性第 5 主动脉弓位于真正的主动脉弓（第 4 胚胎弓的衍生物）和肺动脉（第 6 主动脉弓的衍生物）之间，没有动脉分支。因此，主动脉弓分为上下平行通道，完全由两个外膜层（双腔主动脉弓）分开。与环绕气管和食管的经典双主动脉弓不同，这种情况不会导致血管环的出现。双主动脉弓通常显示主动脉弓发出异常的血管形态，从两个主动脉弓分别发出分支（图 2-4-11）。

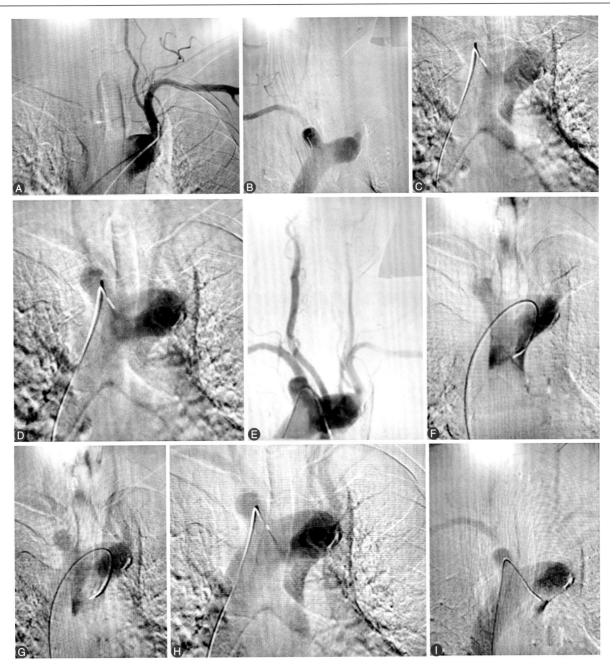

右侧颈总动脉和右侧锁骨下动脉依次起始于双主动脉弓的右侧弓，主动脉弓的左下部分粗大，依次发出左侧锁骨下动脉和左侧颈总动脉，气管和食管走行与双侧弓形成动脉环支架。

图2-4-11　双主动脉弓，左侧弓优势

第五节　回旋主动脉弓

在许多情况下，右侧回旋主动脉弓的左侧颈总动脉（LCCA）作为升主动脉（AAO）的第 1 分支出现。主动脉通过右侧支气管、左侧下主动脉。注意主动脉弓的近端部分比主动脉弓远端高出两个椎间隙，这可能会被误认为颈主动脉弓（图 2-5-1）。

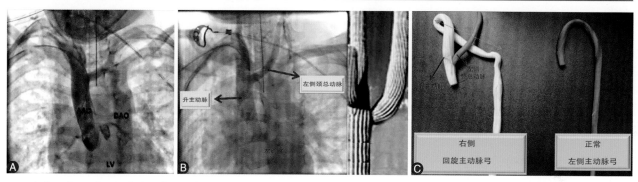

患者男童，7 岁，主动脉弓前后位造影图显示右侧回旋的旋主动脉弓伴远端发育不良和长段缩窄，无明显的侧支动脉。升主动脉垂直向头侧走行，在锁骨上第 1 肋间隙转向右背侧走行，随后回转向左下方走行。左侧颈总动脉起始于升主动脉近端，右侧锁骨下动脉和右侧颈总动脉依次起始于升主动脉最高点，左侧锁骨下动脉起始于回转后的主动脉弓。AAO：升主动脉；DAO：降主动脉；LCCA：左侧颈总动脉。

图2-5-1　右侧回旋主动脉弓

第六节　其他主动脉弓变异

颈主动脉弓是一种罕见主动脉弓的异常，升主动脉弓正常起始于左心室，延伸至颈部两侧的较高位置。任何颈部出现搏动性肿胀的儿童都应怀疑这种异常。颈主动脉弓的形成可能是胚胎发育期第 3 和第 4 弓之间中断，以及第 4 弓的退化导致的右侧第 2 或第 3 弓持续存在进而引发的异常。尽管大多数颈主动脉弓患者无症状，但有些患者因食管压迫而出现吞咽困难，或因气管压迫而呼吸窘迫，甚至可能有动脉瘤样并发症（图 2-6-1 ~ 图 2-6-5）。

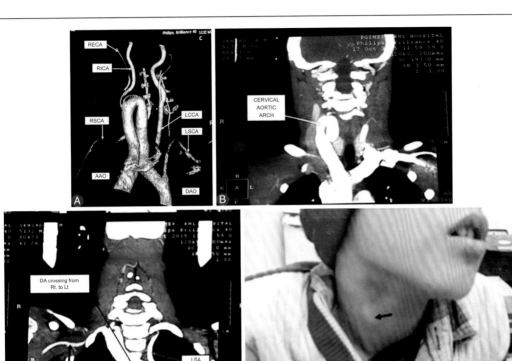

主动脉弓顶端向头端突出至锁骨上颈部，随后回转向下走行。RICA：右侧颈内动脉；LCCA：左侧颈总动脉；RSA：右侧锁骨下动脉；LSA：左侧锁骨下动脉；AAO：升主动脉；DAO：降主动脉；Cervical Aortic Arch：颈主动脉弓。

图2-6-1　颈主动脉弓（主动脉弓穿过纵隔至锁骨上）

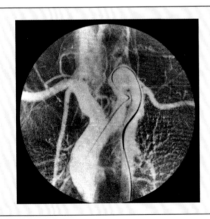

患者女性，22岁，主动脉弓前后位造影图显示主动脉弓的第一支是头臂干，紧接着是一条细的左侧颈动脉分支，一个回旋的主动脉弓延伸到锁骨上方5 cm处，然后急转向下，左侧锁骨下动脉起源于降主动脉尾端，经过漫长曲折的过程到达胸廓出口。降主动脉位于脊柱右侧食管后。

图2-6-2　颈主动脉弓（左侧）

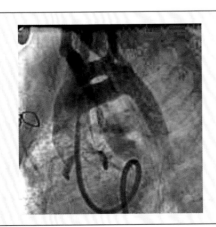

主动脉弓前后位造影图显示主动脉弓顶部呈开窗样改变。

图2-6-3　双腔主动脉弓

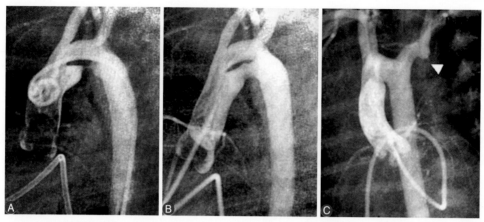

主动脉弓前后位造影图显示主动脉弓顶部呈开窗样改变，在升主动脉末端分为两支，水平走行后在降主动脉起始部汇合为降主动脉后向下延续为降主动脉。

图2-6-4　双腔主动脉弓

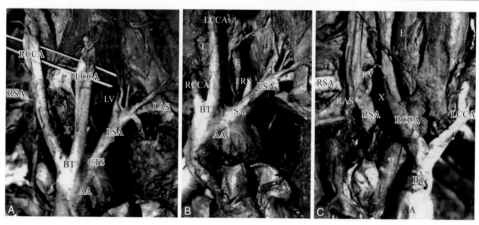

前后位、左前、右前位视图表明双侧颈总动脉共干联合双侧锁骨下动脉共干存在。AA：主动脉弓；BT：头臂干；SA：锁骨下动脉；E：食管；LAS：左侧前斜角肌；LCCA：左侧颈总动脉；LSA：左侧锁骨下动脉；LV：左侧椎动脉；RAS：右侧前斜角肌；RCCA：右侧颈总动脉；RSA：右侧锁骨下动脉；RV：右侧椎动脉；T：气管；X：右侧迷走神经。

图2-6-5　双侧颈总动脉共干+双侧锁骨下动脉共干

　　迄今为止，只有雅典大学 George 教授报道了 1 例双侧颈总动脉共干联合双侧锁骨下动脉共干的病例，雅典大学医学院解剖学系在对一具 77 岁男性尸体的常规解剖过程中发现了一种不寻常的主动脉弓分支模式。左侧主动脉弓只有 2 个分支，而不是常见的 3 个分支。首先是一个共同起源的颈总动脉主干，长 1.2 cm，直径 1.8 cm，在右冠状动脉起点的远端 7.2 cm 处。在主动脉弓凸起的远端 9 mm 处出现了第 2 个分支，作为两个锁骨下动脉的共同主干。双锁骨下动脉主干的长度为 1.6 cm，直径为 1.4 cm。两个血管主干内均未发现残余中隔。右侧锁骨下动脉经过食管后到达正常位置。没有发现其他血管变化或相关心脏异常。

第三章

颈动脉解剖与变异

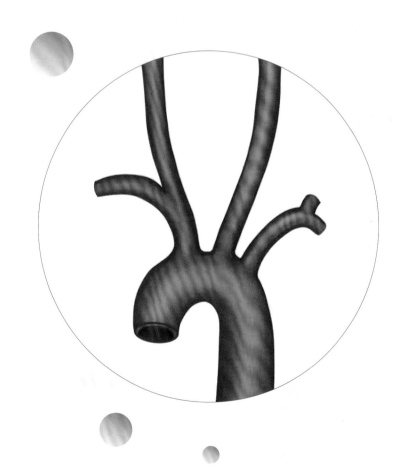

第一节　颈动脉简介

两侧颈总动脉起始方式不同。右侧颈总动脉绝大多数起自无名动脉（98.5%），偶起自主动脉弓（1.5%）；而左侧颈总动脉多直接起自主动脉弓（89.7%），少数起自无名动脉或与左侧锁骨下动脉共干起于主动脉弓（0.3%）。颈总动脉常于第4颈椎或甲状软骨上缘水平分为颈内和颈外动脉，但也可于第1颈椎至第2胸椎水平分叉。分叉前的颈总动脉和颈内动脉颅外段，一般没有分支。

颈动脉是人体中较为稳定的血管，极少发生变异。目前研究发现，人类的颈动脉发育起始于胚胎形成的第19天。在胚胎的腹侧位置出现的一对纵向血管发育成成对的背主动脉。第21～第25天，心管融合成一个原始的心脏，同时形成原始的主动脉弓。到32天时，形成6对原始的主动脉弓，而第1和第2对原始主动脉弓在第29天时消失。当发育到第6周，或者胚胎发育到12～14 mm时，第3及第4对原始主动脉弓随着背主动脉的退化而消失。有研究者发现，左侧第4原始主动脉弓的远端逐渐退化，而其近端在颈总动脉起点之间形成成人主动脉弓的一小段及左侧锁骨下动脉。因此左侧颈总动脉通常起自由左侧第4原始主动脉弓发育而来的主动脉弓，其也是形成左侧颈总动脉的前兆。右侧主动脉弓起自头臂干，它是腹主动脉囊发育而来的。双侧第3对原始主动脉弓的腹侧发出的分支与颅内的腹主动脉共同发育形成左右颈外动脉。而第3对原始主动脉弓的主体则发育成颈动脉窦，同时与颅内的背主动脉发育形成颈内动脉。也就是说，颈内动脉出现在3 mm胚胎阶段的结合第3原始主动脉弓的远端部分与背主动脉配对。第2原始主动脉弓的腹侧部分断开与附近的背主动脉形成颈内动脉的起源，成为腹侧咽动脉。最终，咽腹动脉与颈内动脉在近端融合，形成颈总动脉，咽腹动脉远段成为颈外动脉。

第二节　颈总动脉解剖变异

在既往的报道中，颈总动脉的缺如较为少见，颈总动脉缺如的案例最早是由Malacarne等在1784年报道的。目前认为颈动脉缺如与颈内动脉和颈外动脉的起源不同有关，大部分颈总动脉缺如是由于颈内动脉和颈外动脉与主动脉弓分离。通常在左侧主动脉弓中，如果右侧颈总动脉缺如，则颈内动脉和颈外动脉均起源于无名动脉；而如果左侧颈总动脉缺如，则这两条血管均直接起源于主动脉弓。

颈动脉分叉最常出现在甲状软骨的上缘水平，与第3、第4颈椎椎间盘的位置相对应。通常情况下，高分叉比低分叉常见。虽然高、低分叉是在目前学术界较为常用的术语，但是其缺乏精准的解剖学解释，目前仍然存在争论。大部分颈动脉分叉涉及多种生理和病理过程，在解剖学和外科上都具有重要意义，应在临床工作中予以重视（图3-2-1～图3-2-11）。

动脉开窗是一种罕见的先天性大脑动脉畸形，其中以椎动脉系统开窗最为多见，其次是基底动脉系统开窗，颈动脉系统开窗是最为罕见的一种变异。因其过于罕见，所以其胚胎学机制尚不明确，有学者猜测，颈动脉系统会因在发育的过程中出现动脉融合而有可能出现此种变异。动脉开窗多伴有动脉瘤或蛛网膜下腔出血，因此应该予以关注。

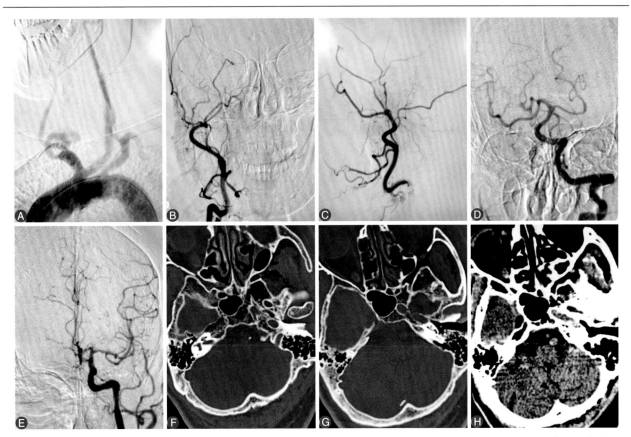

脑血管CTA示右侧颈内动脉血流相关信号缺如；脑血管造影（A～E）示右侧颈内动脉缺如，可见左侧颈内动脉和颈外动脉；水平位骨窗CT扫描（F～H）可见左侧颈动脉管，右侧颈动脉管缺如。

图3-2-1　右侧颈内动脉缺如

（广东省惠州市第三人民医院　李江）

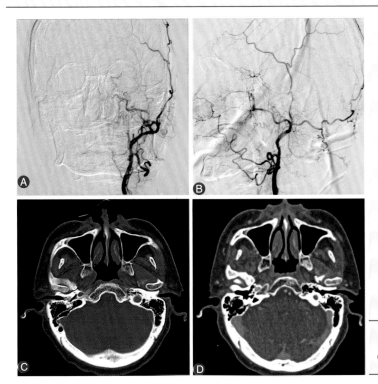

脑血管造影（A、B）示左侧颈内动脉缺如，可见右侧颈内动脉和颈外动脉；水平位骨窗CT扫描（C、D）可见右侧颈动脉管，左侧颈动脉管缺如。

图3-2-2　左侧颈内动脉缺如

（四川绵阳市四〇四医院　罗军）

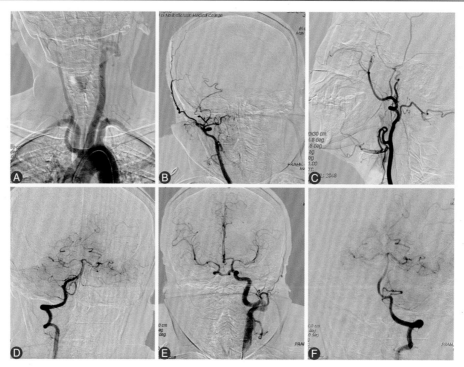

主动脉弓前后位造影示右侧锁骨下动脉、左侧颈总动脉、左侧锁骨下动脉、右侧颈外动脉依次起始于主动脉弓，右侧颈外动脉起始部憩室形成（A）；右侧颈动脉正侧位造影未见颈动脉窦及颈内动脉显影（B、C）；双侧椎动脉造影未见后向前代偿供血（D、F）；左侧颈动脉造影示左侧颈内动脉C4段与右侧颈内动脉形成交通，形成左向右供血，代偿供应右侧大脑中动脉；右侧大脑前动脉A1段未见显影，双侧大脑前动脉由左侧颈内动脉供血（E）。

图3-2-3 右侧颈内动脉C1～C4段缺如

（川北医学院附属医院 许可）

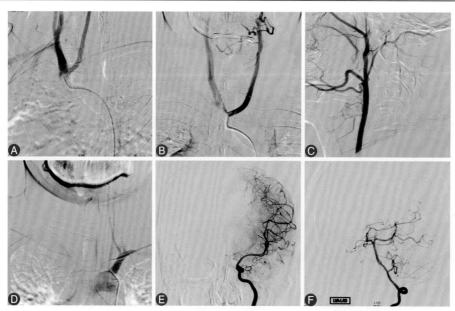

头臂干DSA（A）显示右侧颈总动脉的低分叉和左侧颈外动脉（LECA）共同起始于头臂干。主动脉弓上DSA（B）显示左侧颈外动脉（LECA）起源于右侧颈总动脉，左侧颈总动脉完全缺失。左侧颈外动脉侧视图（C）显示与头臂干有共同起源；左侧颈内动脉（LICA）直接起源于主动脉弓（D）。左侧颈内动脉DSA显示左侧颈内动脉仅供应大脑中动脉（E、F）。

图3-2-4 复合变异，右侧颈总动脉低分叉+左侧颈外动脉起始于右侧颈总动脉+左侧颈总动脉缺失+基底动脉开窗

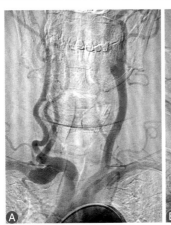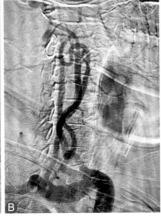

主动脉弓前后位造影图显示右侧颈总动脉自无名动脉发出后即分为颈外动脉和颈内动脉，其中颈内动脉无明显颈动脉窦。

图3-2-5　右侧颈总动脉低分叉

（四川省成都市第五人民医院　王琰）

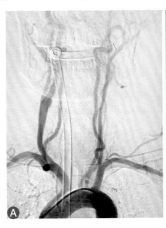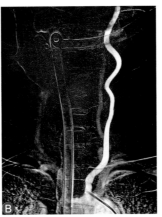

主动脉弓前后位造影图显示左侧颈内动脉、颈外动脉分别起始于主动脉弓，无名动脉、左侧颈内动脉、左侧颈外动脉、左侧锁骨下动脉依次起始于主动脉弓。

图3-2-6　左侧颈内动脉与颈外动脉分别起始于主动脉弓

（四川大学华西医院　王朝华）

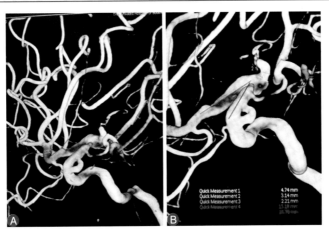

颈内动脉造影三维成像图显示右侧颈内的动脉眼动脉段开窗变异。

图3-2-7　颈动脉开窗

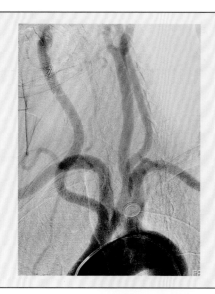

主动脉弓前后位造影图显示双侧颈总动脉及右侧锁骨下动脉共同开口并起始于主动脉弓。

图3-2-8　双侧颈总动脉及右侧锁骨下动脉共干

（四川省资阳市中医医院　孟伟男）

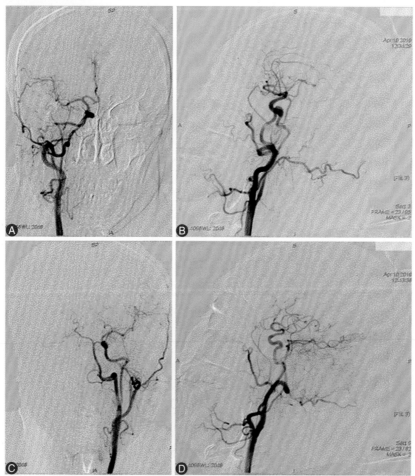

右侧颈总动脉前后位（A）及侧位造影图（B）显示颈外动脉发出咽升动脉在C4水平与颈内动脉吻合；左侧颈总动脉前后位（C）及侧位造影图（D）显示左侧颈内动脉C2～C3椎体水平的背侧发出原始舌下动脉，向上后外侧走行，在C1下方平面与椎动脉结合，然后向背侧弯曲通过舌下神经管进入颅内，供应椎基底动脉系统。

图3-2-9　右侧颈内动脉与颈外动脉吻合，同时伴左侧原始舌下动脉

（昆明医科大学第一附属医院　陈纯）

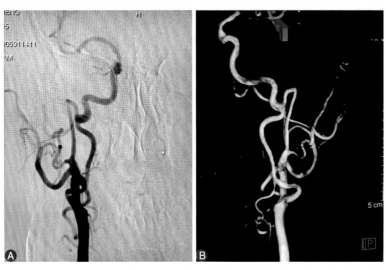

颈动脉造影正侧位图及三维成像图，颈外动脉发出分支在C2水平与颈内动脉吻合。

图3-2-10　右侧颈内动脉与颈外动脉吻合

（福建医科大学附属第一医院　赵文龙）

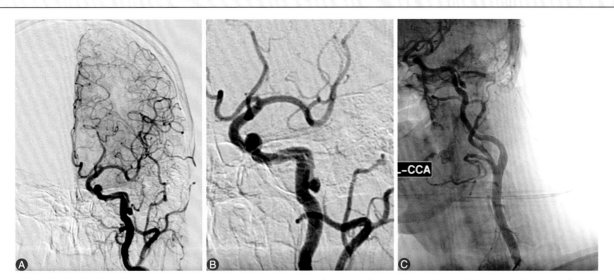

患者男性，54岁，左侧颈总动脉前后位造影可见左侧颈动脉岩骨段双腔（A、B）；三维旋转造影可见颈内动脉岩骨段双腔，副腔局部有扩张（C）；3D观察双腔主体圆滑，不符合夹层病变表现，更符合开窗畸形。

图3-2-11　颈内动脉岩骨段开窗变异

第三节　颈内动脉变异

先天性颈内动脉发育不良是一种罕见的血管变异，其发生率约为0.01%。其中双侧缺如更为罕见。此前有研究发现左侧颈内动脉发育不良是右侧的3倍。原始颈内动脉在胚胎发育到4~5 mm时，起源自背主动脉和第3原始主动脉弓，最终于6周内发育完全。随后在胚胎发育到7~24 mm时，Willis环发育。原始主动脉弓和背主动脉近段具有共同的发育起源，这可能是干扰第3原始主动脉弓和背主动脉近段发育的特定因素，可能导致颈内动脉缺如。但是目前其发育异常的机制尚不明确，也有学者认为颈内动脉于胚胎第 4 周发育完成，而颈内动脉管在胚胎第 5～第 6 周发育完成，如遇到某些因素（外在因素或基因因素）使颈内动脉未发育或发育中断，则会造成颈内动脉管内的血管缺如。此外，在颈内动脉缺如时，颅内血管的侧支血供模式取决于其中断发生的时间。在胚胎学上，颈内动脉通过三叉动脉、舌下动脉和寰前节间动脉的吻合供应颅后窝，并将原始的颈内动脉与腹侧神经长动脉相连，而后与神经长动脉融合。后交通动脉连接至大脑后动脉，椎动脉连接至基底动脉，血流在颅后窝逆转。目前将颈内动脉发育不良的侧支循环通路归纳为 6 种（图 3-3-1），其中，A 型为同侧大脑前动脉（anterior cerebral artery，ACA）通过前交通动脉供血，同侧大脑中动脉通过后交通动脉供血；B 型为同侧大脑前动脉和大脑中动脉经前交通动脉供血；C 型为通过颈动脉 - 椎基底动脉吻合代偿；D 型为通过海绵窦来交通供血；E 型为由双侧发育不全颈内动脉供血的大脑前动脉和由后交通动脉供血的大脑中动脉；F 型为来自颈外动脉系统的上颌内支，即颅内微血管网，又称奇网。其中最常见的侧支循环是通过 Willis 环代偿形成的（A 型、B 型和 C 型）。虽然在临床上颈内动脉发育不良可能无症状，但是其会引起颅内血流动力学的变化，常常导致颅内 Willis 环异常、动脉瘤和代偿性迂曲扩张。颈内动脉发育不良患者颅内动脉瘤的发生率为 24%～34%，而在健康人群中仅为 2%～4%（图 3-3-1）。其还会导致侧支动脉血流动力学压力升高。

颈内动脉开窗相当罕见，是所有动脉开窗中最少见的一种。有学者认为其可能的机制为：在胚胎发育到 4～5 mm 时，颈内动脉起自第 3 原始主动脉弓，原始颈动脉分化为颈内动脉的颅部和尾端，颅部发育为脉络膜前动脉，而尾端与大脑前动脉和大脑中动脉融合发育为前交通动脉。因此，发育中的颈内动脉如果出现分裂失败，则会出现锁骨上开窗。也有学者认为是在胚胎发育到 4～5 mm 时，短暂连接两个原始颅内颈动脉的小丛状动脉出现了永存。同时，还有学者提出开窗的并不是颈内动脉本身，而是在远端颈内动脉的分支——垂体上动脉与前交通动脉的永存连接。锁骨上颈内动脉的开窗在临床上具有重要意义，因为它经常与开窗段近端的动脉瘤有关。有研究通过病理检查发现开窗两端的血管肌层有缺损，结构壁薄弱，并存在局部血流动力学应力的结合，特别是在近端部位，可能导致动脉瘤的形成。

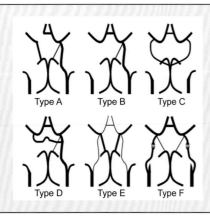

图 3-3-1　颈内动脉发育不良侧支循环通路模式

第四章

椎－基底动脉解剖与变异

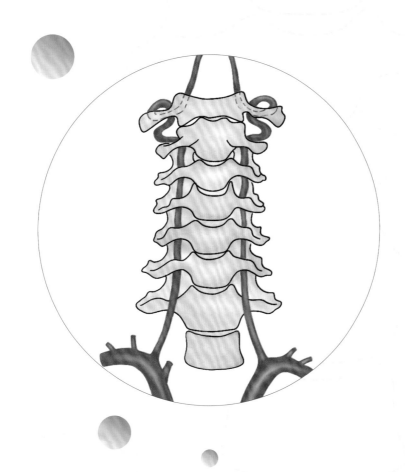

第一节　椎 - 基底动脉正常与变异简介

椎 - 基底动脉根据其行程分为 4 段。第 1 段（椎前部骨外段）从椎动脉发出至进入第 6 颈椎横突孔前；第 2 段（横突孔段）椎动脉走行于上 6 个颈椎横突孔中；第 3 段（寰椎部）出第 1 颈椎横突孔后走行于寰椎动脉沟；第 4 段（颅内部）经枕骨大孔（foramen magnum，FM）进入颅腔内的部分，椎动脉。基底动脉由两侧椎动脉在脑桥下缘汇合后走行于脑干与斜坡之间的桥前池，全程长度约 3 cm，尖部在脚间池或鞍上池稍高于鞍背水平发出固定分支大脑后动脉，基底动脉全程主要发出小脑前下动脉（anterior inferior cerebellar artery，AICA）、小脑上动脉及脑桥和中脑的穿支动脉，有时小脑后下动脉也起始于基底动脉中下段。

在影像学上，将椎动脉分为 5 段。V1（横突孔段）指椎动脉穿经枢椎横突孔后以前的一段；V2（横段）指椎动脉穿出枢椎横突孔之后横行向外侧的一段；V3（寰椎段）指从椎动脉 V2 段外端弯曲向上，再垂直上行到寰椎横突孔的一段；V4（枕骨大孔段）指自 V3 段上端开始，水平向内行一小段后，再弯向上垂直上行入枕骨大孔的一段；V5（颅内段）指椎动脉入枕骨大孔后，斜向中线与对侧同名动脉合成基底动脉前的一段。

椎动脉管径两侧不一致，一般左侧椎动脉外径较右侧大。其中，第 1 段起始处左侧为（4.74 ± 0.85）mm，右侧为（4.50 ± 0.94）mm；入横突孔处左侧为（3.92 ± 0.76）mm，右侧为（3.51 ± 0.90）mm；第 2 段左侧为（3.39 ± 0.55）mm，右侧为（3.12 ± 0.51）mm；第 3 段左侧为（3.63 ± 0.69）mm，右侧为（3.62 ± 0.63）mm。

椎动脉的变异以起始部位的变异最常见，此外，还有椎动脉管径、数量、分支、吻合等的变异，颈部手术中要避免伤及变异的椎动脉。

（1）起始部位变异：最常见的为左侧椎动脉直接起自左侧锁骨下动脉与左侧颈总动脉之间的主动脉弓上，约占正常人群的 5%。国外资料显示，左椎动脉起自主动脉弓的比例为 2.4% ~ 5.8%；国内有资料显示，椎动脉起于主动脉弓的比例占 3.2% ~ 4.2%。也有从头臂动脉、颈外动脉等部位发出的变异等。

（2）行程变异：正常发育过程中约 95% 的椎动脉进入 C6 水平横突孔，也有穿过 C5 ~ C1 横突孔、C4 ~ C1 横突孔的，也有上行到 C3 才穿经或是不穿过横突孔的。

（3）数目变异：以左侧双椎动脉常见，李敏才发现 1 例左侧双椎动脉，其中左侧椎动脉由左侧锁骨下动脉发出后，穿上 6 个颈椎横突孔，经枕骨大孔入颅腔，而左侧副椎动脉由左侧锁骨下动脉发出后，行程较短，主要营养脊髓。或左侧锁骨下动脉发出两条椎动脉，并行一段后，位于后方的椎动脉进入第 6 颈椎横突孔，位于前方的椎动脉走行于第 6 颈椎横突前缘，于第 6 颈椎与第 5 颈椎间前后两条血管并为一条椎动脉。

（4）管径变异：左、右侧椎动脉的外径相差近一倍或两倍以上。

（5）其他类型的变异：右侧椎动脉与小脑前下动脉之间有吻合，与基底动脉之间也有吻合。也有右侧椎动脉颅外型窗式变异等。

椎动脉发育不全是一种常见的血管变异。根据血管直径不同，不同的文献描述的椎动脉发育不全的发病率不同。椎动脉不对称是常见的现象，50% 左右的人群因右侧椎动脉发育不良而导致左侧椎动脉优势；25% 左右的人群因左侧椎动脉发育不良而导致右侧椎动脉优势；25% 左右的人群为双侧优势，即双侧椎动脉对称的情况；约 0.2% 的人群椎体动脉发育不全而终止于小脑后下动脉，并未汇入基底动脉，但在临床工作中发现这一比例并不低，单侧椎动脉终止于小脑后下动脉未汇入基底动脉的变异较为常见。

　　重复是指两条不同的动脉，起源不同，没有远端动脉汇聚，相比之下，开窗术是指将动脉管腔分成明显不同的通道，每个通道都有自己的内皮层和肌层，但可能共享外膜，开窗有时被称为部分重复，在后循环中更为常见。在所有血管段中，开窗见于 0.7% 的个体。在大脑前动脉 A1 段中，发生率高达 4%；在大脑前动脉 A2 中，高达 2%；在前交通动脉中，高达 12%～21%；在椎动脉中，占 0.3%~2%；基底动脉开窗在血管造影检查中不足 1%，在尸检中占 5%，基底动脉开窗最常见于基底动脉近端主干靠近椎-基底动脉交界处。其发生可能是由于胚胎发生时中线融合失败，但根据开窗的位置不同，这一观点目前还存在争议。基底动脉是由两条纵向神经动脉融合形成的。不完全融合会导致节段性开窗，通常出现在基底动脉的近端节段。开窗和动脉瘤形成之间关系密切，基底动脉开窗形成动脉瘤的发生率为 7%，在开窗段近端和远端，由中间膜缺陷引起的湍流会导致动脉瘤的形成，加上血流动力学压力的增加，会增加开窗患者动脉瘤的患病率。

　　在 5%~10% 的个体中，远端硬膜内椎动脉会出现发育不良或缺失，最终形成小脑后下动脉（posterior inferior cerebellar artery，PICA）终末支。因此，血管造影时在注射前应注意到这种异常情况，忽略发育不良的情况将全量造影剂注射到小脑后下动脉中可能造成灾难性后果。

　　椎动脉的硬膜内 V4 段通常产生脊髓前动脉和小脑后下动脉，两侧椎动脉在延髓与脑桥交界处汇合形成基底动脉。小脑前下动脉（AICA）和小脑上动脉（superior cerebellar artery，SCA）起源于基底动脉，当其在中线向 Willis 环走行时，基底动脉分裂形成大脑后动脉的双侧 P1 段。如果 Willis 环完成，则后交通动脉（PCoA）将与 P1 段合并，意味着 P2 段的开始。

　　椎-基底动脉扩张延长症（vertebrobasilar dolichoectasia，VBD）是指椎-基底动脉的长度延长和管径扩张的血管疾病，主要是因为椎-基底动脉的内弹力膜广泛缺陷，以及中膜网状纤维缺乏导致动脉管壁在长期血流冲击下发生迂曲和扩张。动脉扩张、血流流速减慢以及畸形血管内的血流动力学的改变，都可以促进血栓的形成血栓附壁和脱落，引发继发性的管壁损伤，进一步使管壁失去原有的支撑力，加剧了延长和扩张，可能同时也会伴有动脉瘤。疾病的诊断标准（Smoker 标准）是基底动脉分叉点高于鞍上池或位置偏移到鞍背和斜坡旁，正中线以外，而且直径 ≥ 4.5mm。由于该病无特异性，临床中极易被漏诊和误诊。椎-基底动脉扩张延长症的发病率尚不明确，波动于 0.05%～18%。椎-基底动脉扩张延长症的主要临床表现为血管性事件，如缺血性脑卒中、颅内出血，或者压迫邻近组织所致进展性压迫症状等。

第二节　椎－基底动脉系发育胚胎学与解剖学

　　胚胎早期，从背主动脉发出的节间动脉分为 2 个部分，即位于背部的背节间动脉和位于颈部的颈节间动脉。很早便有一组吻合支将颈节间动脉连接起来，形成了 2 条与背主动脉相平行的神经动脉（neural artery）（原始椎动脉）。神经动脉可以向颅侧延伸至后交通动脉，并与其连接，称为纵长神经动脉。而后，许多毛细血管将 2 条纵长神经动脉连接起来。毛细血管之间形成许多小岛，这就是未来基底动脉的雏形。

　　胚胎第 30 天，2 条纵长神经动脉的颅侧部分，在延髓阶段转向中央和腹侧，于脑桥基底部借吻合血管连接成网状的基底动脉。以后，网状吻合血管逐渐消失，但基底动脉前端仍分裂成 2 支中脑动脉。同时，前 6 条颈节间动脉之间的初期吻合联系逐渐形成椎动脉，注入新形成的基底动脉中。胚胎第 33 天，除第 7 颈节间动脉以外，其余 6 条颈节间动脉消失或并入别的动脉，新形成的椎动脉与背主动脉之间的联系完全丧失。小脑上动脉开始在基底动脉头端出现，基底动脉去后脑的其他分支也开始发育。胚胎第 48 天，基底动脉结束了丛状吻合状态，发育成一单干。去幕下结构的分支变得更为复杂，小脑上动脉分成内、外 2 支，供应小脑头端的上面。起自基底动脉的小脑前下动脉到达第四脑室脉络丛。小脑下动脉的发育要更晚些。胚胎第 52 天，基底动脉发育接近完成。胚胎第 9 个月，椎动脉入颅时的典型虹吸弯曲已形成，小脑动脉基本接近成人型。在发育的全过程中，起自颈内动脉的原始三叉动脉是基底动脉和颈内动脉之间的联系血管，原始三叉动脉消失后，在颈内动脉的海绵窦部及相应的基底动脉壁上，留下了薄弱点，这里往往成为动脉瘤的好发部位。偶尔三叉动脉可以保留下来，直到成年时期。此残遗动脉和其他残遗动脉一样，本身并不产生任何临床症状，但却往往合并其他脑血管畸形，如椎动脉或后交通动脉发育不良、椎动脉起始部的异常或缺如，以及合并 Willis 环的动脉瘤等。所以，原始三叉动脉的存在，可能暗示合并有其他脑血管畸形。

第三节　椎动脉变异

目前椎动脉异常分型存在多种说法，尚无统一的标准。主要有以下几种类型：椎动脉起源异常、椎动脉走行异常、椎动脉优势、椎动脉发育不良、椎动脉缺如、窗式变异、胚胎型椎动脉、复合型等。当罕见的变异血管起源未被识别时，尤其是血管内治疗时，可能会导致不良后果。因此了解椎动脉变异起源在颈部的血管外科和神经介入的过程中非常重要。

（一）椎动脉起源异常

两条椎动脉通常起源于锁骨下动脉，但有报道称椎动脉起源的变异不同。左侧椎动脉起源于主动脉弓是一个明确的变异，这种变异的发生率已经在不同的研究中进行过广泛报道。在一项基于尸检的研究中发现，在 27 例病例中，女性居多，占 14.8%。然而，右侧椎动脉的异常起源非常罕见，它可以起源于主动脉、颈动脉、头臂动脉，也可以起源于重复起源的动脉。据报道，右侧颈总动脉作为右侧椎动脉起源的发生率为 0.18%。

主要类型包括：椎动脉起源于主动脉弓、椎动脉与锁骨下动脉共干起始于主动脉弓、椎动脉起始于颈总动脉（图 4-3-1 ~ 图 4-3-7）。

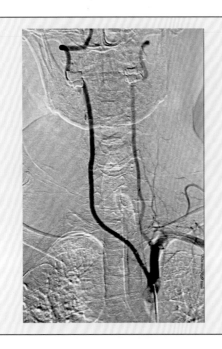

左侧锁骨下动脉前后位造影图显示右侧椎动脉发自左侧锁骨下动脉，即左侧锁骨下动脉发出右侧椎动脉、左侧椎动脉。

图4-3-1　椎动脉起源异常，双侧椎动脉起始于左侧锁骨下动脉

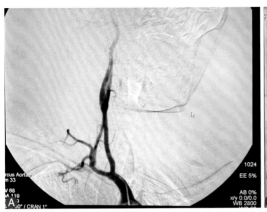
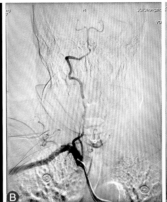
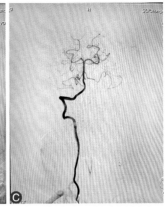

锁骨下动脉前后位造影图显示右侧椎动脉分两支起始于右侧锁骨下动脉，汇合为右侧椎动脉。

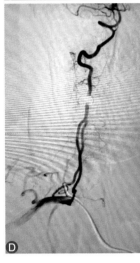

图4-3-2　椎动脉起源异常，右侧椎动脉双起源

（A. 四川省成都市第二人民医院 沈杰；B、C. 四川省崇州市人民医院 吴有林；
D. 云南省大理市第一人民医院 陈碧灿）

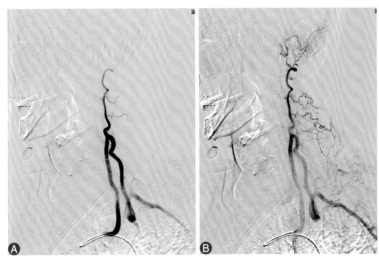

左侧椎动脉前后位造影图显示左侧椎动脉近端分别起始于主动脉弓与左侧锁骨下动脉，在V2下段汇合为一支椎动脉，远端终止于同侧小脑后下动脉，未汇入基底动脉。

图4-3-3　椎动脉起源异常，左侧椎动脉双起源

（江苏省中医院 李敏）

第四章

椎－基底动脉解剖与变异

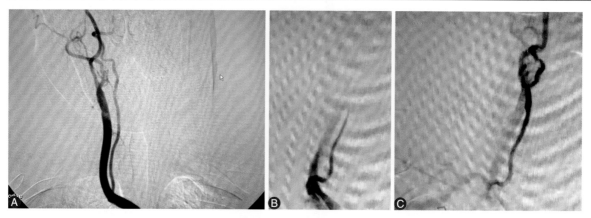

右侧颈总动脉前后位造影图显示右侧椎动脉发自右侧颈总动脉近端。

图4-3-4　椎动脉起源异常，右侧椎动脉起始于右侧颈总动脉

（A. 四川省成都市第二人民医院 沈杰；B. 中山大学孙逸仙纪念医院杨新光；C. 广东省河源市人民医院 张文胜）

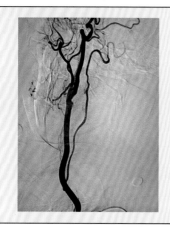

右侧颈总动脉前后位造影图显示右侧椎动脉发自右侧颈总动脉近端。

图4-3-5　椎动脉起源异常，右侧椎动脉起始于右侧颈总动脉

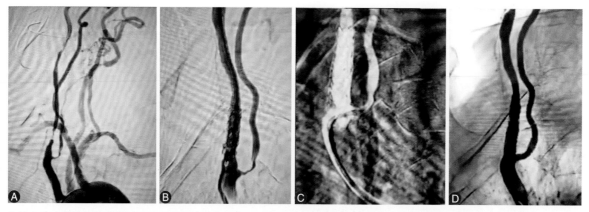

右侧颈总动脉前后位造影图显示右侧颈总动脉、左侧颈总动脉、左侧锁骨下动脉及右侧锁骨下动脉依次起始于主动脉弓，右侧椎动脉发自右侧颈总动脉近端，右侧颈总动脉及右侧椎动脉起始部重度狭窄。行球囊成形术及支架置入术治疗。

图4-3-6　椎动脉起源异常，右侧椎动脉起始于右侧颈总动脉，伴随迷行右侧锁骨下动脉

（四川大学华西医院 郑洪波）

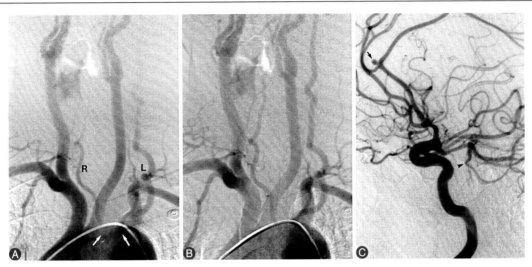

主动脉弓前后位造影图显示双侧椎动脉在左侧颈总动脉与左侧锁骨下动脉之间起始于主动脉弓；头臂干、左侧颈总动脉、右侧椎动脉、左侧椎动脉、左侧锁骨下动脉依次起始于主动脉弓。

图4-3-7 双侧椎动脉起始于主动脉弓

（二）椎动脉发育不全

椎动脉发育不全是临床常见的椎 - 基底动脉系统解剖变异，其发生率高达 26.5%。在 1965 年 Fisher 等的一项病理解剖学研究中，将椎动脉发育不良定义为管腔直径小于 2 mm。1992 年 Delcke 和 Diener 等的超声研究证实了这一定义，根据 1.9% 的发育不良比率，发现直径小于 2 mm 的椎动脉的血流速度减慢。1994 年 Schoning 等提出可以将发育不全定义为管腔直径小于 2.2 mm 或流速小于 30 mL/min。Jeng 和 Schoning 及其同事的结论相似，Jeng 的结果还表明，右侧椎动脉发育不良的发生率为 7.8%。其中单侧椎动脉缺如是椎动脉发育不全的一种类型，但临床少见，也有学者认为，椎动脉部分缺如并非真正意义上的血管缺如，而是细分为一支或多支纤细的血管（图 4-3-8 ～ 图 4-3-16）。

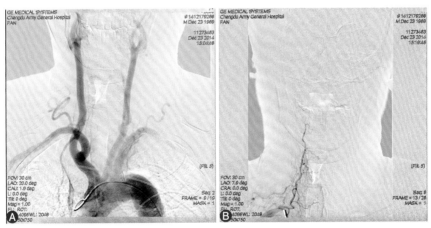

A、B分别为主动脉弓前后位造影图和椎动脉前后位造影图。主动脉弓上造影未见右侧椎动脉显影，右侧锁骨下动脉造影未见右侧椎动脉显影。

图4-3-8 椎动脉发育不全，右侧椎动脉缺如

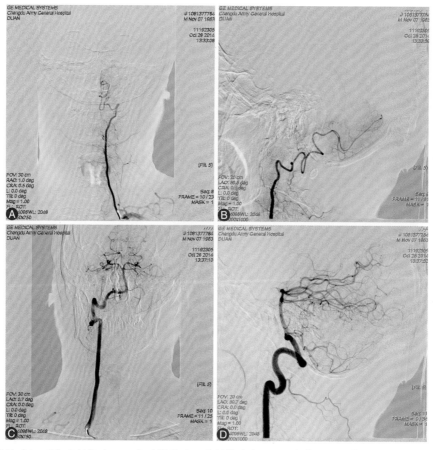

双侧椎动脉前后位（A、C）及侧位（B、D）造影图显示左侧椎动脉纤细，发自左侧锁骨下动脉，止于左侧小脑后下动脉，即左侧椎动脉未汇入基底动脉。

图4-3-9　右侧椎动脉优势，左侧椎动脉发育不全

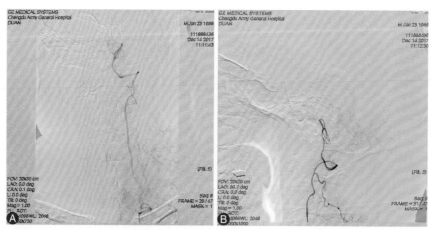

左侧椎动脉前后位（A）及侧位（B）造影图显示左侧椎动脉纤细，血流缓慢，发自左侧锁骨下动脉，止于左侧小脑后下动脉，即左侧椎动脉未汇入基底动脉。

图4-3-10　椎动脉发育不全，孤立椎动脉

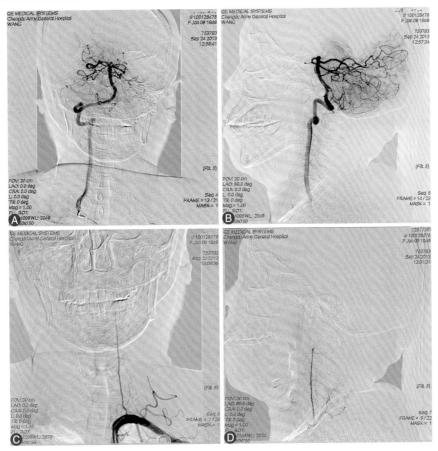

椎动脉前后位（A、C）及侧位（B、D）造影图显示左侧椎动脉纤细，血流缓慢，发自左侧锁骨下动脉，止于左侧椎动脉V2段。

图4-3-11　右侧椎动脉优势，左侧椎动脉发育不全，孤立椎动脉-左侧椎动脉

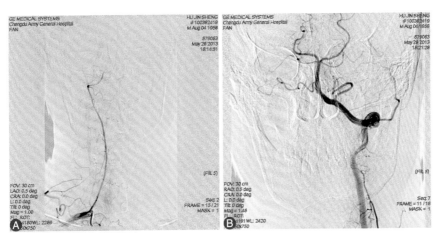

椎动脉前后造影图显示右侧椎动脉纤细，血流缓慢，发育不全，发自右侧锁骨下动脉，止于右侧小脑后下动脉，左侧椎动脉粗大。

图4-3-12　左侧椎动脉优势，右侧椎动脉发育不全

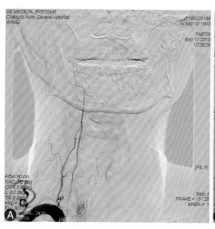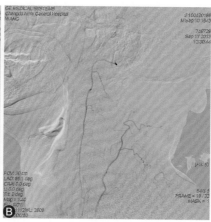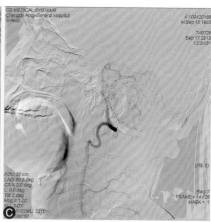

右侧椎动脉前后位（A）及侧位（B）造影图显示右侧椎动脉纤细，血流缓慢，发自右侧锁骨下动脉，止于右侧小脑后下动脉，左侧椎动脉侧位造影是左侧椎动脉发育完全向基底动脉供血（C）。

图4-3-13 左侧椎动脉优势，右侧椎动脉发育不全

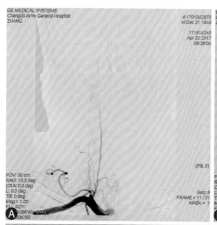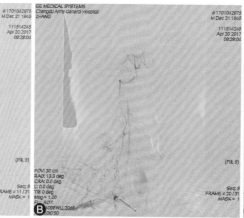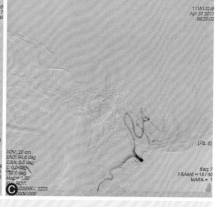

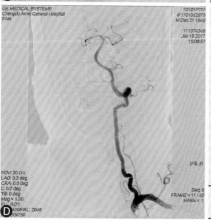

右侧椎动脉前后位（A、B）及侧位（C）、左侧椎动脉前后位造影图显示右侧椎动脉纤细，血流缓慢，发自右侧锁骨下动脉，止于右侧小脑后下动脉，左侧椎动脉侧位造影是左侧椎动脉发育完全向基底动脉供血。

图4-3-14 左侧椎动脉优势，右侧椎动脉发育不全

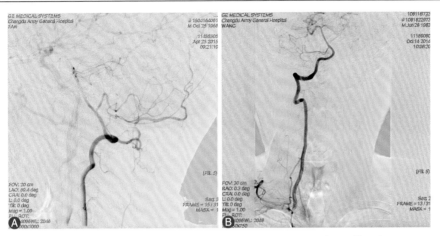

右侧椎动脉侧位（A）及前后位（B）造影图显示右侧枕动脉发自右侧椎动脉V4段。

图4-3-15 右侧枕动脉起自于右侧椎动脉V4段末端

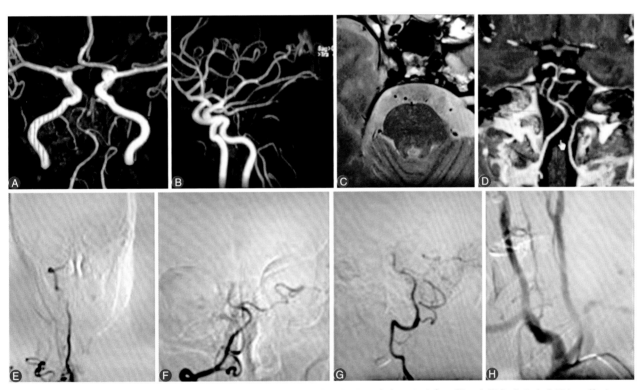

患者男性，61岁，双侧后交通粗大，类似胚胎型后交通。左侧大脑后动脉P1段没有显影，右侧大脑后动脉纤细。椎动脉及基底动脉纤细，基底动脉纤细明显。左侧椎动脉颅内段发出粗大小脑后下动脉后远端无显影。基底动脉由右侧椎动脉供血。右侧椎动脉造影全程纤细，颅内基底动脉纤细，左侧椎动脉纤细，发自主动脉弓。颅内段供应小脑后下动脉。T2高分辨显示基底动脉细小，管壁没有异常，管腔纤细。三维增强重建显示基底动脉迂曲纤细，见粗大左侧小脑前下动脉。

图4-3-16 椎-基底动脉发育不良
（中山大学附属第一医院 陈红兵）

（三）窗式变异

椎动脉路径的窗式变异是指椎动脉起始于一处，在走行过程中分为两个并行支，可行于横突孔内外，因胚胎期血管未能完全退化所致，按其所在部位可分为颅内型、颅外型、颅内-外型，以颅外型多见。通常在脑血管造影中检出率为 0.23%～1.95%，在尸检中检出率约为 0.33%（图 4-3-17～图 4-3-27）。

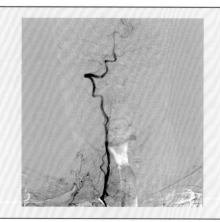

右侧椎动脉前后位造影图显示右侧椎动脉V2中末段呈开窗变异。

图4-3-17　椎动脉开窗变异

（中国人民解放军东部战区总医院 叶瑞东）

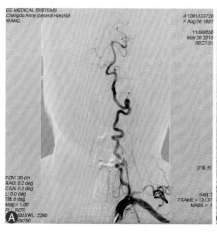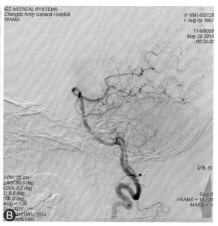

左侧椎动脉前后位造影图提示V3～V4段有血管重叠影；侧位造影图可见椎动脉V3段分为两支后在基底动脉交界处汇合为一支，呈开窗变异。

图4-3-18　椎动脉开窗变异，左侧椎动脉V3段开窗

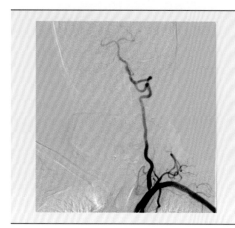

左侧椎动脉前后位造影图显示左侧椎动脉V3～V4交界呈开窗变异。

图4-3-19　椎动脉开窗变异，左侧椎动脉V3段开窗

（中国人民解放军东部战区总医院 叶瑞东）

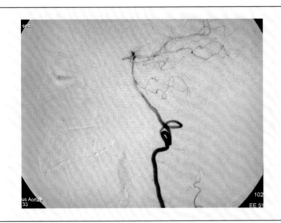

左侧椎动脉侧位造影图显示左侧椎动脉V4段呈长节段开窗变异，两支血管走行分离。

图4-3-20 椎动脉开窗变异，左侧椎动脉V4段开窗
（四川省成都市第二人民医院 沈杰）

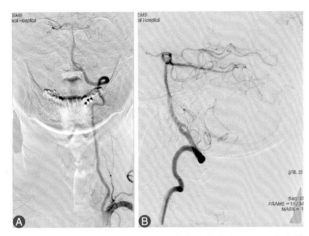

左侧椎动脉前后位（A）及侧位（B）造影图显示左侧椎动脉与基底动脉交界处呈开窗变异，两支血管走行一致，经过较短的节段后很快汇合为一支。

图4-3-21 椎动脉开窗变异，左侧椎动脉V4段开窗

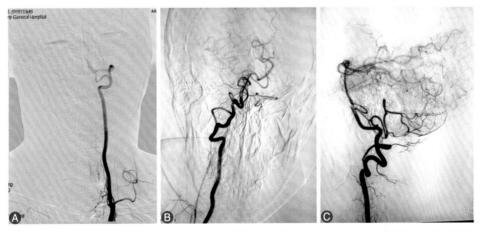

左侧椎动脉前后位（A）造影显示左侧椎动脉V3段呈开窗变异；右侧椎动脉前后位（B）及侧位（C）造影显示右侧椎动脉V3~V4段呈开窗变异。

图4-3-22 椎动脉开窗变异，左侧椎动脉V3段开窗
（B、C. 四川省成都市第五人民医院 王琰）

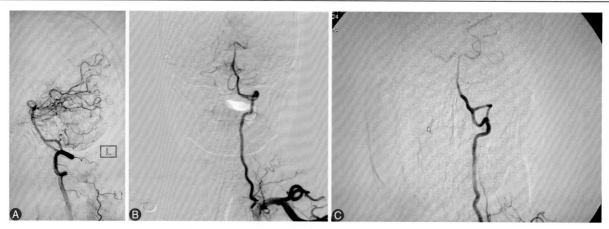

左侧椎动脉侧位（A）及前后位（B、C）造影图显示左侧椎动脉与基底动脉交界处开窗变异，左侧椎动脉V4段开窗变异。

图4-3-23　椎动脉开窗变异，左侧椎动脉V4段至基底动脉开窗变异

（A.绵阳市中心医院 李肇坤；B.中国人民解放军东部战区总医院 叶瑞东；C.四川省成都市第二人民医院 沈杰）

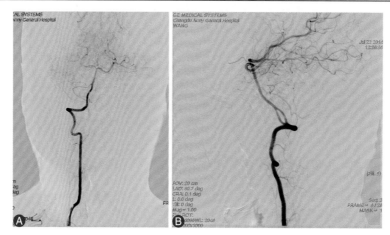

右侧椎动脉前后位（A）及侧位（B）造影图显示右侧椎动脉V4段开窗变异，右侧小脑后下与右侧小脑前下动脉共干发自基底动脉。

图4-3-24　椎动脉开窗变异，右侧椎动脉V4段开窗变异，右侧小脑前下动脉与小脑后下动脉共干

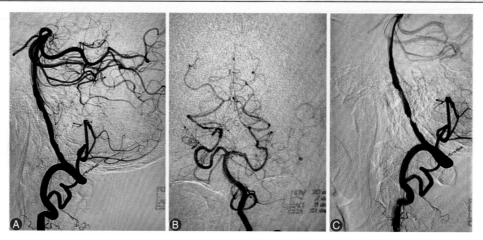

左侧椎动脉侧位（A、C）及前后位（B）造影图显示左侧小脑后下动脉发自左侧椎动脉V3段。

图4-3-25　小脑后下动脉起始变异，左侧小脑后下动脉起始于V3段

（福建省第二人民医院 林敏）

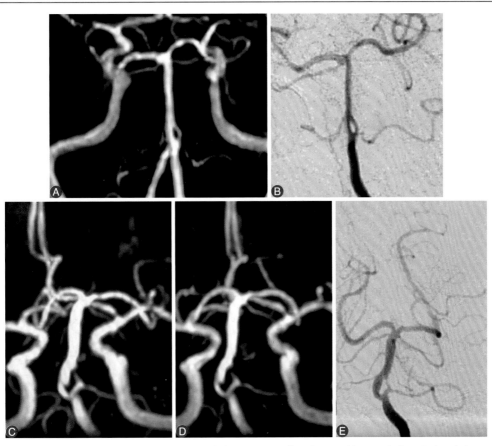

头颅CTA及左侧椎动脉前后位造影图显示基底动脉近段开窗，左侧腔道较小，发出小脑前下动脉。

图4-3-26 基底动脉近端开窗

（中山大学附属第一医院 陈红兵）

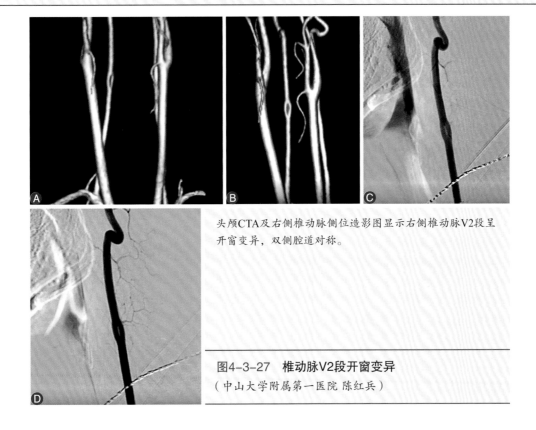

头颅CTA及右侧椎动脉侧位造影图显示右侧椎动脉V2段呈开窗变异，双侧腔道对称。

图4-3-27 椎动脉V2段开窗变异

（中山大学附属第一医院 陈红兵）

（四）椎动脉走行异常

正常的椎动脉从第6~第7椎间隙进入横突孔上行。有一部分人的椎动脉跨过几个椎体后才进入横突孔，形成椎动脉走行变异。此时因为很长一段椎动脉没有椎体的保护，所以患者在转动颈部时椎动脉容易受压并产生头晕症状。

曾有研究对200例疑诊为椎动脉型颈椎病患者的双侧椎动脉进行了测量，发现36例椎动脉颈段入横突孔位置异常（18%），其中有18例从第五横突孔穿入，12例从第四横突孔穿入，6例从第三横突孔穿入。

主要类型包括：横突孔入门异常、枢椎节段型椎动脉变异（即由枢椎横突孔穿出后在寰枢椎间隙水平进入椎管）、椎动脉穿通变异（即椎动脉出枢椎横突孔后直接入颅）。

（五）椎动脉优势

椎动脉变异较大，两侧椎动脉通常不对称，管腔大小不一，当差异明显时就成为一侧椎动脉优势（vertebral artery dominance，VAD）。VAD是指一侧椎动脉直径明显大于对侧椎动脉，整个非优势椎动脉全程均匀狭窄纤细，或者两侧椎动脉直径相当，而一侧椎动脉与基底动脉的连接更加直接。根据尸检、血管造影和超声研究发现，通常左侧椎动脉直径大于右侧。2009年Hong等的研究结果也表示右侧优势椎动脉（VA）多见于左侧。对于椎动脉优势的评估标准，Smith等认为优势侧椎动脉直径应比另一侧大30%以上；也有学者认为直径相差2 mm，才考虑为椎动脉优势。

（六）胚胎型椎动脉

单干椎动脉形成基底动脉表现为一侧椎动脉增粗，直接延续为基底动脉，对侧颅内段发育不良、细小，延伸为小脑后下动脉，未与对侧椎动脉汇合。

（七）复合型

椎动脉同时存在多种变异类型，多项研究证实，复合型变异较为多见。谭莉平等学者在其一项中发现，在117例椎动脉变异患者中有24例同时存在两种或3种变异，占20.5%（图4-3-28）。

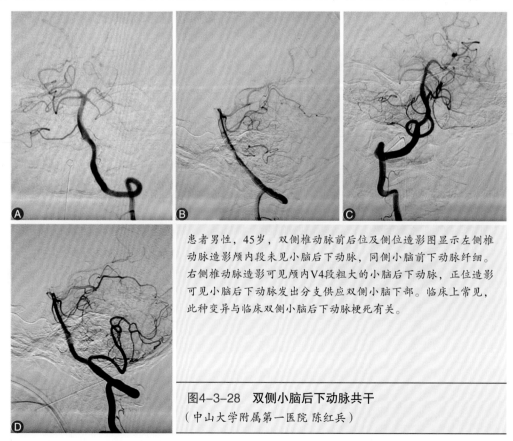

患者男性，45岁，双侧椎动脉前后位及侧位造影图显示左侧椎动脉造影颅内段未见小脑后下动脉，同侧小脑前下动脉纤细。右侧椎动脉造影可见颅内V4段粗大的小脑后下动脉，正位造影可见小脑后下动脉发出分支供应双侧小脑下部。临床上常见，此种变异与临床双侧小脑后下动脉梗死有关。

图4-3-28　双侧小脑后下动脉共干
（中山大学附属第一医院 陈红兵）

第四节 基底动脉变异

基底动脉（basilar artery，BA）由双侧的椎动脉于延髓腹侧汇合而成，于中脑处分为两条大脑后动脉，供应大脑后 2/5 的血液，包括枕叶、颞叶的基底面及丘脑等。椎 - 基底动脉在小脑和脑桥的分支，供应小脑和脑桥的血液。

变异类型：起点、终点上移或下移；上行迂曲、偏离中线；明显增粗；双干变异、开窗变异。

曾有研究对 110 例患者行 CT 数字减影血管成像，发现基底动脉迂曲者占 22.73%（25/110）；基底动脉窗型变异者占 2.73%（3/110）。

（一）共干变异

小脑前下动脉（AICA）和小脑后下动脉（PICA）的共干变异并不少见，大约有 30%（图 4-4-1 ~ 图 4-4-4）。

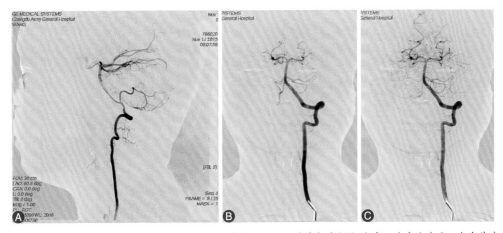

左侧椎动脉侧位（A）及前后位（B、C）造影图显示左侧小脑后下动脉与左侧小脑前下动脉呈共干，发自基底动脉。

图4-4-1 小脑后下动脉与小脑前下动脉共干

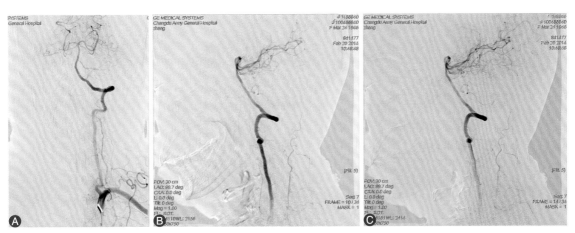

左侧椎动脉前后位（A）及侧位（B、C）造影图显示左侧小脑后下动脉与左侧小脑前下动脉呈共干，发自基底动脉。

图4-4-2 小脑后下动脉与小脑前下动脉共干

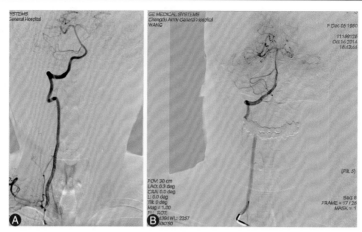

右侧椎动脉前后位（A、B）造影图显示右侧小脑后下动脉与右侧小脑前下动脉呈共干，发自基底动脉。

图4-4-3　小脑后下动脉与小脑前下动脉共干

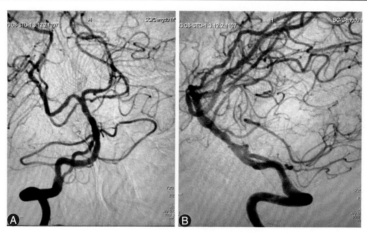

右侧椎动脉前后位（A）及侧位（B）造影图显示右侧小脑后下动脉发自基底动脉。

图4-4-4　右侧小脑后下动脉起源变异
（成都医学院第一附属医院 刘磊）

（二）基底动脉开窗

在胚胎发育期间，纵行且成对的神经动脉在第 5 周融合后形成胎儿的基底动脉。基底动脉开窗畸形的发生机制可能是纵行且成对的胚胎（原始）神经动脉在某一点停止融合或不完全融合，也可能与染色体异常有关。头颈部动脉开窗多在尸检、血管造影或 MRA 检查时被偶然发现，其临床意义在于开窗畸形可同时合并其他的血管异常，对于神经介入、头颈外科的治疗起到提示作用（图 4-4-5，图 4-4-6）。

（三）椎 - 基底动脉扩张延长症

椎 - 基底动脉扩张延长症（VBD）是一种以椎动脉颅内段及基底动脉的异常扩张、延长、迂曲成角为特征，并呈进行性发展的血管性病变。既往有椎 - 基底动脉系统迂曲畸形、椎 - 基底动脉延长扩张、巨大延长的椎 - 基底动脉动脉瘤畸形、椎 - 基底动脉变异及梭形动脉瘤等多个名称。病变动脉易引起责任供血区域缺血性或出血性脑卒中，还可引起脑神经及脑干受压等症状（图 4-4-7，图 4-4-8）。

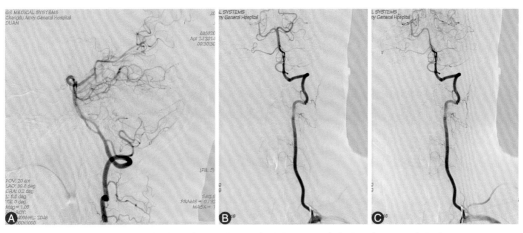

左侧椎动脉侧位（A）及前后位（B、C）造影图显示基底动脉中段呈开窗变异。

图4-4-5　基底动脉开窗变异，开窗基底动脉

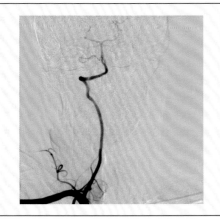

左侧椎动脉前后位造影图显示基底动脉近端呈开窗变异。

图4-4-6　基底动脉开窗变异，开窗基底动脉

（中国人民解放军东部战区总医院 叶瑞东）

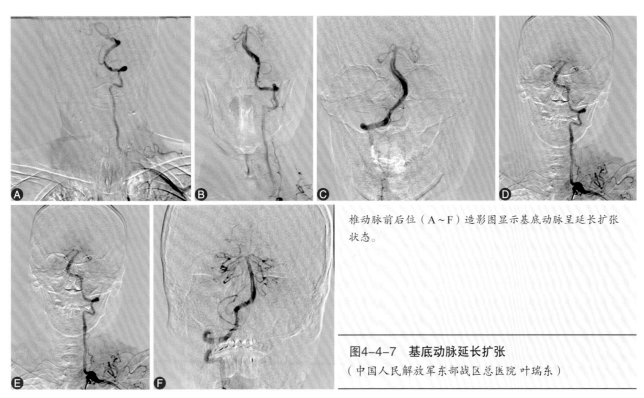

椎动脉前后位（A~F）造影图显示基底动脉呈延长扩张状态。

图4-4-7　基底动脉延长扩张

（中国人民解放军东部战区总医院 叶瑞东）

73

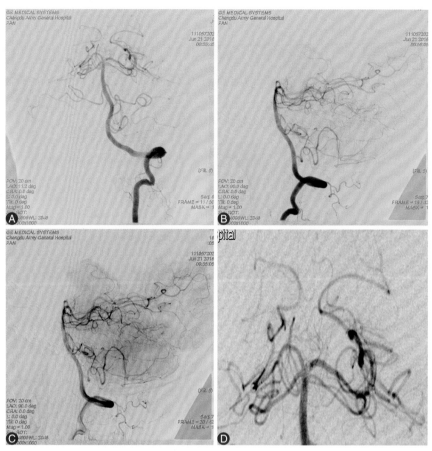

椎-基底动脉前后位（A、D）及侧位（B、C）造影图显示左侧小脑上动脉呈双支，平行发自基底动脉末段。

图4-4-8　小脑上动脉变异，左侧小脑上动脉（LSCA）双支变异

（四）基底动脉迂曲

双侧椎动脉汇合并形成基底动脉后，后者有时向一侧迂曲走行。局部脑干往往受压，当程度严重时，可以产生一定的临床症状。

－ 第五章 －

Willis 环解剖与变异

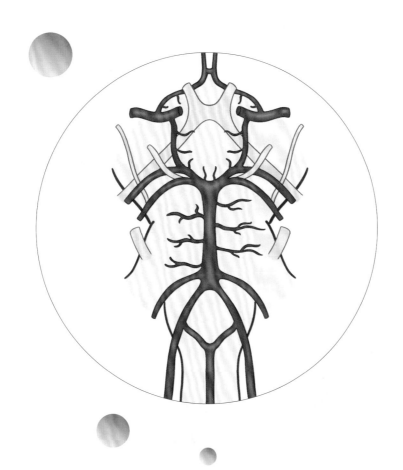

第一节 Willis 环的正常解剖与变异简介

1664 年, Thomas Willis 首先提出了 "Willis 动脉环" 的概念。Willis 环又称大脑动脉环, 位于脑底下方、蝶鞍上方, 视交叉、大结节、乳头体周围, 由两侧大脑前动脉交通前段 (A1)、两侧大脑后动脉 (posterior cerebral artery, PCA) 交通前段 (P1)、两侧颈内动脉 (internal carotid artery, ICA) 末端及前交通动脉 (anterior communicating artery, ACoA) 和后交通动脉 (posterior communicating artery, PCoA) 组成。两侧 ICA 在脑底通过 ACoA 相通, 并且借 PCoA 与椎基底动脉系统相通。Willis 环的结构变异率较高, 但由于评估方法的不同导致其结构变异率报道不一。

人脑及其复杂的血管网络可以看作是一台 "三磅重的生物计算机"。它由数十亿个特殊的细胞和回路组成, 这些细胞和回路使它成为人体最重要的器官。它有丰富的血管来提供氧气和其他必要的营养。大脑由两条颈内动脉和两条椎动脉供血, 由中央吻合动脉环连接。颈内动脉分为大脑前动脉和大脑中动脉, 两条大脑前动脉由一条前交通动脉连接在一起。基底动脉由左、右两个椎动脉通过枕骨大孔进入颅腔后, 沿延髓的前外侧面上升, 在脑桥下缘中线处汇合而成, 最后分支成两条大脑后动脉。后交通动脉是颈内动脉的一个分支, 通过与大脑后动脉连接形成动脉多边形。经典的 Willis 动脉环双侧对称, 是一个完整的血管环。在这种典型的解剖基础上可能会有一些变化, 比如血管的口径往往不尽相同, 可能存在发育不良、重复, 甚至是部分血管的缺失。多项研究表明, 这些变异在脑血管疾病的发生和发展中起着重要作用。解剖学上的变异可能是由基因决定的, 在胚胎早期发育并在出生后持续存在。任何正常形态的改变都可能引起脑血管疾病 (如动脉瘤、缺血事件的发生和其他血管异常) 症状的出现, 且与临床症状严重程度密切相关。动脉瘤与动脉变异的存在密切相关, 动脉瘤通常发生在脑动脉分叉处或其分支部位。Willis 环的异常与脑血管病变的发生有一定关系。在脑动脉瘤手术和颈内动脉结扎手术中, Willis 环的状态对于大脑侧支循环的完整性非常重要。这些问题的存在使得临床医师有必要对 Willis 环的解剖学变异情况有深入的了解, 并将这些异常与某些常见的临床疾病联系起来, 如卒中、动脉瘤和其他动静脉畸形。

目前, 对侧支循环的评价方法主要包括经颅多普勒超声 (transcranial Doppler, TCD)、磁共振血管成像 (magnetic resonance angiography, MRA)、CT 血管造影 (CT angiography, CTA)、CT 灌注 (CT perfusion, CTP)、正电子发射断层显像 (positron emission tomography, PET)、单光子发射计算机体层显像 (single photon emission computed tomography, SPECT)、灌注加权成像 (perfusion-weighted imaging, PWI) 和数字减影血管造影 (digital subtraction angiography, DSA) 等, 这些评估方法各有所长, 目前仍以 DSA 为金标准。

据统计, 中国人群中约有 48%Willis 环发育不全或异常, 按照部位不同可大致分为: Willis 环前循环完整, 后循环不完整; Willis 环前循环不完整, 后循环完整; Willis 环前后循环均不完整。一项包括 1000 例患者的尸检研究表明, Willis 环结构变异率高达 54.8%, 其中前循环变异率为 23.4%, 后循环变异率为 31.4%; 前循环变异以多支重复为主, 而后循环变异则主要为发育不良。其中较常见的是一侧后交通动脉直径小于 1 mm, 约占 27%, 有研究表明, 后交通动脉发育不良是无颈动脉闭塞的急性缺血性卒中的危险因素; 前交通动脉直径小于 1 mm 或缺如通常在血管造影中未显示, 但在 5% 的外科解剖中发现前交通动脉缺失。大脑后动脉起于颈内动脉的约占 14%, 大脑前动脉 A1 段发育不良占 10%, 大脑前动脉 A1 段缺失占 1% ~ 2%。大脑动脉开窗畸形是一种较为罕见的先天性血管发育异常, 指脑动脉在走行的过程中分成 2 支, 走行一段长度后又再次汇合成 1 支, 其本质是血管的局限性重复, 开窗变异在后循环中更为常见,有时也被称为动脉部分性重复，包括所有血管节段的开窗，在人群中的发现率仅为 0.7%。其中，发生于大脑前动脉 A1 段、A2 段、前交通动脉、椎动脉及基底动脉的比例分别为 4%、2%、12% ~ 21%、0.3% ~ 2% 和不足 1%。大脑动脉开窗畸形通常在尸检或者影像学检查时被发现。当脑动脉开窗畸形难以与动脉夹层进行鉴别时，可以考虑行脑血管造影检查进行三维重建、高分辨血管壁成像以进一步鉴别。

第二节　Willis 环发育胚胎学与解剖学

　　Padget 于 1948 年具体地描述了人类胚胎脑动脉发育的过程。胚胎第 21 天神经沟头端开始出现血管，胚胎第 24 天脑动脉开始发育，胚胎第 27 天神经沟闭合为神经管，神经管周围血管进入神经管壁内，胚胎第 28 ~ 第 34 天前脑分为 2 个半球，血管随脑组织发育，分化成粗而短的脑内血管，脑内单一血管干分支伸长，发育形成血管网，胚胎第 28 天脑腹侧血管丛形成 1 对纵长的原始基底动脉，大脑半球间尚未见血管，颈内动脉尾端支与基底动脉纵长的神经动脉头端吻合，形成后交通动脉，胚胎第 32 天纵长的神经动脉横行吻合，头端近端支发育成大脑前动脉，胚胎第 44 天双侧大脑前动脉间出现前交通动脉。目前对大脑后动脉的发生存在较多争议，从胚胎发生角度，大脑后动脉源于后交通动脉，但从血流分布角度，大脑后动脉血液源于基底动脉。Willis 环大多在第 24 ~ 第 32 周已经形成，半数以上 Willis 环呈多角形，动脉分支数和成人相同，左、右侧动脉管径大致相同，成人的动脉节段平均直径是胚胎期的 4 ~ 5 倍，长度是其的 2.0 ~ 2.5 倍。有时 Willis 环动脉变化不规则，一侧大脑后动脉源于颈内动脉，导致 Willis 环不对称，有明显个体差异。

　　动脉环的组合分型颇为复杂，且分型标准并不统一，从进化观点出发，将此环分为 5 型：①近代型（A 型）：后交通动脉正常粗细，大脑后动脉近侧段较粗大；②原始型（B 型）：后交通动脉比大脑后动脉近侧段粗大，大脑后动脉近侧段的血液主要来自颈内动脉，因与低等脊椎动物相似而命名；③过渡型（C 型）：后交通动脉和大脑后动脉近侧段的管径相似，大脑后动脉远侧段的血液有 2 个同等重要来源；④混合型（D 型）：一侧为某一型，另一侧为另一型，既有变异又有发育不良；⑤发育不全型（E 型）：为有一处或几处直径小于 1.0 mm 或缺如。典型的动脉环，可提供良好的侧支循环，各动脉口径大致为：颈内动脉约 3.5 mm，大脑后动脉约 2.1 mm，大脑前动脉约 1.95 mm，前交通动脉约 1.4 mm，后交通动脉约 1.1 mm；一侧大脑前动脉交通前段发育不良（直径小于 1 mm），另一侧粗大，可供应两侧半球内侧面。粗大侧的大脑前动脉近段阻塞可引起两侧半球内侧面脑组织缺血软化；一侧后交通动脉粗大，而该侧大脑后动脉交通前段细小（直径小于 1 mm）。交通后段宛如后交通动脉的直接延续。此种情况加重了同侧颈内动脉的负荷，易引发动脉硬化。当同侧颈内动脉阻塞时，除产生其本来症状外，还可引起大脑后动脉的阻塞症状，如视觉障碍；一侧后交通动脉缺如：当该侧颈内动脉阻塞时，则难以从基底动脉获得代偿。

　　大脑前动脉是颈内动脉的主要分支之一，是供应大脑半球内侧面的主要动脉。大脑前动脉经胼胝体膝部至其背侧面，沿胼胝体沟向后穿行至胼胝体压部稍前方，并分出终末支。按 Fischer 分类法分为 5 段：A1 段、A2 段、A3 段、A4 段和 A5 段。A1 段即水平段，为起始部至前交通动脉的一段；A2 段即上行段，又名胼胝体下段，为前交通动脉至胼胝体膝部下方的一段；A3 段即膝段，沿胼胝体膝部前缘走行，与其弯曲一致；A4 段即胼周段，位于胼胝体沟内，也叫胼周动脉；A5 段即终段，为大脑前动脉终末支，是楔前动脉。大脑前动脉在视交叉外侧，由颈内动脉向前近直角发出，左、右大脑前动脉中间以横支相连，称为前交通动脉。大脑中动脉可看作是颈内动脉的直接延续，是颈内分支中最粗大的一支，成人半均管径约

4 mm，通常在视交叉外侧，嗅三角和前穿质的下方。按其走行特点可分为 5 段，即 M1 段、M2 段、M3 段、M4 段和 M5 段。大脑中动脉的 M1 段（水平段），由颈内动脉末端延伸至大脑外侧裂起点，水平向外走行，长约 3 cm，发出重要分支豆纹动脉；M2 段（回旋段），由外侧裂底部延伸到顶部；M3 段（侧裂段），M2 基底部发出向中央沟上升的升动脉，分为眶额动脉及额顶升动脉，后者又分为中央沟动脉、中央前沟动脉及中央后沟动脉；M4 段（分叉段），为大脑中动脉分出的角回动脉、顶后动脉及颞后动脉；M5 段为大脑中动脉的终末支，即角回动脉。后交通动脉起自颈内动脉末段或与前床突上段的交界处，沿视束下面、蝶鞍和动眼神经上方水平行向后内，与大脑后动脉吻合，为颅内重要的侧支循环通路，其分支主要供应视交叉下部、视束、灰结节、漏斗、乳头体、丘脑腹侧部、内囊后肢及丘脑底核。大脑后动脉起自基底动脉，皮层支供应枕叶、颞叶，底部深穿支供应脑干、丘脑、海马、膝状体。按其走行特点可分为 4 段，P1 段即水平段，绕大脑脚水平向外，位于基底动脉分叉处与后交通动脉之间；P2 段即纵行段，围绕中脑上行，主要分支为脉络膜后动脉；P3 段为从 P2 段向外发出的颞下动脉；P4 段为从 P2 段向上发出的顶枕动脉、距状沟动脉和胼周后动脉。

正常情况下，动脉环两侧的血液不混合，当某一供血动脉狭窄或闭塞时，可在一定程度上通过大脑动脉环使血液重新分配和代偿，以减少缺血，维持脑的营养和功能活动。其可将颈内动脉和椎 - 基底动脉相互吻合，是建立脑侧支循环的重要结构，还使左、右两侧大脑半球相互联系。

第三节　Willis 环常见变异

（一）大脑前动脉

Baptista 和其他学者已经描述过大脑前动脉的典型变异，特别是 A2 段的变异。主要包括 5 种类型：单支型大脑前动脉、A1 缺如或发育不良、双半球型大脑前动脉、三支型大脑前动脉及开窗畸形。存在优势双侧半球大脑前动脉或 A1 段发育不良等不对称性大脑前动脉的患者，可发生双侧性前部脑梗死。

（1）单支型大脑前动脉

单支型大脑前动脉是指双侧大脑前动脉 A2 段在前交通动脉位置融合为一条动脉向上走行，远端分为两支动脉供应两侧额叶，发生率为 0.2% ~ 0.4%（图 5-3-1）。

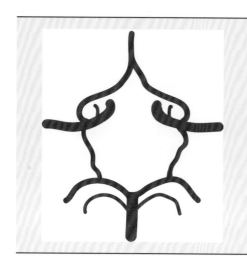

双侧大脑前动脉A2汇合成一条向上动脉走行。

图5-3-1　单支型大脑前动脉示意

（2）大脑前动脉 A1 段缺如或发育不良

A1 段缺如指 A1 段血管未被显示，而 A1 段发育不良指 A1 段血管一侧直径小于对侧的 1/2，发生率约 10%（图 5-3-2，图 5-3-3）。

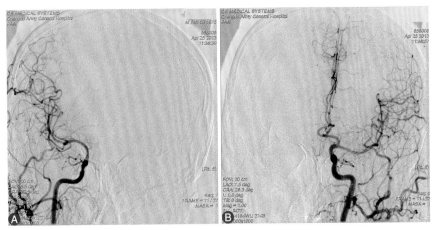

双侧颈内动脉前后位造影图显示右侧大脑前动脉A1段未见显影，前交通开放，双侧大脑前动脉由左侧颈内动脉系统供血，左向右代偿右侧大脑前动脉供血区。

图5-3-2　大脑前动脉A1段缺如

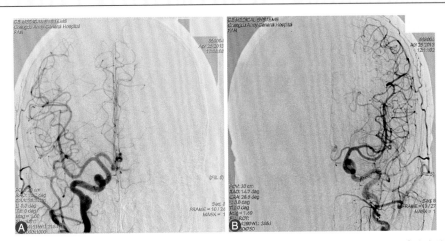

双侧颈内动脉前后位造影图显示左侧大脑前动脉纤细，前交通开放，右向左代偿左侧大脑前动脉供血区。

图5-3-3　大脑前动脉A1段发育不良

（3）大脑前动脉不对称

大脑前动脉不对称指一侧 A2 段发育不良，对侧较粗大的 A2 段分出大多数皮层支血管供应皮层，发生率为 2% ~ 7%（图 5-3-4）。

（4）三支型大脑前动脉（胼胝体中动脉起始于前交通动脉，三支 A2）

双侧正常起源的大脑前动脉 A2 段和 1 支起源于前交通动脉的胼胝体正中动脉并排向上走行，据报道，由前交通动脉引起的脑前动脉分叉的发生率在 2% ~ 13%。这种正常的变异很可能代表胼胝体中动脉的持续存在。发生率约 10%（图 5-3-5）。

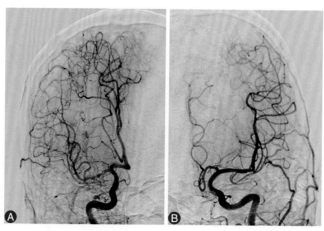

双侧颈内动脉前后位造影图显示左侧大脑前动脉A2段起始全程纤细，发育不全。

图5-3-4　大脑前动脉不对称
（成都京东方医院　王志强）

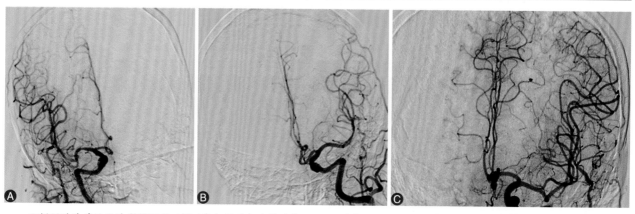

双侧颈动脉前后位造影图显示双侧正常起源的大脑前动脉A2段和1支起源于前交通动脉的胼胝体正中动脉并排向上走行。

图5-3-5　三支型大脑前动脉
（成都京东方医院　王志强）

（5）开窗畸形

Uchino等根据开窗血管的形态和大小将其分3型：①裂隙型：开窗血管短小，血管间隙小，开窗直径为3～5 mm，呈裂隙样改变。②透镜型：开窗血管略大，血管间隙明显，开窗直径为5～10 mm，呈凸透镜样改变。③重复型：表现为动脉的完全复制，开窗血管范围大，开窗直径大于10 mm，呈侧枝样改变（图5-3-6，图5-3-7）。

（二）前交通动脉

前交通动脉是脑底Willis环中沟通两侧颈内动脉系统血流的重要桥梁，其形态学变异较大，是颅内动脉瘤的常见好发部位。正常前交通动脉为连接双侧等直径A1段的一支短血管，其形态变异很多，Yasargi根据其形态把该血管分为简单型和复杂型，前者是一条前交通动脉连接双侧A1段，占45%～80%；后者有2支，可呈Y形、X形、H形、O形或成窗畸形等多种形状；少部分人（约4.5%）双侧大脑前动脉融合而没有前交通动脉。Yasargil报告前交通动脉发育不全（小于1.0 mm）占15.5%，过度发育（大于3 mm）占1.75%。国内资料显示，发育不良占15.6%，过度发育占2.8%。

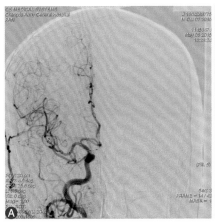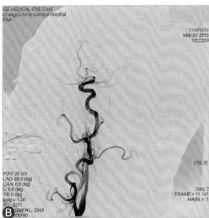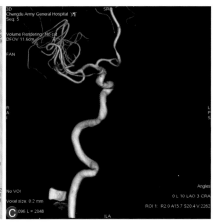

右侧颈内动脉前后位（A）、侧位（B）及三维成像（C）造影图显示右侧大脑前动脉A1段呈凸透镜样改变，并开窗畸形。

图5-3-6　大脑前动脉开窗畸形

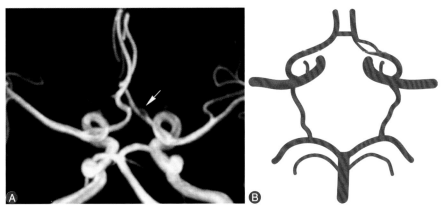

左侧大脑前动脉A1段呈裂隙样改变（A），左侧大脑前动脉A1段呈侧枝样改变（B）。

图5-3-7　大脑前动脉开窗畸形

此后，更多学者对此进行了更为详细地研究。Rhoto 认为单支型的前交通动脉占60%，双支型的占30%，三支型的占10%，并且这些多支型的前交通动脉之间的管径常差异很大，往往是其中一支较大，其他两支相对较小。Voljevica 等在对 150 例患者的 MRA 脑血管造影进行回顾性分析后认为，前交通动脉发生变异的概率在整个 Willis 环前部的变异中居第二位，仅次于大脑前动脉 A1 段。

前交通动脉常见变异有以下几种变异类型。

（1）前交通动脉缺如型

发生率约 0.23%（图 5-3-8）。

（2）复杂前交通动脉

双前交通动脉、三前交通动脉或交叉前交通动脉，呈 V 形或 Y 形（图 5-3-9）。

（3）前交通动脉发育不良

发育不全指血管直径为 0.5～1.0 mm；极度发育不全指血管直径为 0.1～0.5 mm；过度发育指血管直径＞ 3 mm）（图 5-3-10）。

（4）大脑前动脉部分吻合形成 ACoA

一侧大脑前动脉无交通前段，其交通后段由对侧发出。发生率为 3%～5%（图 5-3-11）。

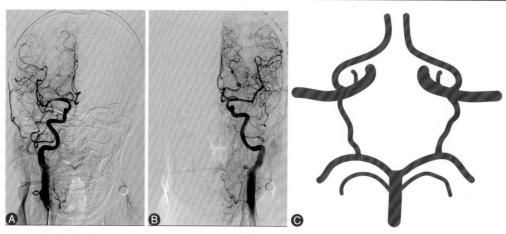

双侧颈内动脉前后位（A、B）造影图显示前交通动脉未见显影。前交通动脉缺如示意图（C）。

图5-3-8　前交通动脉缺如

（成都京东方医院 王志强）

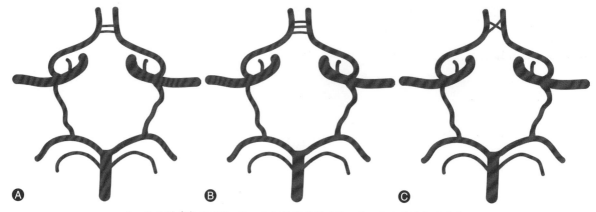

A：双干型前交通动脉；B：三干型前交通动脉；C：交叉型前交通动脉。

图5-3-9　复杂前交通动脉

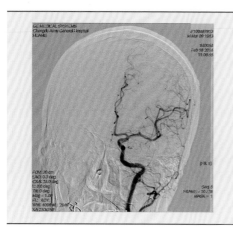

左侧颈动脉造影示左侧大脑前、左侧大脑中动脉形态正常，前交通动脉未见显影。

图5-3-10　前交通发育不良，左侧颈内动脉前后位造影

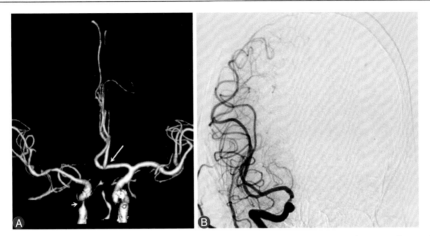

右侧大脑前动脉交通前部缺如（A），MRA未显示右侧大脑前动脉的交通前部，而大脑前动脉的交通后部与左侧大脑前动脉共干，右侧颈动脉造影证实右侧大脑前动脉A1段缺如（B）。

图5-3-11 右侧大脑前动脉缺如

（三）大脑中动脉（middle cerebral artery，MCA）

大脑中动脉M1段是动脉瘤、动脉闭塞、血栓形成和栓塞的好发部位。根据McCormick等的报道，大脑中动脉的异常比其他主要颅内动脉异常出现的频率低。在1000次连续的尸检中，只发现3例（0.3%）大脑中动脉异常，其中2例为重复异常，第3例为早期分叉异常。

副大脑中动脉（accessory middle cerebral artery，AMCA）的存在是一种罕见的解剖学变异，这条动脉的胚胎发育尚不清楚。1962年，Crompton描述了副大脑中动脉，包括重复的大脑中动脉，它起源于大脑前动脉A1部分的异常血管，其走行与大脑中动脉平行。

根据不同文章统计，在血管造影和解剖学研究中，副大脑中动脉的发生率为0.3%~4%，重复大脑中动脉的发生率为0.2%~2.9%。将颈动脉分叉点作为颈内动脉、较大的大脑中动脉和大脑前动脉的连接点，可将副大脑中动脉与重复大脑中动脉进行鉴别。因此，在颈内动脉分支远端出现的较小的大脑中动脉分支被标记为副大脑中动脉。其与颈动脉分叉水平及对侧分支形态的比较有助于鉴别该变异。

Manelfe在1977年将副大脑中动脉分为三种类型：Ⅰ型是指起源于颈内动脉分叉近端的异常血管（在Teal的分型中，该型被称为重复大脑中动脉）；Ⅱ型起源于大脑前动脉的近段；Ⅲ型起源于大脑前动脉的远段，靠近前交通动脉的位置。

大脑中动脉常见变异有：副大脑中动脉、重复大脑中动脉、大脑中动脉过早分叉、大脑中动脉开窗畸形。

（1）副大脑中动脉

副大脑中动脉是一支起源于大脑前动脉的大脑中动脉，并平行于M1段。副大脑中动脉供血给额叶前下部（图5-3-12，图5-3-13）。

（2）重复大脑中动脉（duplicated middle cerebral artery）

重复大脑中动脉是在颈内动脉终末分支以前另有一支大的大脑中动脉分出。重复的大脑中动脉与M1段主干平行，发生率为2%~2.9%（图5-3-14）。

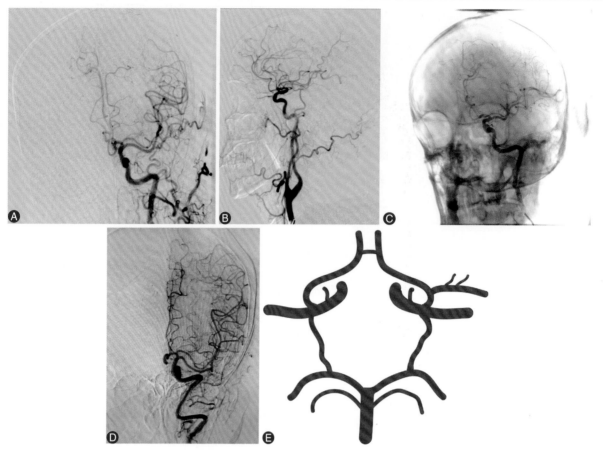

左侧颈动脉前后位造影图显示起源于大脑前动脉A1近端的大脑中动脉与大脑中动脉走行平行，大部分豆纹动脉起源于副大脑中动脉。

图5-3-12　Manelfe Ⅱ型副大脑中动脉
（四川省成都市第五人民医院 王琰）

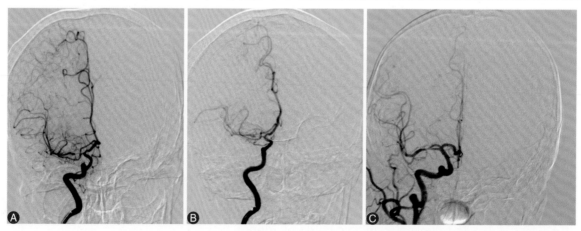

右侧颈内动脉前后位造影图显示起源于大脑前动脉远端的副大脑中动脉，靠近前交通动脉的位置，其走行与大脑中动脉平行，大部分豆纹动脉起源于大脑中动脉主干。

图5-3-13　Manelfe Ⅲ型副大脑中动脉
（江苏省中医院 李敏）

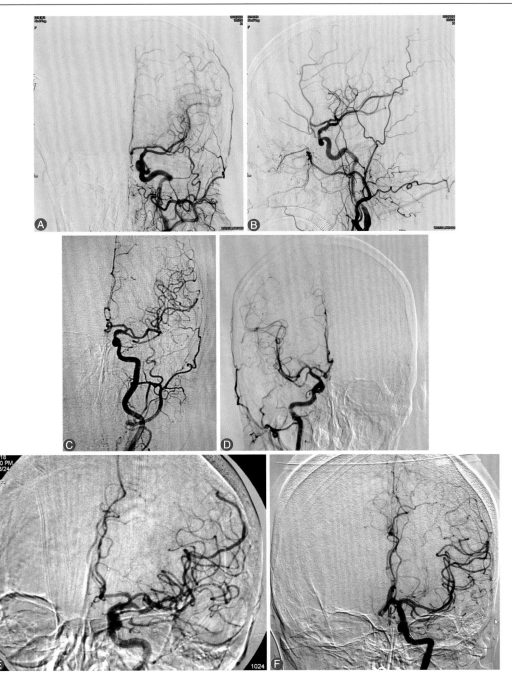

双侧颈内动脉前后位（A、C、D、E、F）及侧位（B）造影图显示颈内动脉末段一支大的大脑中动脉，重复大脑中动脉在其下面平行于M1段主干。

图5-3-14　重复大脑中动脉

（A、B. 成都中医药大学附属医院 冯贤荣；C. 四川省成都市第五人民医院 王琰；
D. 中国人民解放军东部战区总医院 叶瑞东；E、F. 四川省成都市第二人民医院 沈杰）

（3）大脑中动脉过早分叉（early bifurcation of the middle cerebral artery）

起源于分叉或分叉近端并分布于额极或颞极的小动脉称为"早期分支"。早期分支分布于额叶或颞叶。额叶分支止于眶额和额叶前部。颞支通常分布于颞极区和前颞区。大脑中动脉从颈内动脉的起点 10 ~ 12 mm 处分叉，10 mm 内分叉称为早分叉的大脑中动脉，为正常变异。大脑中动脉多在近脑岛处分叉，大脑中动脉主干呈双分叉（78%）、三分叉（12%）或多分叉（10%）（图 5-3-15）。

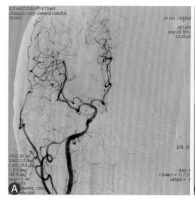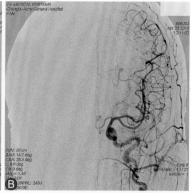

双侧颈内动脉前后位造影图可见右侧大脑中动脉过早分叉（A）；左侧大脑中动脉过早分叉，远端均呈两干（B）。

图5-3-15　大脑中动脉过早分叉

（4）大脑中动脉开窗畸形

Crompton在尸检中报告其发病率为0.28%，而Ito等报告其在血管造影中的发病率为0.26%（图5-3-16，图5-3-17）。

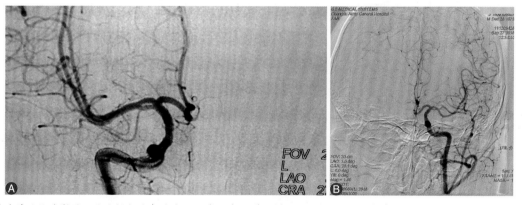

颈内动脉前后位造影图可见右侧大脑中动脉M1段起始部呈裂隙样改变，提示M1开窗畸形（A）；左侧大脑中动脉M1段起始呈裂隙样改变，提示M1开窗畸形并早分叉（B）。

图5-3-16　大脑中动脉开窗畸形

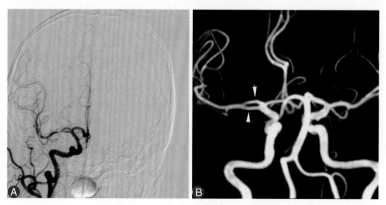

颈内动脉前后位造影图及MRA图可见右侧大脑中动脉M1段起始部呈凸透镜样改变，提示M1开窗畸形，开窗远端动脉狭窄（A）；右侧大脑中动脉M1段起始部呈侧枝样改变，提示M1开窗畸形（B）。

图5-3-17　大脑中动脉开窗畸形
（中国人民解放军东部战区总医院 叶瑞东）

（四）大脑后动脉

曾有研究对 1543 例健康者及患者行 64 排螺旋 CTA 诊断胚胎型大脑后动脉（fetal type posterior cerebral artery，FTP），从 1543 例中随机选择 201 例非胚胎型大脑后动脉作为对照组纳入研究对象。在 1543 例被检查者中，CTA 诊断 201 例为胚胎型大脑后动脉，占 13.03%。其中双侧胚胎型大脑后动脉 54 例，右侧 82 例，左侧 65 例。对照组 201 例中，仅 1 例出现 1 侧 P1 段变细，P1 段发育正常者占 99.75%，P1 段变异者占 0.25%。

CTA 图像上，一侧脑血管不足对侧或正常管径的 1/2，但造影剂充盈良好，具有侧支循环作用，判断为变细；血管外径＜ 1 mm，表现为纤细、纤曲走行，判断为发育不良；脑血管未显影判断为缺如。胚胎型大脑后动脉是指起源于颈内动脉的后交通动脉（PCoA）直接延续为同侧大脑后动脉交通后段，且后交通动脉的血管外径大于同侧起源于基底动脉的 P1 段。

大脑后动脉的常见变异有：P1 段发育不良、P1 段缺如、P1 段与小脑上动脉共干、P1 段开窗畸形、胚胎型大脑后动脉。

（1）大脑后动脉 P1 段发育不良（图 5-3-18）

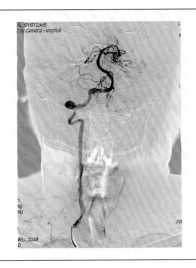

右侧椎动脉前后位造影图显示右侧大脑后动脉较左侧纤细，走行迂曲，提示发育不全。

图5-3-18　大脑后动脉发育不良

（2）大脑后动脉 P1 段缺如（图 5-3-19）

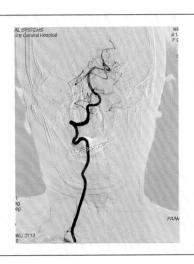

右侧椎动脉前后位造影图未见右侧大脑后动脉显影，提示先天缺如。

图5-3-19　大脑后动脉缺如

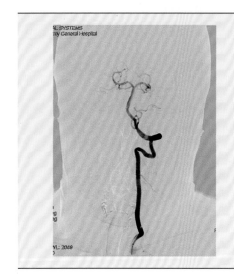

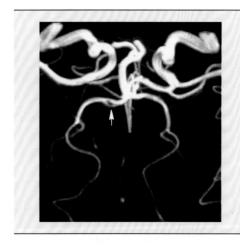

（3）大脑后动脉 P1 段与小脑上动脉共干

大脑后动脉（PCA）与小脑上动脉（SCA）共干：起源于基底动脉的一种常见主干，而后分为大脑后动脉和小脑上动脉。这种变异出现在 2% ~ 22% 的人群中（图 5-3-20）。

左侧椎动脉前后位造影图显示双侧大脑后动脉与小脑上动脉共干，双侧小脑前下动脉未见显影，其供血区由同侧小脑后下动脉代偿。

图5-3-20　大脑后动脉与小脑上动脉共干

（4）大脑后动脉 P1 段开窗畸形（图 5-3-21）

头颅MRA显示右侧大脑后动脉P1段呈裂隙样改变，提示开窗。

图5-3-21　大脑后动脉开窗畸形

（5）胚胎型大脑后动脉

胚胎型大脑后动脉是 Willis 环的一种先天性变异，在胚胎发育过程中，颈内动脉在后交通动脉的水平上分为颅（前）和尾（后）两部分。颈内动脉的后段由后交通动脉、P1 段和基底上动脉组成，远端位于三叉动脉的起点。在出生后，当大脑后动脉继续起源于颈内动脉时，就称为"大脑后动脉的胚胎起源"。这种变异可以分为两种子类型，完全胚胎型大脑动脉是指大脑后动脉完全源自颈内动脉，P1 段缺失，即只有颈内动脉供应枕叶，这种变异在 4% ~ 26% 的个体中单侧发现，在 2% ~ 4% 的个体中双侧发现。基底动脉发育不良可能与双侧完全胚胎型大脑后动脉有关。部分胚胎型大脑后动脉是指大脑后动脉的 P1 段仍然存在，但小于或等于后交通动脉，即枕叶的大部分血液供应来自颈内动脉，这种变异是单侧的发生率为 11% ~ 29%、双侧的发生率为 1% ~ 9%（图 5-3-22 ~ 图 5-3-24）。

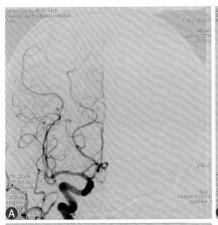
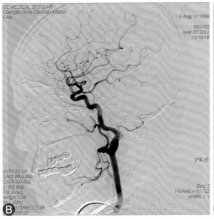
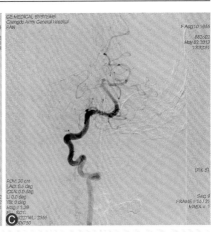
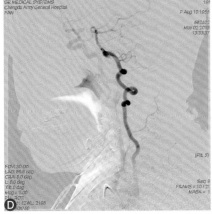

右侧颈内动脉前后位（A）及侧位（B）造影图显示右侧后交通动脉开放，呈前向后供应右侧大脑后动脉。右侧椎动脉前后位造影图（C）示右侧大脑后动脉未见明确显影，选择性右侧椎动脉侧位造影图（D）示后交通动脉开放，椎动脉系统通过后交通动脉供血并显影，证明右侧大脑后动脉P1段存在，呈部分胚胎型大脑后动脉。

图5-3-22　部分胚胎型大脑后动脉

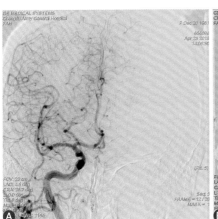
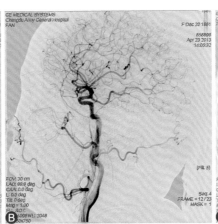
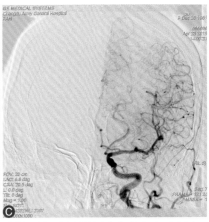
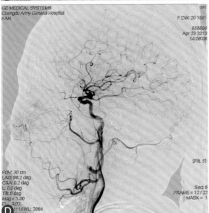

双侧颈内动脉前后位（A）及侧位（B）造影图显示双侧后交通动脉开放，供应同侧大脑后动脉供血区，双侧胚胎型大脑后动脉，呈前向后代偿供血。

图5-3-23　胚胎型大脑后动脉

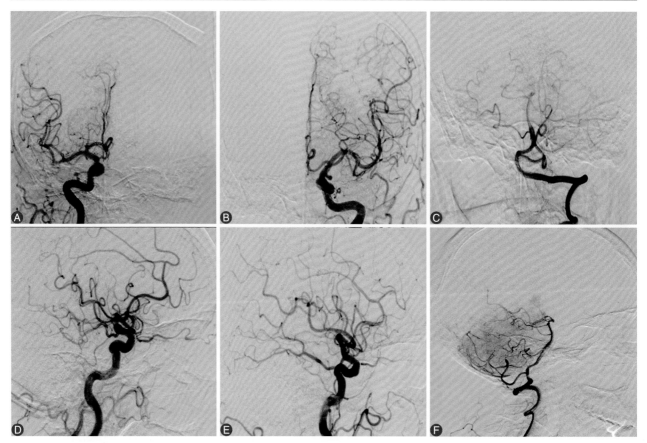

双侧颈内动脉、左侧椎动脉前后位及侧位造影图显示双侧后交通动脉开放，供应同侧大脑后动脉供血区，其中右侧大脑后动脉P1段纤细，左侧大脑后动脉P1段未见显影，右侧呈部分胚胎型大脑后动脉，左侧呈完全胚胎型大脑后动脉，基底动脉纤细。

图5-3-24　胚胎型大脑后动脉
（成都京东方医院 王志强）

（五）后交通动脉

后交通动脉（PCoA）是沟通颈内动脉和椎 - 基底动脉的重要通路，其解剖变异是缺血性脑梗死的一个危险因素。当一侧颈内动脉阻塞时，如果同侧后交通动脉直径大于等于 1 mm，则可保护脑灌注，避免发生分水岭梗死；如果同侧后交通动脉直径小于等于 1 mm，则容易发生分水岭梗死。

后交通动脉的常见变异有：①两侧缺如；②一侧缺如；③一侧发育不良；④两侧发育不良；⑤漏斗形。其中后交通动脉发育不良是最常见的变异。Chuang 等认为后交通动脉发育不良是急性脑梗死的独立危险因素。以不伴颈内动脉狭窄的脑梗死患者为研究对象，后交通动脉发育不良发生率为 19.35%，显著高于对照组的 8.20%。

（1）后交通动脉两侧缺如（图 5-3-25，图 5-3-26）

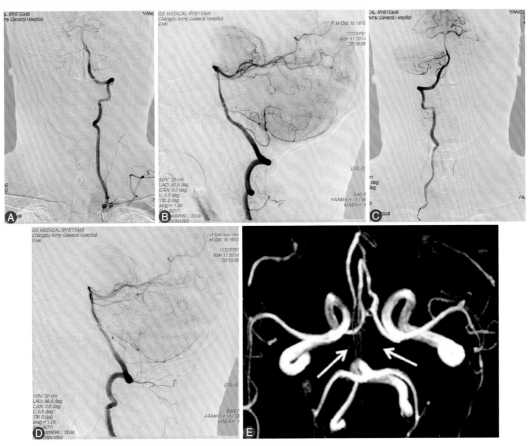

双侧椎动脉前后位（A、C）及侧位（B、D）造影图，双侧后交通动脉未见显影，头颅MRA（E）进一步验证。

图5-3-25　双侧后交通动脉缺如

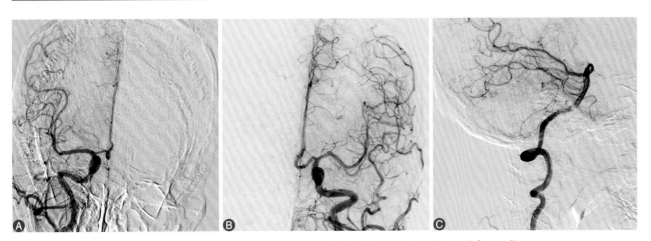

双侧颈动脉前后位（A、B）及椎动脉侧位（C）造影图，双侧后交通动脉未见显影。

图5-3-26　双侧后交通动脉缺如

（成都京东方医院 王志强）

（2）后交通动脉一侧缺如（图 5-3-27）

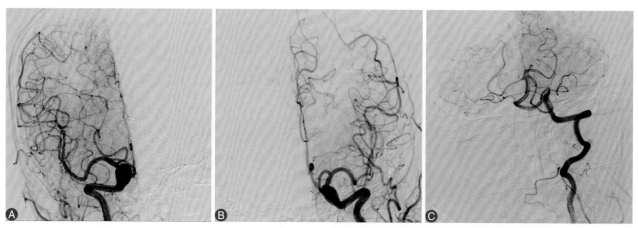

双侧颈动脉（A、B）及椎动脉（C）前后位造影图，左侧后交通动脉未见显影，右侧胚胎型大脑后动脉。

图5-3-27 单侧后交通动脉缺如
（成都京东方医院 王志强）

（3）后交通动脉一侧发育不良（图 5-3-28）

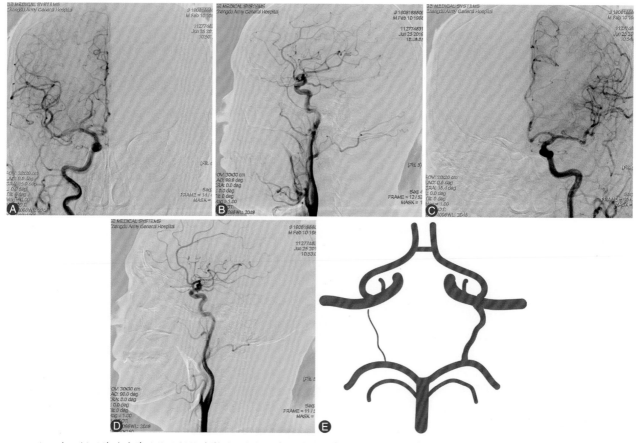

A～D为双侧颈总动脉前后位及侧位造影图，右侧后交通动脉发育粗大，左侧后交通动脉纤细，提示一侧后交通动脉发育不良；E为一侧后交通动脉发育不良示意。

图5-3-28 单侧后交通动脉发育不良
（成都京东方医院 王志强）

（4）后交通动脉两侧发育不良（图 5-3-29）

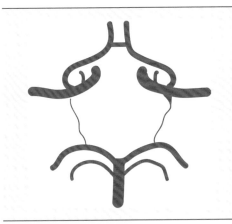

Willis动脉环示意图显示双侧后交通动脉纤细，左侧后交通动脉起始部呈圆锥样改变，双侧大脑后动脉P1段发育完整。

图5-3-29　后交通动脉双侧发育不良

（5）后交通动脉漏斗形

后交通动脉漏斗形又称后交通动脉圆锥，后交通动脉呈漏斗状扩张，其直径应不超过 3 mm，最常见后交通动脉（PCoA）起源，并在 7% ~ 15% 的人群中被发现。前交通动脉（ACoA）、眼动脉（ophthalmic artery，OA）和脉络膜前动脉（anterior choroidal artery，AchA）也有漏斗内起源的报道（图 5-3-30）。

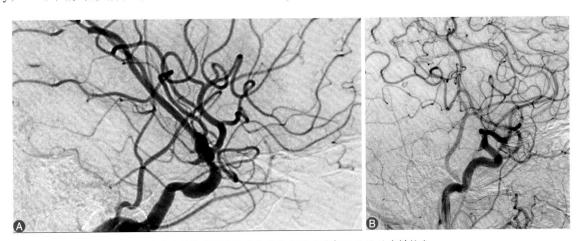

颈动脉侧位造影图显示左侧后交通动脉起始处呈漏斗样扩张。

图5-3-30　后交通动脉漏斗形

第六章

永存颈动脉 - 椎基底动脉吻合

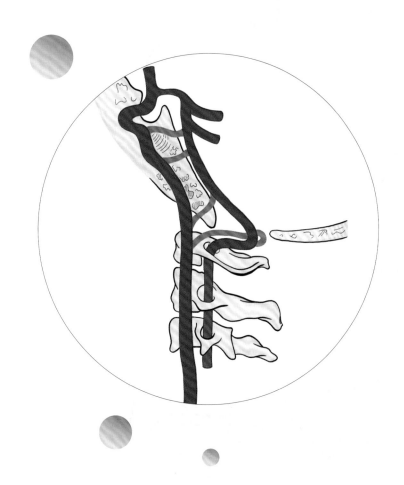

第一节 永存颈动脉 – 椎基底动脉吻合简介

原始颈动脉 - 椎基底动脉吻合是原始的胚胎大脑血管，起源于原始颈内动脉和背主动脉，暂时提供从颈内动脉到未来后脑椎 - 基底动脉的神经长动脉的动脉供应，也称为永存颈动脉 - 椎基底动脉吻合。目前已知的四种类型是原始三叉动脉（primitive trigeminal artery，PTA）、原始耳动脉（primitive otic artery，POA）、原始舌下动脉（primitive hypoglossal artery，PHA）和原始寰前节间动脉（proatlantal intersegmental artery，PIA）（图 6-1-1）。动脉伴有相应的神经，类似节间模式。这些血管存在于脑动脉发育的早期，随着椎 - 基底动脉系统的快速发育，在一周内迅速消失。偶然发现，在成人期颈动脉与椎 - 基底动脉吻合持续存在，这些血管最初是由 Padget 于 1948 年报道的，被认为是相应的原始胚胎血管的残遗。研究发现，原始三叉动脉最为常见，其次为原始舌下动脉，原始寰前节间动脉也仅见于个案，而原始耳动脉则更为罕见。

在胚胎长度小于 3 mm 的早期胚胎发育阶段，第 1 主动脉弓发出了两条分支：原始颈内动脉和原始三叉动脉。三叉动脉于此时萌发，与原始后脑通道相连。在同一时期，原始后脑通道也由耳区的 2 个或 3 个细长、不规则排列的血管供应。

当胚胎发育到 4 mm 时，原始的三叉动脉发自原始的颈内动脉，终止于神经长动脉段（图 6-1-2）。在成对的神经长动脉和原始颈内动脉之间，可在第 2 主动脉弓对面观察到 2 个或 3 个原始耳动脉。在第 2 主动脉弓的发育过程中，耳动脉仅在 3～4 mm 的阶段可见，后期从未观察到。一旦第 2 主动脉弓退化，原始舌下动脉和原始寰前节段间动脉及其相应的神经供应神经长动脉的尾端。随后，原始的颈内动脉分叉成两个口径相同的分支：颈内动脉和三叉动脉的延续。虽然远端颈内动脉已经形成了它的第一颅尾部分（未来的后交通动脉），但在这个阶段，远端颈内动脉和神经动脉之间没有明显的连接。因此，神经长动脉主要由三叉动脉供血。在尾侧，神经动脉主要由寰前节间动脉供血。

在 5～6 mm 的胚胎中，颈内动脉的尾部进一步发育，并与神经长动脉的颅端吻合，形成后交通动脉。而后交通动脉取代三叉动脉成为颅神经长动脉的血供来源。纵行神经动脉的尾端仍然主要由寰前节间动脉来供血。

在 7～12 mm 的胚胎中，神经长动脉几乎发育成为完整的基底动脉和椎动脉。颈 1 至颈 6 椎体节段的动脉在此时融合，而后主动脉末端闭塞形成椎动脉。椎动脉由第 7 节段动脉供给，此动脉将会形成锁骨下动脉（图 6-1-3）。椎动脉的形成取代了舌下动脉和寰前节间动脉的作用。虽然舌下动脉退化，但寰前节间动脉的远端仍然是椎动脉枕下横段。

总的来说，在胚胎发育的早期，后脑的血供是由 4 个椎 - 基底动脉的吻合来提供的，它们分别是三叉动脉、耳动脉、舌下动脉及寰前节间动脉。颅后脑和尾脑则主要由三叉动脉和寰前节间动脉来供给。随着后交通动脉及椎 - 基底动脉的相继形成，后脑的血供被这些动脉所取代，原始的颈动脉 - 椎基底动脉吻合在一周内迅速退化消失。首先退化的是耳动脉，其次是舌下动脉。三叉动脉和寰前节段间动脉持续时间较长，退化较晚。四种原始的颈动脉 - 椎基底动脉吻合偶尔会持续到成人时期，并可能被偶然发现。这些吻合很少与病理相关。

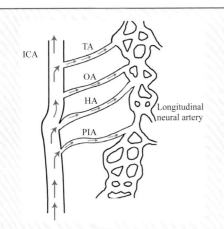

ICA：颈内动脉；TA：三叉动脉；OA：耳动脉；HA：舌下动脉；PIA：寰前节间动脉；Longitudinal neural artery：神经长动脉。

图6-1-1 四种原始的颈动脉–椎基底动脉吻合示意

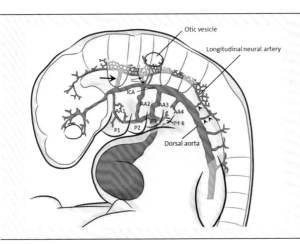

单箭头所指为原始三叉动脉，双箭头所指为原始耳动脉，单三角箭头所指为原始舌下动脉，而双三角箭头所指是原始的寰前节间动脉；Longitudinal neural artery：神经长动脉；Dorsal aorta：背主动脉；Otic vesicle：听囊；ICA：颈内动脉；AA1~AA4：主动脉弓；P1~P6：咽弓。

图6-1-2 胚胎发育到4 mm时的血管发育情况

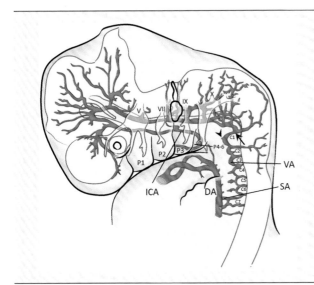

图6-1-3 胚胎发育到7~12 mm时的血管发育情况

第二节　永存三叉动脉

永存三叉动脉又称原始三叉动脉，是颈内动脉与基底动脉的胚胎性吻合血管，也是最为常见的一种持续性原始椎基底动脉吻合，总发生率为 0.5% ~ 0.7%，单侧发生率为 0.1% ~ 0.6%，属于少见的血管变异。Quain 在 1844 年首次描述原始三叉动脉。Sutton 在 1950 年第一次通过脑血管造影证实。可合并头颈部其他血管变异，如动脉瘤、烟雾病、Sturge-Weber 综合征或 PHACE 综合征等，常与一些脑血管病及血管异常相关，PTA 血栓形成引起的狭窄或闭塞可能引起脑干缺血性损伤的发生。经蝶骨外科手术前，PTA 内侧型的确诊具有重要意义，若认识不到蝶鞍内的 PTA 则可能导致在垂体腺瘤经蝶骨手术时引起大出血。另外，PTA 及其变异可直接压迫三叉神经引起三叉神经痛。

永存三叉动脉通常起源于颈内动脉的后外侧或后内侧壁。也有少见的永存三叉动脉发自进入海绵窦的颈内动脉岩侧。永存三叉动脉在体内表型有外侧（岩状）型和内侧（蝶状）型。外侧型永存三叉动脉起源于颈内动脉的 C4 段的后外侧，走行于外展神经外侧，并穿过硬脑膜，正对三叉神经感觉根的内侧与基底动脉相吻合。内侧型起源于 C4 节颈内动脉的后内侧，走行于外展神经的内侧，并转入蝶鞍穿过鞍背的硬脑膜，与基底动脉远端三分之一相吻合。永存三叉动脉偶尔与基底动脉缺乏交通，直接从海绵状的颈内动脉上升，供给小脑动脉之一（小脑上动脉、小脑前下动脉、小脑后下动脉），这种类型的永存三叉动脉被称为变异永存三叉动脉（图 6-2-1）。永存三叉动脉变异是永存三叉动脉起于颈内动脉但未吻合于基底动脉而形成的，可连于小脑上动脉、小脑前下动脉和小脑后下动脉，其中以小脑前下动脉最常见。永存三叉动脉变异 A 型指永存三叉动脉起于颈内动脉，连于同侧小脑上动脉、小脑前下动脉和小脑后下动脉；永存三叉动脉变异 B 型指永存三叉动脉起于颈内动脉但不连于基底动脉或小脑动脉（图 6-2-2 ~ 图 6-2-8）。

Saltzman 根据同侧大脑后动脉的情况把永存三叉动脉分为两种类型：

Ⅰ型是基底动脉、大脑后动脉和小脑上动脉由永存三叉动脉供血，永存三叉动脉和基底动脉吻合口下方的基底动脉可发育不良，双侧大脑后动脉可缺如。

Ⅱ型是指永存三叉动脉在小脑上动脉起源之上汇入基底动脉，供应基底动脉、小脑上动脉和大脑后动脉，同侧永存三叉动脉由后交通动脉供血。

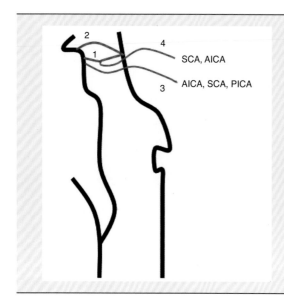

AICA：小脑前下动脉；PICA：小脑后下动脉；SCA：小脑上动脉；1：外侧型PTA；2：内侧型PTA；3：变异PTA；4：小脑动脉起源于PTA。

图6-2-1　变异永存三叉动脉示意

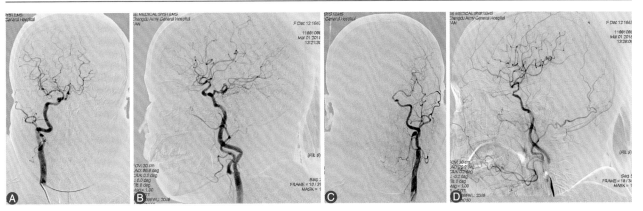

右侧颈动脉前后位（A）及侧位（B）造影图显示右侧颈内动脉C4段与基底动脉胚胎吻合呈原始三叉动脉，供应双侧小脑上动脉及双侧大脑后动脉，同时右侧大脑前动脉发育不良，其供血区由大脑中动脉通过软脑膜支代偿供血。左侧颈动脉前后位（C）及侧位（D）造影图显示左侧大脑前动脉未见显影，其供血区由大脑中动脉通过软脑膜支代偿供血。

图6-2-2　原始三叉动脉

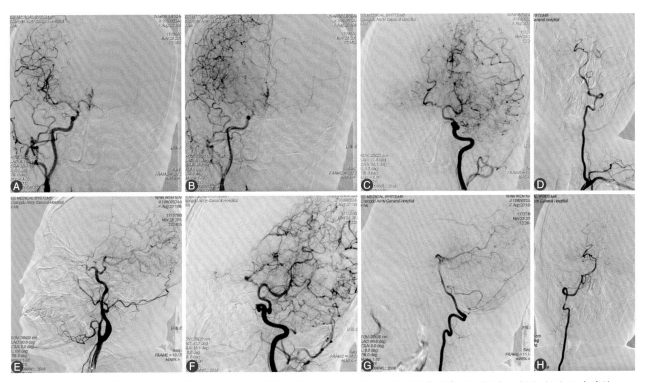

右侧颈动脉前后位（A、B）造影图显示前交通动脉开发，呈左向右供血。左侧颈内动脉正位（C）、侧位（E）及左前斜位（F）造影图显示左侧颈内动脉、眼动脉以远未见显影，左侧颈内动脉C4段发出原始三叉动脉供应基底动脉中段连接双侧小脑上动脉及双侧大脑后动脉。双侧椎动脉发育正常（D、G、H），正向血流通畅，双侧大脑前动脉发育不良，其供血区由双侧大脑中动脉通过软脑膜支代偿供血，左侧大脑中动脉供血区由右侧颈内动脉通过前交通动脉及大脑后动脉通过软脑膜支代偿供血。

图6-2-3　原始三叉动脉

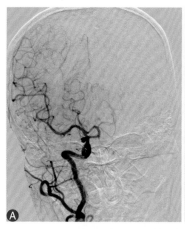
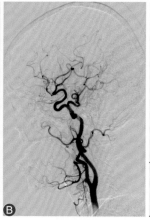

右侧颈动脉前后位（A）及侧位（B）造影图，右侧颈内动脉C4段发出原始三叉动脉连接基底动脉中段供应双侧小脑上动脉及双侧大脑后动脉，同时右侧小脑上动脉呈双支变异。

图6-2-4　原始三叉动脉

（江苏省中医院 李敏）

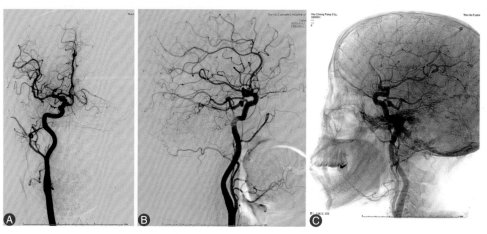

右侧颈动脉前后位（A）、侧位（B）造影图及三维成像（C），右侧颈内动脉C4段发出原始三叉动脉连接基底动脉中段供应双侧小脑上动脉及双侧大脑后动脉，同时右侧后交通动脉开放呈前向后供血，后交通动脉与原始三叉动脉直径相似。

图6-2-5　原始三叉动脉

（四川省成都市第五人民医院 王琰）

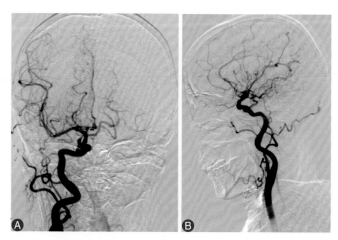

右侧颈动脉前后位（A）及侧位（B）造影图，右侧颈内动脉C4段发出原始三叉动脉连接基底动脉中段供应双侧小脑上动脉及双侧大脑后动脉，同时右侧后交通动脉开放呈前向后供血，后交通动脉纤细而原始，三叉动脉管径粗大。

图6-2-6　原始三叉动脉

（江苏省中医院 李敏）

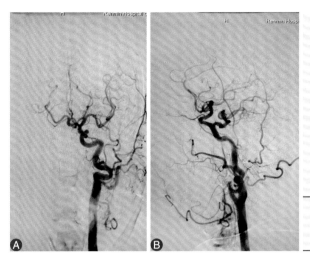

左侧颈动脉前后位（A）及侧位（B）造影图，左侧颈内动脉C4段发出原始三叉动脉连接基底动脉中段供应双侧小脑上动脉及双侧大脑后动脉。

图6-2-7 原始三叉动脉
（武汉大学人民医院 江健）

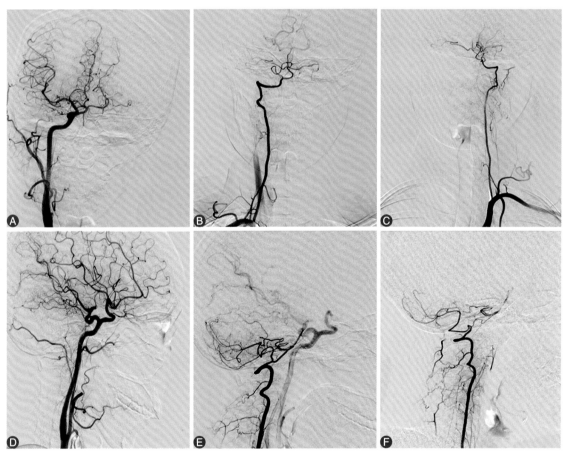

右侧颈动脉前后位（A）及侧位（D）造影图，右侧颈内动脉C4段发出原始三叉动脉连接基底动脉中段供应双侧小脑前动脉、小脑上动脉及双侧大脑后动脉，双侧椎动脉前后位（B、E）及侧位（C、F）造影图显示基底动脉近端纤细。

图6-2-8 原始三叉动脉
（成都京东方医院 王志强）

第三节　永存舌下动脉

　　永存舌下动脉又称原始舌下动脉，是第二常见的永存颈动脉 - 椎基底动脉吻合，发生率为 0.027% ~ 0.29%。多无症状，仅在血管造影或者其他影像学检查中偶然发现，但可能与动脉瘤、动静脉畸形和动脉硬化性病变相关，可引起舌咽神经痛、舌咽神经麻痹等，同侧的椎动脉可不发育，也可发生对侧或双侧椎动脉发育不良，后交通动脉发育不良或缺如。根据 Brismar 修改后的诊断标准：①作为颈内动脉颅外段的分支起于颈内动脉；②通过舌下神经管（hypoglossal canal，HC）走行汇入基底动脉。若颈内动脉狭窄或闭塞，大脑前、后动脉的血流则要经对侧颈内动脉和双侧椎动脉供血。由于单侧或双侧椎动脉和后交通动脉发育不良或不发育，脑干、小脑和同侧半球可依赖于单侧颈动脉供血，引起基底动脉盗血综合征或后循环一过性脑缺血发作，引起患者头晕反复发作。因为原始舌下动脉往往是后循环的主要血供者，所以对于原始舌下动脉的患者，钳闭颈内动脉会减少血供，增加缺血的风险。原始舌下动脉有两种类型。Ⅰ型是常见的类型，起源于颈内动脉近端，向后上升至颈部颈内动脉，经舌下管进入后窝，继续到达同侧椎动脉的 V4 段。这种原始舌下动脉通常很大，双侧椎动脉发育不全；如果原始舌下动脉很小，通常可出现双侧椎动脉，但极少出现双侧原始舌下动脉。最近新命名的 Ⅱ 型原始舌下动脉极其罕见。该动脉起源于近端颈动脉，其近端段向前上伸至颈静脉吻合。有一些病例出现原始舌下动脉直接为小脑后下动脉供血的情况，这样的病例被称为变异永存舌下动脉（图 6-3-1 ~ 图 6-3-4）。

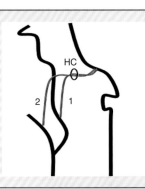

HC：舌下神经管；1：寻常型PHA；2：变异PHA。

图6-3-1　原始舌下动脉示意

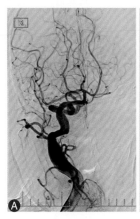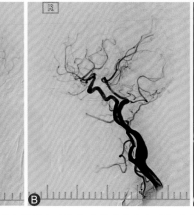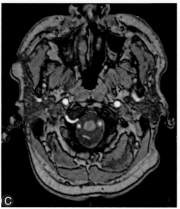

右侧颈动脉前后位侧位造影图显示右侧颈内动脉C1中段发出分支延续为右侧椎动脉供应右侧小脑后下动脉、前下动脉、双侧小脑上动脉及大脑后动脉，MRA原始图提示右侧椎动脉未通过枕骨大孔而是通过舌下神经管汇入基底动脉。

图6-3-2　永存舌下动脉

（南方医科大学附属东莞医院 罗根培）

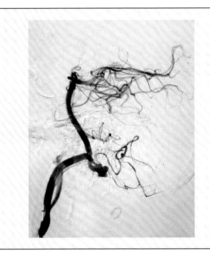

左侧颈动脉侧位造影图显示左侧颈内动脉C1下段发出分支延续为左侧椎动脉供应右侧小脑后下动脉、前下动脉、双侧小脑上动脉及大脑后动脉。

图6-3-3　永存舌下动脉

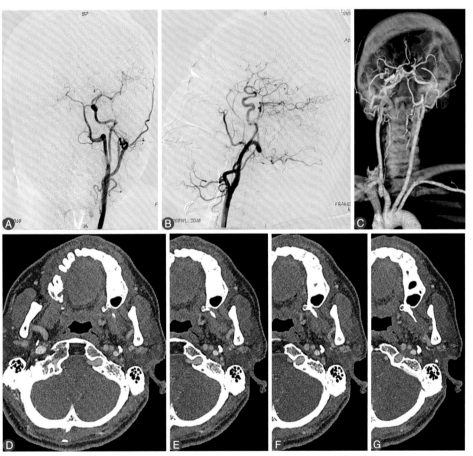

左侧颈动脉前后位造影图（A）及左侧颈动脉侧位造影图（B）示左侧颈内动脉发出分支向上内侧走行，在枢椎水平向内背侧走行供应左侧椎动脉并延续为基底动脉，供应左侧小脑后下动脉、双侧小脑前下动脉、小脑上动脉及大脑后动脉；头颈联合CTA（C）示该动脉未进入椎间孔；头颈联合CTA轴位原始图（D~G）提示左侧颈内动脉连接椎基底动脉的分支未经过枕骨大孔而是经过舌下神经管进入颅内，提示原始舌下动脉，同时该患者双侧颈内动脉在鼓室均有明显异位。

图6-3-4　永存舌下动脉

（昆明医科大学第一附属医院 陈纯）

第四节　永存耳动脉

　　永存耳动脉（persistent otic artery，POA）是一种极其罕见的血管，仅见于个案。事实上，这条动脉本身是否存在依旧存疑，不同于三叉神经、舌下或寰前节间动脉，它们与核脑和脊髓密切相关，原始耳动脉与耳基板相关。此外，第8脑神经仍然存在于岩骨中，而且缺乏显示背主动脉与神经长动脉在这个水平吻合的系统发育证据。目前学界仍然对其是否存在持有较大的分歧。目前也尚未有令人信服的个案报道，因此耳动脉并不能作为一个独立的结构存在。

第五节　永存寰前节间动脉

　　永存寰前节间动脉（proatlantal intersegmental artery，PIA）起源于颈总动脉分叉、颈外动脉或颈内动脉，在颈 C2 ~ C4 节段处形成。目前的报道显示，存在两种类型的永存寰前节间动脉，但均非常少见。Ⅰ型永存寰前节间动脉起源于颈内动脉近端，向后上升至颈内动脉，随后上升至寰前间隙，不进入任何颈椎横突孔，继续延伸到椎动脉的 V3 段与椎 - 基底动脉吻合，经枕骨大孔入颅。Ⅱ型永存寰前节间动脉起源于颈外动脉近端，与内听动脉伴行走行至椎动脉的 V3 节段，进入 C1 横突孔与椎 - 基底动脉吻合，进入寰前间隙，经枕骨大孔入颅。Ⅱ型 PIA 血管起始部位低于Ⅰ型，发出的血管走行路径较长，且需要穿过横突孔，因此其更为迂曲复杂（图 6-5-1 ~ 图 6-5-7）。

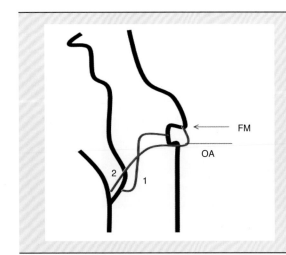

AICA：小脑前下动脉；PICA：小脑后下动脉；SCA：小脑上动脉；1：外侧型PTA；2：内侧型PTA；3：变异PTA；4：小脑动脉起源于PTA。

图6-5-1　变异永存三叉动脉示意

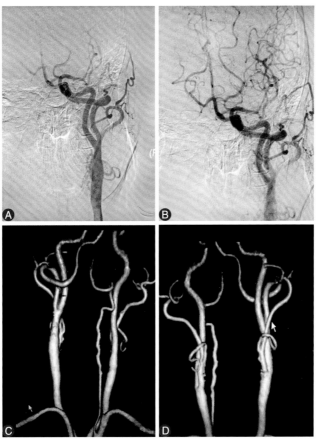

左侧颈内动脉前后位及侧位造影图显示左侧颈内动脉C1起始部发出原始寰前节间动脉，向后上升至寰前间隙，不进入任何颈椎横突孔，继续延伸到椎动脉的V3段与椎-基底动脉吻合，经枕骨大孔入颅。颈部CTA示右侧椎动脉V4段纤细。

图6-5-2　永存寰前节间动脉

（四川省成都市第五人民医院　王琰）

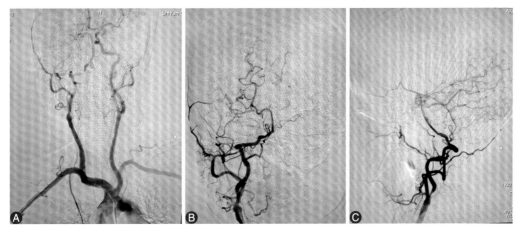

主动脉弓前后位造影图提示右侧颈内动脉未见显影，右侧椎动脉未见显影。右侧颈动脉前后位及侧位造影图显示右侧颈内动脉未见显影，颈总动脉分叉部发出原始寰前节间动脉，向后上升至寰前间隙，椎动脉的V3节段，进入C1横突孔与椎-基底动脉吻合。

图6-5-3　永存寰前节间动脉

（四川省成都市第五人民医院　王琰）

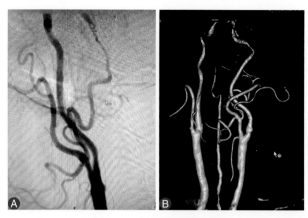

左侧颈动脉侧位造影图（A）和颈部CTA图（B）显示左侧颈外动脉起始段发出原始寰前节间动脉与椎-基底动脉吻合。

图6-5-4　永存寰前节间动脉
（江苏省中医院 李敏）

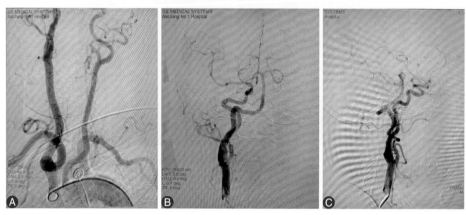

主动脉弓前后位造影图（A）提示右侧椎动脉未见显影，左侧椎动脉纤细。右侧颈动脉前后位（B）及侧位造影图（C）显示右侧颈内动脉C1段发出原始寰前节间动脉与椎-基底动脉吻合。

图6-5-5　永存寰前节间动脉
（四川省内江市第一人民医院 周立）

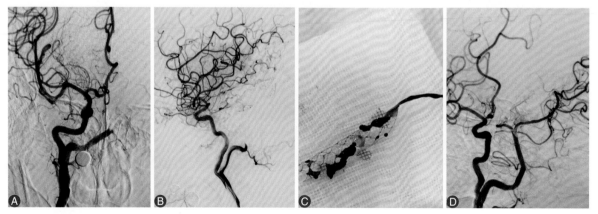

右侧颈动脉前后位（A）及侧位造影图（B）提示右侧颈内动脉C1段发出分支，但远端闭塞，通过血管内机械取栓治疗后原始寰前节间动脉与椎-基底动脉吻合（D）。

图6-5-6　永存寰前节间动脉
（中国人民解放军联勤保障部队第九六七医院 苏凡凡）

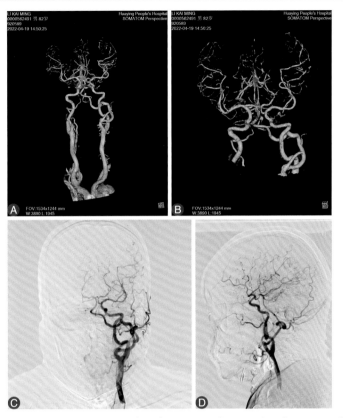

头颈部CTA（A、B）提示头臂干及双侧颈总动脉发育正常，动脉粥样硬化形成，未见明显狭窄；右侧颈内动脉、大脑中动脉显影良好，前交通动脉开放，右侧颈内动脉向双侧大脑前动脉区域供血；左侧颈内动脉、大脑中动脉显影良好，左侧颈外动脉发出永存寰前节间动脉汇入基底动脉；右侧椎动脉纤细，部分汇入基底动脉。左侧颈总动脉前后位及侧位DSA造影（C、D）提示左侧颈内动脉、大脑中动脉显影良好，左侧大脑前动脉未发育，后交通动脉开放，左侧颈内动脉向左侧大脑后动脉区域代偿性供血；左侧颈外动脉发出永存寰前节间动脉汇入基底动脉，基底动脉、左侧小脑后下动脉、双侧小脑前下动脉、小脑上动脉及大脑后动脉显影良好，无明显狭窄。

图6-5-7　永存寰前节间动脉
（四川省广安市华蓥县人民医院 谢敏春）

第七章

临床实例解析

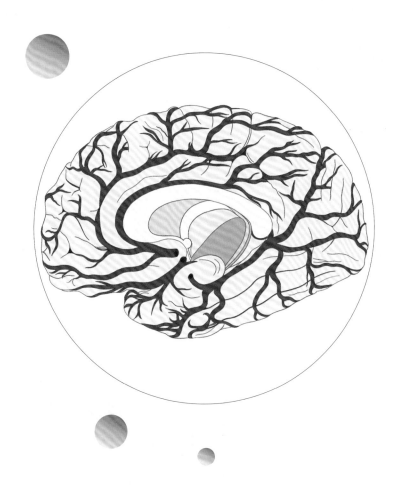

【案例1】合并双大脑中动脉变异的颈内动脉末段闭塞开通术1例

【病情摘要】

患者男性，51岁，主诉"突发右侧肢体无力3小时"入院。

既往史：2年前因"肥厚型梗阻性心肌病、心律失常、心房扑动、心房颤动"行"射频消融术"，术后长期服用抗凝药，未规律监测凝血功能。

专科查体：血压112/78 mmHg。神志清楚，混合性失语，查体不合作，双眼球活动向左侧凝视，右侧鼻唇沟浅，右侧口角低，伸舌偏右，心律绝对不齐，心尖部可闻及3/6级收缩期喷射性杂音，余瓣膜听诊区未闻及病理性杂音，四肢肌力检查不配合，疼痛刺激左侧肢体可见活动，右侧肢体未见活动，右侧巴宾斯基征阳性。NIHSS评分22分。

术前重要评估：头颅CT平扫及头颈部CTA（图7-1-1，图7-1-2）：颅脑实质未见明确低密度或高密度病灶，左侧大脑中动脉似可见高密度征样表现。左侧颈内动脉颅内段末段闭塞，T字栓塞不能排除。CT-ASPECT评分为10分。

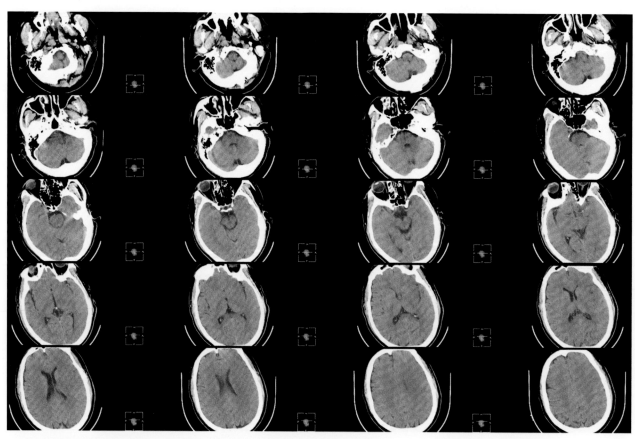

头颅CT平扫显示颅脑实质未见明确低密度或高密度病灶，脑沟、脑回清晰，脑室未见明显受压。左侧大脑中动脉似可见高密度征样表现。

图7-1-1　术前非增强头颅CT

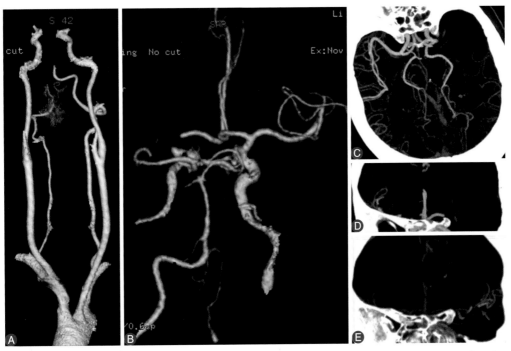

颈部CTA重建未见明确大血管狭窄、闭塞或畸形（A）；颅脑CTA显示左侧颈内动脉颅内段末段闭塞，T字栓塞不能排除（B、C）；动脉晚期（D、E）脑膜支逆流至大脑中动脉远端（箭头）。

图7-1-2 术前头颈部CTA

【诊疗经过】

一、主要诊断

急性左侧脑梗死；左侧颈内动脉末段闭塞。

二、术前讨论

（1）左侧颈内动脉末段闭塞，结合心脏特殊病史，颈部大血管无明显动脉粥样硬化依据等，综合考虑该血栓为心源性栓塞病变的可能性较大。

（2）动脉晚期大脑中动脉远端显影，考虑脑膜支逆流，但逆流血液可部分缓解缺血脑组织的缺血状态，为手术争取更多时间。

（3）颈内动脉末段血栓，一般血栓负荷较大，术中需准备抽吸、取栓等各类技术和材料以备不时之需。

（4）拟行颈内动脉末段闭塞开通术。

三、手术器械准备

8 F 导引导管、6 F 中间导管、6 ～ 30 mm 取栓支架、Rebar 27 微导管等。

四、手术过程

（1）术中造影（图7-1-3）：左侧颈内动脉末端闭塞，左侧胚胎型大脑后动脉，并通过脑膜支代偿左侧大脑半球。

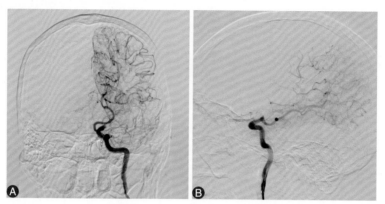

正位造影图（A）及侧位造影图（B）显示左侧颈内动脉末端闭塞，左侧胚胎型大脑后动脉，并通过脑膜支代偿左侧大脑半球。

图7-1-3　术中左侧颈内动脉正侧位造影

（2）具体手术过程：

1）手术组首先采取支架取栓策略，并先后三次进行单支架取栓，均未能实现血管再通。首次取栓详见图7-1-4，第二次取栓详见图7-1-5，第三次取栓详见图7-1-6。

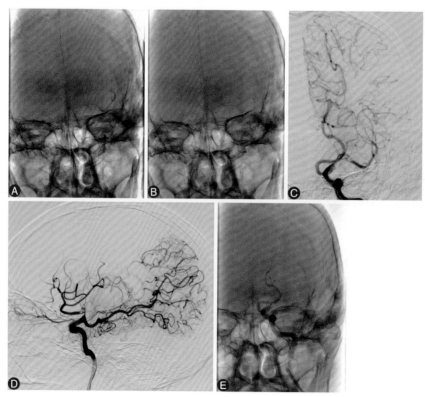

微导管到位后冒烟证实位于真腔内（A）；支架到位（B）；支架释放后正侧位造影提示支架完全覆盖血栓，部分复流（C、D）；支架取栓后冒烟提示左侧颈内动脉末段仍闭塞，血管未通（E）。

图7-1-4　首次取栓过程

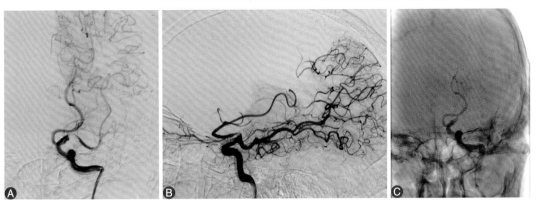

支架释放后正侧位造影提示支架完全覆盖血栓，侧位提示支架释放后似存在另一个分支未见显影（A、B）；第二次支架取栓后冒烟提示左侧颈内动脉末段仍闭塞（C）。

图7-1-5 第二次取栓过程

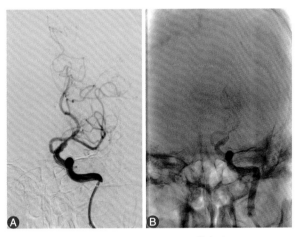

造影提示取栓再次失败，血管未通。

图7-1-6 第三次取栓过程

2）术中思考：经过3次支架取栓，闭塞的血管均未能再通是什么原因？①是血栓负荷或者质地较韧，无法取出？②单纯支架技术手段单一未能牢固抓取血栓？③其他原因？

因此，手术组未急于手术，而是暂停下来仔细研究术中所有资料，最终通过仔细比对发现数次支架到位情况不同（图7-1-7），提示大脑中动脉可能存在变异，存在提前分叉或双大脑中动脉可能，支架释放后存在分支减少，提示血栓位于分叉部。经过3次支架取栓仍失败，手术组及时转换技术策略，双支架取栓可能是一个很好的选择。

3）第四次支架取栓：双支架取栓技术（图7-1-8）2个取栓支架分别先后送至大脑中动脉的2条不同分支，释放，造影示血流部分复流，且原来隐藏的两支大脑中动脉均清晰可见。

4）术后造影：左侧颈内动脉末段完全再通，mTICI分级3级，且发现左侧双大脑中动脉变异（图7-1-9），术后Dyna CT（图7-1-10）未见明确出血。

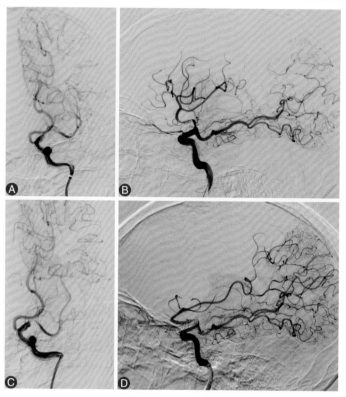

第一次支架到位的正侧位片（A、B）；第二次支架到位的正侧位片（C、D）。两次支架实际位置略有不同，分别进入的可能是不同的血管，支架释放后存在分支减少。

图7-1-7　支架到位后造影图

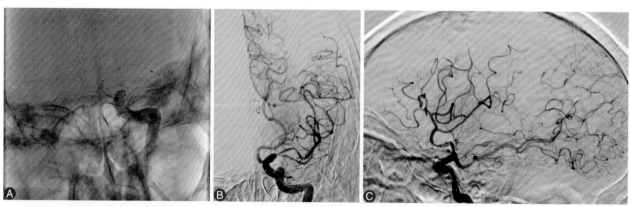

2条微导管先后送至大脑中动脉2个不同分支，随后沿微导管送入支架并进行释放（A）。双支架到位的正侧位造影提示血流部分复流，且原来隐藏的两支大脑中动脉均清晰可见（B、C）。

图7-1-8　双支架取栓技术

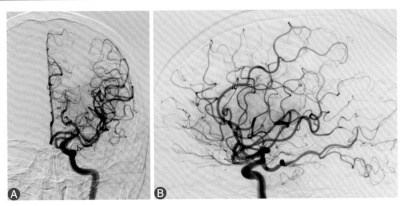

术后正侧位造影图显示左侧颈内动脉末段完全再通，mTICI分级3级，左侧双大脑中动脉变异。

图7-1-9　术后左侧颈内动脉正侧位造影

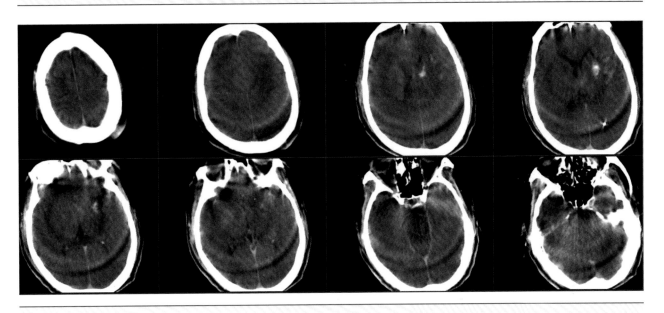

图7-1-10　术后Dyna CT未见明显出血

五、术后管理

（1）即刻予高渗盐水、白蛋白脱水。

（2）术后24小时复查头颅CT提示梗死灶不大，予利伐沙班抗凝，完善头颅MRI+MRA（图7-1-11），发现左侧额叶、颞叶急性斑片状脑梗死伴有少许渗血；左侧颈内动脉原闭塞段血流通畅。

六、临床预后

出院时，mRS评分1分。

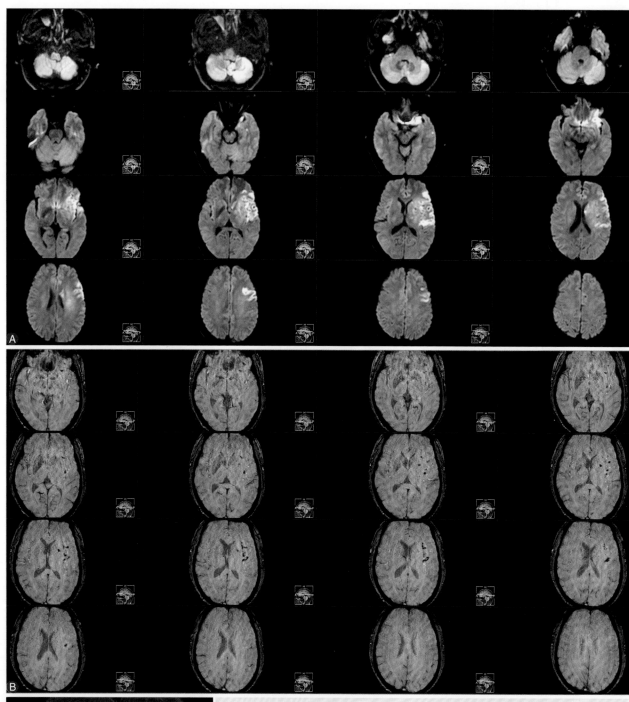

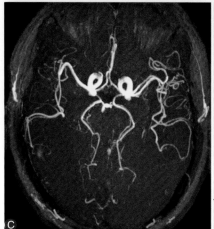

头颅MRI-DWI序列（A）及SWI序列（B）显示左侧额叶、颞叶急性斑片状脑梗死伴有少许渗血；头颅MRA（C）提示左侧颈内动脉原闭塞段血流通畅。

图7-1-11 头颅MRI-DWI、SWI及MRA

【案例述评】

该例患者的手术本身并没有多大难度，关键在于开始并没有意识到血管变异的存在。一旦确定血管变异及其种类，只要及时调整手术策略，很容易就可以实现血管的成功开通。而很多初学者可能很难第一时间发现这样的变异存在，该例患者的救治过程可以给我们几点启示：

（1）大脑中动脉存在多种解剖变异，包括副大脑中动脉、双大脑中动脉及提前分叉等。副大脑中动脉和重复大脑中动脉是指存在 2 条大脑中动脉，另一条大脑中动脉起源于大脑前动脉 A1 段称之为副大脑中动脉，发生率为 0.3% ~ 2.7%；如果另一条大脑中动脉起源于颈内动脉末段则称之为双大脑中动脉，发生率为 0.7% ~ 2.9%。他们的形成有多种理论假设，可能是由 MCA 早期的异常分支发育而来，也可能是树枝状动脉丛融合时的异常导致两条血管主干出现。其发生率低，临床可能容易忽略这个变异。

（2）神经科医师要时刻牢记，脑血管变异虽然总体发生率较低，但是它无处不在。在该患者的术前，甚至术中早期，我们都没有想到血管变异的存在，如果继续反复支架取栓，最终很可能开通失败或造成灾难性的后果。诚然，在颈内动脉闭塞掩盖了血管变异的前提下，我们很难想到或者首先按照血管变异去处理问题，这就需要术者有丰富的经验：

第一，在碰到反复取栓失败时，不要只想到更改手术材料或者策略，血管变异的因素必须要纳入考虑范围，也就是血管变异的思想要根植于脑海中。

第二，观察一定要仔细，该手术团队通过三次取栓支架的微妙位置变化联想到了血管变异的可能，通过取栓过程中原区域显影的减少想到了有分支的可能，两者结合首先考虑到大脑中动脉变异，并及时调整策略，这点至关重要。

（3）虽然该例患者术前没有发现血管变异，但是也并非完全无迹可寻。该患者同侧颈动脉存在胚胎型大脑后动脉，术者首先就要联想到该患者是否可能存在其他血管变异。脑血管变异具有一定的解剖学基础，如果存在某种血管变异，那么发生另外某种血管变异的概率也可能有所增加。如果术者提前针对该例患者树立了这样的意识，有可能在取栓过程中就更加关注细节或者更早发现存在的血管变异，更早调整手术策略，更早开通血管。幸运的是，该患者临床预后较好。

（4）双支架技术一般是针对血栓负荷量较大、位于分叉部、质地韧的血栓，常规单支架取通困难时，可考虑使用该方式补救。该例患者血管发生变异，实际上血栓停留于类似平时常说的 T 分叉部位，因此采取双支架取栓达到了有效开通目的。双支架技术应用的技巧是双微导管释放技术，以保证支架不穿另一个支架的网眼。双支架撤离时需要把 2 个通路的张力释放后同步撤离，这样可以防止因 2 个支架没有同步撤离而前后移位引起的血栓切割、断裂，从而使双支架成功夹血栓的概率大大下降。

（5）理解支架释放效应的意义。倘若大脑中动脉远端血管闭塞，当支架释放后，如存在分支血管减少，则提示栓塞病变可能；如果没有分支血管减少，则提示狭窄病变可能或者血栓未累及分叉，原理见图 7-1-12。

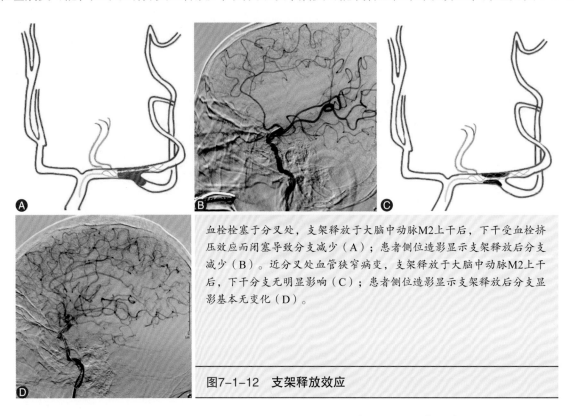

血栓栓塞于分叉处，支架释放于大脑中动脉M2上干后，下干受血栓挤压效应而闭塞导致分支减少（A）；患者侧位造影显示支架释放后分支减少（B）。近分叉处血管狭窄病变，支架释放于大脑中动脉M2上干后，下干分支无明显影响（C）；患者侧位造影显示支架释放后分支显影基本无变化（D）。

图7-1-12 支架释放效应

撰写：易婷玉　福建省漳州市医院
点评：范　进　中国人民解放军西部战区总医院

【案例2】合并咽升动脉起源变异的颈内动脉起始段闭塞开通术1例

【病情摘要】

患者男性，71岁，主诉"发现左侧颈内动脉狭窄10天"入院。

既往史：否认高血压、糖尿病病史，否认脑卒中及短暂性脑缺血发作病史。

专科查体：血压156/83 mmHg。神志清楚，构音清晰，言语流利，对答切题，反应灵敏，双眼球活动自如，双侧鼻唇沟对称，双侧口角对称，伸舌居中，四肢肌力正常，双侧指鼻试验正常，双侧跟-膝-胫试验正常，四肢及躯干浅感觉查体正常，双侧病理征未引出。NIHSS评分0分。

术前重要评估：头颅MRI（图7-2-1）示双额叶、顶叶皮层下、侧脑室旁多发腔隙性脑梗死，DWI序列未见新鲜梗死病灶。左侧颈内动脉C1起始段闭塞，有残端，类似一小山丘，C1中段至颈内动脉末段全程可见显影，双侧大脑中动脉主干及分支显影良好，左侧椎动脉V1～V3段闭塞，右侧椎动脉优势，右侧椎动脉开口轻度狭窄，基底动脉中度狭窄。

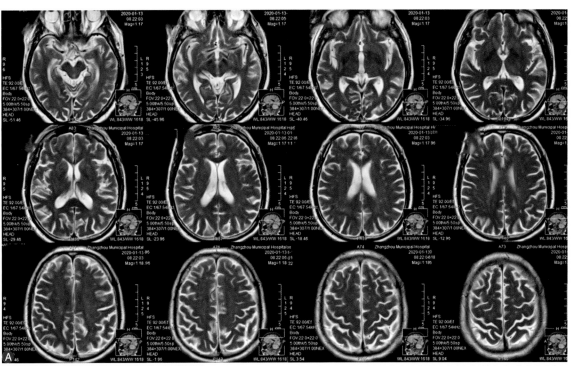

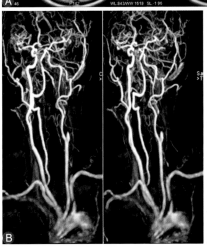

T2序列（A）显示双额叶、顶叶皮层下、侧脑室旁多发点片状高信号，考虑腔隙性脑梗死可能。双侧脑组织对称，无明显的偏侧萎缩；MRA序列（B）显示左侧颈内动脉C1段近端闭塞，C1段远端至C7段全程管腔纤细，双侧大脑中动脉主干及分支显影良好，右侧椎动脉优势，右侧椎动脉开口轻度狭窄，左侧椎动脉V1～V3段闭塞，基底动脉中下段中度狭窄。

图7-2-1 术前头颅MRI及MRA

【诊疗经过】

一、主要诊断

左侧颈内动脉闭塞。

二、术前讨论

（1）左侧颈内动脉 C1 中段以远的血流是从何而来？是正向的还是逆向的？

（2）如果血流为正向，为什么颈内动脉 C1 近端 1/3 不显影，CE-MRA 图像类似闭塞残端？如果血流为逆向，颈动脉闭塞的血流代偿路径是什么？

（3）可能的血流代偿路径有：①颈外动脉通过眼动脉向颈内动脉供血；②后循环通过后交通动脉向颈内动脉供血；③前交通开放，右侧颈内动脉通过前交通向左侧颈内动脉供血区代偿；④颈外动脉通过颈内动脉岩骨段细小分支吻合向颈内动脉供血。

（4）通过各种代偿途径向颈内动脉供血，血流向上供至大脑前动脉、大脑中动脉，向下可逆流至颈内动脉岩骨段，但血流逆流到颈动脉颈段少见，且逆流如此长节段，如果逆流血流越靠近闭塞段，可能手术开通的成功率就越高。

（5）拟行全脑血管造影明确血管代偿改变并指导可能的治疗方案，择期进行。

三、手术器械准备

300 mm 0.014″ PT 导丝，Echelon 10 微导管，Marverick 2.0 mm × 15 mm、AVAIATOR 4.0 mm × 40 mm 等多种型号球囊，Spider Fx 5.0 mm 保护伞，Carotid Wallstent 9.0 mm × 50 mm 颈动脉支架。

四、手术过程

（1）术中造影：

1）全脑血管造影（图 7-2-2）：前交通动脉开放，右侧颈内动脉血流通过 Willis 环向左侧大脑前动脉及大脑中动脉代偿供血；左侧颈内动脉近端闭塞，C1 闭塞端以远前向血流，并非颈外动脉通过眼动脉逆向代偿，左侧颈内动脉 C1 中段有一细小分支与左侧颈内动脉伴行，疑为咽升动脉。后交通动脉开放，左侧大脑后动脉通过 Willis 环向左侧大脑中动脉代偿供血，后循环亦通过软脑膜动脉向左侧大脑中动脉代偿供血。基底动脉中下段轻度狭窄。

2）根据全脑血管造影结果，拟进一步行左侧颈内动脉近端闭塞开通术。

（2）手术过程：

1）将 PT 微导丝（300 mm，0.014″）与 Echelon 10 微导管同轴沿颈内动脉小心通过其闭塞段到达左侧颈内动脉岩骨段（图 7-2-3 A，箭头），退出 PT 微导丝，微导管内冒烟提示远端血流通畅，微导管在真腔内。

2）将 PT 微导丝置于颈内动脉岩骨段，通过交换技术退出微导管（Echelon 10），将 2 ~ 15 mm Marverick 球囊沿 PT 微导丝缓慢通过闭塞段并置于颈内动脉闭塞段，压力泵在 6 atm 压力下扩张球囊，随后将 Spider Fx 5.0 mm 保护装置沿 PT 微导丝缓慢穿过颈内动脉狭窄段，并将保护伞释放于左侧颈内动脉岩骨段（图 7-2-3 B，箭头）。

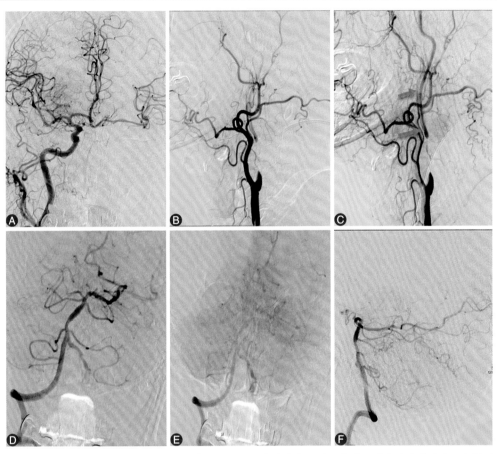

右侧颈动脉造影（A）显示右侧颈内动脉、大脑前动脉、大脑中动脉未见明显异常。前交通动脉开放，右侧颈内动脉血流通过Willis环向左侧大脑前动脉及大脑中动脉代偿供血，但左侧颈内动脉未见显影。左侧颈动脉造影（B、C）显示左侧颈内动脉C1近端闭塞，左侧颈内动脉C1闭塞端以远示前向血流，并非颈外动脉通过眼动脉逆向代偿，提示可能有特殊代偿途径。造影发现左侧颈内动脉C1中段有一细小分支，为咽升动脉，正常情况下起源于颈内、外动脉分叉处。左侧颈外动脉通过吻合支向咽升动脉代偿供血，咽升动脉进一步向左侧颈内动脉系统代偿供血。后循环造影（D～F）显示后交通动脉开放，左侧大脑后动脉通过Willis环向左侧大脑中动脉代偿供血，可见三级侧支循环开放，后循环通过软脑膜动脉向左侧大脑中动脉代偿供血。基底动脉中下段轻度狭窄。

图7-2-2　术前造影

3）仔细测量狭窄段管径与长度，在路径图下，小心将 AVAIATOR 4～40 mm 球囊送至左侧颈内动脉病变段，压力泵 10 atm 压力下对左侧颈内动脉开口狭窄段预扩张，并嘱患者咳嗽，此过程中患者心率、血压无明显下降，回撤球囊后，造影显示左侧颈内动脉 C1 段局部狭窄，远端血流通畅（图 7-2-3 C，图 7-2-3 D）。

4）沿保护装置微导丝将 Carotid Wallstent 9.0～50 mm 支架置入狭窄段并释放。造影可见咽升动脉由颈内动脉供血（图 7-2-3 E，图 7-2-3 F）。

5）术后造影：左侧颈内动脉起始闭塞段再通良好，左侧大脑中动脉、左侧大脑前动脉显影正常，左侧颈内动脉 C1～C2 段局限性管腔稍纤细（图 7-2-3 G）。

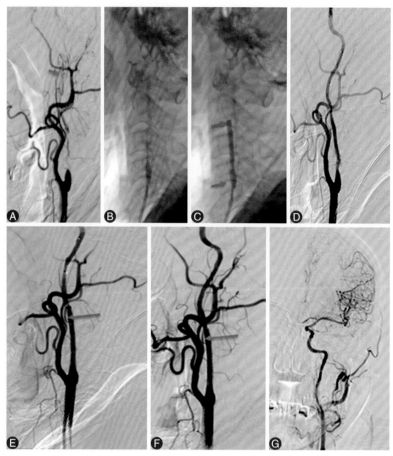

左侧颈动脉造影示左侧颈内动脉C1近端闭塞，可见一山丘样残端。左侧颈内动脉C1闭塞端以远示前向血流，左侧眼动脉未见显影（A）；左侧颈内动脉C1末端保护伞释放（B）；准确定位颈内动脉C1段近端闭塞处扩张球囊，造影提示左侧颈内动脉血流再通，可见局限性中、重度狭窄（C、D）；准确定位后释放支架，造影示左侧颈内动脉起始段未见明显残余狭窄，远端血管充盈良好，可见咽升动脉由左侧颈内动脉C1段中段分出（E、F）；术后造影示左侧大脑中动脉、左侧大脑前动脉显影正常，左侧颈内动脉C1~C2段局限性管腔纤细（G）。

图7-2-3　术中及术后造影

五、术后管理

（1）术后 Dyna CT 无明显异常（图 7-2-4）。

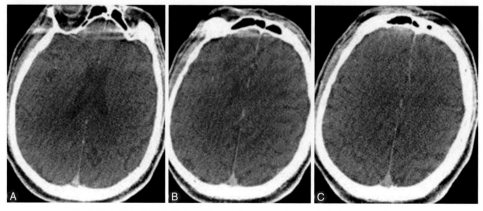

未见明显高密度影或低密度影，脑沟、脑回清晰，脑室未见明显受压。

图7-2-4　头颅Dyna CT

（2）术后1周复查CTA（图7-2-5）：左侧颈总动脉至颈内动脉支架贴壁良好，支架内血流通畅，支架段以远血管局部稍纤细。

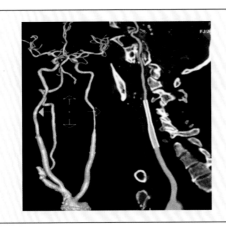

头颈部CTA（术后1周）显示左侧颈总动脉至颈内动脉支架贴壁良好，支架内血流通畅，左侧椎动脉V1～V3段未见显影。

图7-2-5　术后1周头颈部CTA

（3）术后10个月复查TCD：双侧颈内动脉虹吸段血流速度及频谱形态均正常。左侧椎动脉探查不满意，右侧椎-基底动脉血流速度及频谱形态均正常。复查脑血管造影提示左侧颈内动脉支架在位，支架内见轻、中度增生，咽升动脉血流变细（图7-2-6）。

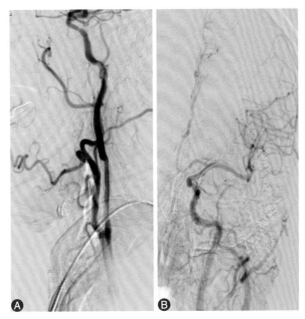

术后10个月复查左侧颈动脉造影，侧位（A）及前后位（B）造影图显示左侧颈内动脉支架内见轻、中度增生，狭窄约30%，咽升动脉血流变细，颈内动脉颅内段及大脑中动脉、大脑前动脉显影正常。

图7-2-6　术后10个月复查造影

【案例述评】

（1）本例患者为咽升动脉起源异常。文献报道，咽升动脉正常起源于颈外动脉，但也出现起源异常的情况，最常见的异常起源为枕动脉，其次为颈内动脉和颈总动脉（表7-2-1）。

表 7-2-1　咽升动脉起源部位及比例

年份	作者 （案例数目）	ICA（%）	CCA（%）	ECA（%）	分支（%）	枕部（%）
1844	Quain （n=144）	6.2	0	73.6	4.1	13.2
1903	Livini （n=200）	3	0	81	10	16.3
1928	Adachi （n=128）	8	0	66		26
1981	Czerwinski （n=240）	0	2	74	0	24

ICA：颈内动脉；　CCA：颈总动脉；　ECA：颈外动脉。

（2）缺血情况下，神经内科介入医师常常通过闭塞血管远端各级交通动脉开放情况及反流情况来预判闭塞部位、病变长度和病变性质等。本例患者颈内动脉闭塞远端的血流为正向血流，而并非常见的眼动脉、后交通动脉开放后的逆向血流，通过术者抽丝剥茧的判断，最后确定为咽升动脉的异常起源，这需要术者具有丰富的临床经验和细致入微的观察能力。

（3）我们推测该患者左侧咽升动脉起源于同侧颈内动脉 C1 段，在颈内动脉闭塞的情况下，这支细小的动脉对缺血代偿起到了至关重要的作用，并悄然壮大了自己，咽升动脉从颈外动脉窃血并向颈内动脉供血，保证母体颈内动脉系统的血供，因此母体颈内动脉所供大脑半球并未出现严重缺血事件。

（4）颈内动脉慢性闭塞开通术的手术难度与闭塞长度密切相关，此患者的变异咽升动脉为病变长度的判断提供了良好的依据。经判断，血管闭塞长度相对较短，手术难度也相对较低。

（5）该手术的唯一难点就是如何使微导丝顺利通过闭塞段进入远端真腔。因此，在手术器械的选择上，我们使用了内腔较小的微导管以保证它能够通过，并选择了 0.014 PT 微导丝，确保了手术的成功。

（6）因患者变异血管及前、后循环多途径代偿良好，颅内血管床无明显塌陷，因此术后高灌注综合征发生的风险也随之降低。当然，术后仍需严格的管理血压。

（7）术后 10 个月复查造影显示支架形态完整、位置良好，支架远端轻度狭窄，支架内血流通畅。咽升动脉远处依稀可见，起始处非常细小，这可能是由于支架解除颈内动脉闭塞后，咽升动脉不再发挥主要代偿作用，逐步开始出现萎缩所致。

（8）从该病例可以看出，各类脑血管分支吻合或者变异血管均可在严重脑缺血的情况下，发挥有效的代偿作用。脑血管变异虽然总体发生率很低，但在人群中仍时有发生，而且可能在某个关键时刻起到救命作用，这也许正是应了那句话"上帝给你的，就是最好的！"

撰写：易婷玉　福建省漳州市医院
点评：范　进　中国人民解放军西部战区总医院

【案例3】伴副大脑中动脉变异的颈动脉狭窄串联病变介入术1例

【病情摘要】

患者男性，73岁，主诉"发现右侧肢体无力4小时"代诉入院。

既往史：既往体健，否认高血压、糖尿病等脑血管病危险因素，否认吸烟、酗酒史等。

专科查体：血压160/65 mmHg，嗜睡，混合性失语，查体不合作，右侧中枢性面舌瘫，双眼球向左侧凝视，右侧上、下肢肌力0级，左侧肢体肌力5级，右侧巴宾斯基征阳性。NIHSS评分22分，发病前mRS评分0分。

术前重要评估：头颅CT平扫（图7-3-1）示颅脑实质未见明确高密度病灶，左侧基底节区似见一小片状低密度灶，脑沟、脑回清晰，脑室未见明显受压。ASPECT评分为9分。颅内CTA（图7-3-2）：动脉早期提示左侧颈内动脉起始段次全闭塞，可见山丘样闭塞残端，左侧颈内动脉C1远端未见明显显影。左侧大脑中动脉M1～M2段可见显影，左侧大脑中动脉M2段以远未见显影，左侧豆纹动脉较右侧明显稀疏。动脉晚期提示左侧颈内动脉C1段局限性极重度狭窄，左侧大脑中动脉远端可见浅淡显影。头颅CTP（图7-3-3）：左侧颞叶及顶叶及深部白质区域存在较大面积缺血半暗带，主要位于左侧大脑中动脉下干供血区域。

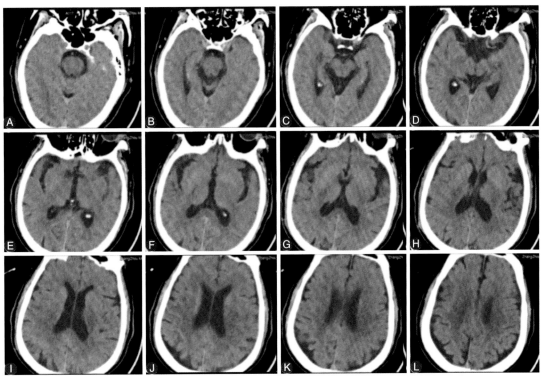

显示颅内未见明确高密度出血灶，左侧基底节区似见一小片状低密度灶。ASPECT评分9分。

图7-3-1　术前头颅CT平扫

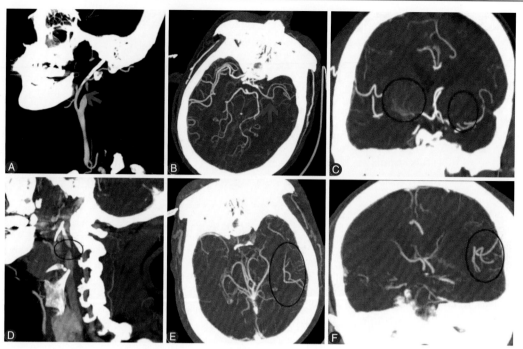

动脉早期可见左侧颈内动脉起始段次全闭塞，以及山丘样闭塞残端，C1远端未见明显显影（A）。动脉早期在左侧大脑中动脉M1~M2段可见显影（箭头），左侧M2段以远未见显影（B）；动脉早期可见左侧豆纹动脉较右侧明显稀疏（C，红圈）；动脉晚期可见左侧颈内动脉C1段局限性极重度狭窄（D，红圈）；动脉晚期在左侧大脑中动脉远端可见浅淡显影（E、F）。

图7-3-2　术前头颅及颈部血管CTA

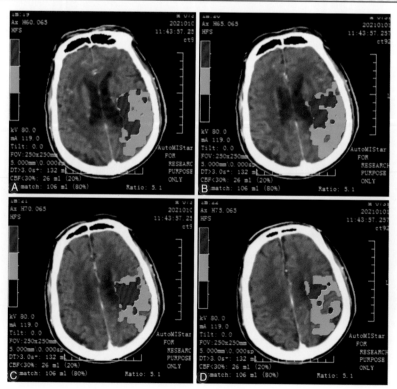

可见左侧颞叶及顶叶及深部白质区域大面积灌注减低，部分区域灌注明显减低。提示核心梗死体积26 mL，半暗带区132 mL，不匹配区106 mL，错配比例为5.1，且提示灌注异常位于左侧大脑中动脉下干供血区域。

图7-3-3　术前头颅CTP

【诊疗经过】

一、主要诊断

急性脑梗死；左侧颈内动脉起始部重度狭窄合并左侧大脑中动脉下干栓塞可能。

二、拟行术式

拟行左侧颈内动脉起始狭窄支架植入术及同侧中动脉取栓术。

三、手术器械准备

微导管（Rebar 18）、微导丝（PT）、中间导管（0.072 Navein 管）、微导丝（Synchro）、SOLITAIRE 6 mm×30 mm 支架、Wallstent 9 mm×40 mm 支架等。

四、手术过程

（1）术前造影（图 7-3-4，图 7-3-5）：左侧颈内动脉起始段次全闭塞，左侧颈内动脉眼动脉段以远闭塞。前交通动脉开放，右侧颈内动脉通过前交通动脉代偿左侧大脑前动脉、中动脉，左侧大脑后动脉通过脑膜支代偿左侧大脑中动脉供血区。

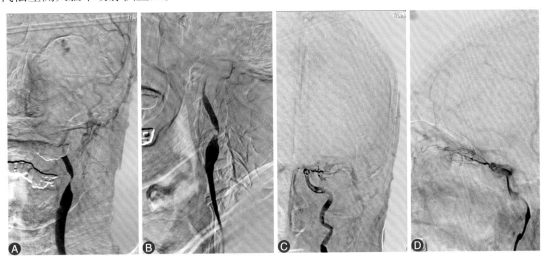

左侧颈总动脉造影显示左侧颈内动脉起始段极重度狭窄，狭窄程度大于90%（A、B）；左侧颈内动脉眼动脉段以远闭塞，颈内动脉C1~C6段全程管腔纤细，管壁不规则（C、D）。

图7-3-4　术前造影

（2）术前思考：

1）根据术前头颅 CTA 及 DSA 结果，目前左侧颈内动脉起始段次全闭塞合并颅内段闭塞明确，但右侧颈动脉造影代偿显示左侧大脑中动脉异常纤细，所以，病变是左侧颈内动脉颅内段闭塞并累及大脑中动脉还是单纯的颈内动脉颅内段闭塞仍不清楚。

2）DSA 结果显示患者右侧颈内动脉通过前交通动脉代偿左侧大脑中动脉，但根据大脑中动脉的走行、直径及分支判断，代偿部分似乎不是大脑中动脉主干，而只是左侧大脑中动脉上干（图 7-3-5 A）。大脑后动脉通过脑膜支代偿大脑中动脉下干的供血区（图 7-3-5 B，图 7-3-5 C）。结合 CTA 检查发现动脉晚期有逆流的血管，CTP 提示缺血半暗带主要位于大脑中动脉下干区域。因此，我们判断这个病例颈内动脉颅内段闭塞很可能累及大脑中动脉，具体情况不详，但推测有血管变异的可能，我们需要根据手术进度抽丝剥茧。

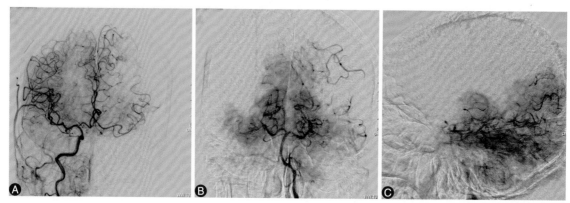

右侧颈内动脉显影（A）正常，前交通动脉开放，左侧大脑中动脉由右侧前循环通过Willis环代偿供血，显示的"大脑中动脉"异常纤细，起始段位置走行与对侧有较大区别。基底动脉（B）及双侧大脑后动脉（C）显影正常，双侧后交通动脉未开放。

图7-3-5　术前造影

3）串联病变的处理策略通常包括：前向法、逆向法，以及由福建省漳州市医院陈文伙教授团队首次提出并推行的半前向法。各种开通方法各有优缺点，从快速开通颅内闭塞动脉和恢复血流的角度看，逆向法速度是最快的。本例患者为左侧颈内动脉起始段极重度狭窄，因此选择支撑力较好的中间导管在微导管、微导丝辅助下跨过近端病变是有可能的。

（3）具体操作：

1）手术步骤一（图 7-3-6）：0.014 PT 微导丝、Rebar 18 微导管辅助下越过狭窄段到达海绵窦段，在微导丝、微导管辅助下，中间导管（0.072 inch Navein 管）挤过近端狭窄段至左侧颈动脉C1 中段（图 7-3-6 黄色，箭头）；微导管在 Synchro 微导丝辅助下越过颅内闭塞段，到达大脑中动脉 M2 段，退出微导丝，沿微导管送入SOLITAIRE AB 6 mm×30 mm 支架至左侧大脑中动脉 M2 段并完全覆盖血栓段后释放（图 7-3-6，红色箭头），同时利用支架锚定作用将导引导管通过狭窄段送至颈内动脉 C1 末段，中间导管上至左侧颈内动脉C5 段（图 7-3-6，橙色箭头），起到阻断血流作用。

2）手术步骤二：中间导管抵近血栓，在持续负压抽吸情况下将取栓支架、微导管、中间导管撤出体外，取出血栓，复查造影示左侧颈内动脉颅内段、左侧大脑中动脉通畅，大脑中动脉可见豆纹动脉（图 7-3-6 G，蓝色箭头），且可见从大脑前动脉发出的与大脑中动脉并行的细小的副大脑中动脉。

3）手术步骤三：释放保护伞，此时导引导管尚未撤出左侧颈内动脉 C1 狭窄段，造影颅内段显影通畅。

4）术中讨论：术中将导引导管撤至左侧颈总动脉，再次造影时发现左侧颈内动脉血流缓慢，颅内段显影不清（图 7-3-7），考虑两种可能性：一是左侧颈内动脉 C1 狭窄段回缩或是急性血栓形成，导致再次次全闭塞；二是大负荷血栓脱落至保护伞内阻塞血管。解决方案：立即行狭窄段支架植入；利用中间导管回收保护伞，防止血栓逃逸；静脉使用替罗非班防止颈动脉病变部位血栓形成。

5）手术步骤四：行左侧颈内动脉起始段球囊＋支架成形术，保护伞到位（图 7-3-8，红色箭头），球囊到位（图 7-3-8，蓝色箭头）。

6）手术步骤五：Wallstent 9 mm×40 mm 支架释放过程，释放后复查造影提示左侧颈内动脉显影欠理想（图 7-3-9）。

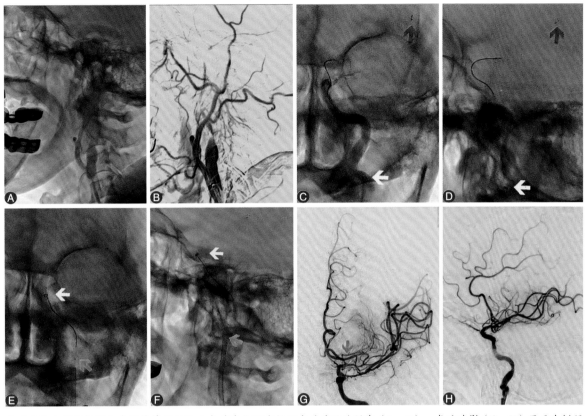

手术采取支架取栓联合中间导管抽吸的方式首先处理左侧颈内动脉远端闭塞（A~F）；术后造影（G、H）显示左侧颈内动脉颅内段、左侧大脑中动脉通畅，大脑中动脉可见豆纹动脉（G，蓝色箭头），且可见从大脑前动脉发出的与大脑中动脉并行的细小的副大脑中动脉。

图7-3-6 支架取栓联合中间导管抽吸

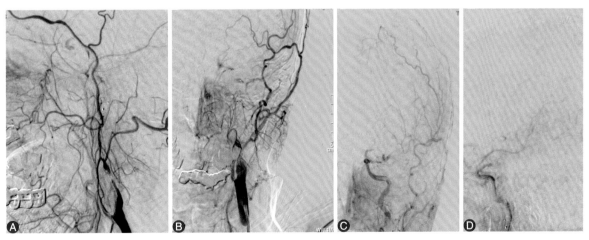

提示颈动脉起始段极重度狭窄，远端显影浅淡。

图7-3-7 颈动脉保护伞植入造影

7）手术步骤六：利用中间导管（图 7-3-10 A，蓝色箭头）回收保护伞，并保持负压抽吸。最后的造影结果显示颈内动脉、大脑前动脉、大脑中动脉均显影良好，且显示大脑中动脉变异（图 7-3-10 C，红圈）。

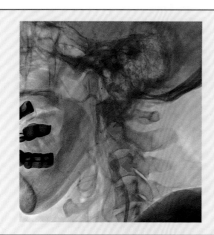

左侧颈内动脉狭窄成形术过程中准确定位置入球囊。

图7-3-8　球囊成形

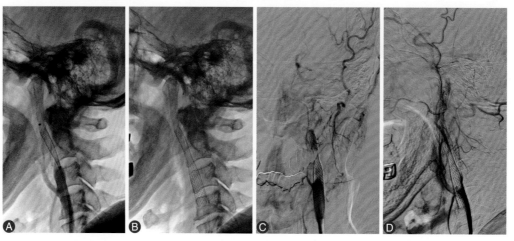

左侧颈内动脉狭窄支架植入过程，术后造影提示左侧颈内动脉全程显影浅淡。

图7-3-9　支架植入

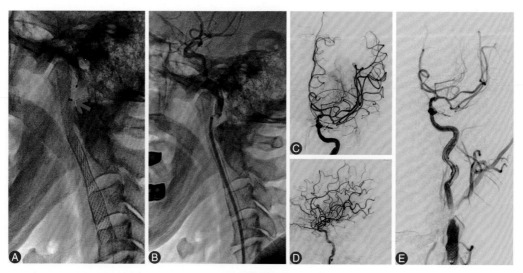

利用中间导管（A，蓝色箭头）回收保护伞。术后造影结果显示颈内动脉、大脑前动脉、大脑中动脉均显影良好，且显示大脑中动脉变异（C，红圈）。

图7-3-10　回收保护伞

8）术后 Dyna CT 提示左侧基底节高密度灶，予替罗非班 0.5 mg 静脉负荷，0.25 mg/h 持续静脉泵入（图 7-3-11）。

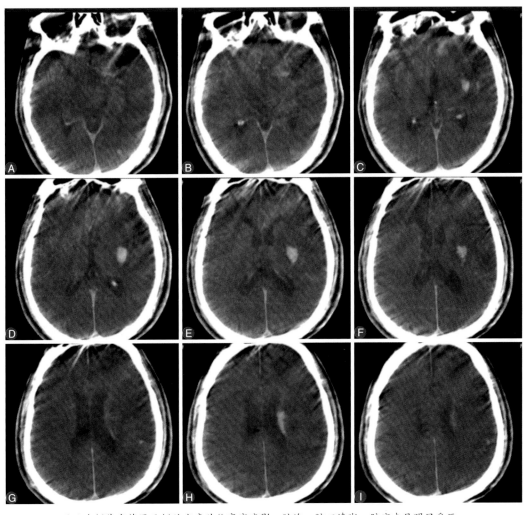

显示左侧基底节区及侧脑室旁片状高密度影，脑沟、脑回清晰，脑室未见明显受压。

图7-3-11　术后头颅Dyna CT

五、术后管理

（1）即刻白蛋白 10 g，1 日 1 组，生理盐水 100 mL+10% 盐水 30 mL 一组，1 日 2 组。

（2）术后复查头颅 CT 显示左侧基底节出血转化，替罗非班桥接至替格瑞洛单抗。

（3）发病 7 天后，mRS 评分 4 分。

六、术后影像

术后头颅 MRI（图 7-3-12）提示左侧大脑半球脑梗死合并左侧基底节出血转化（H2 型），MRA 提示左侧大脑中动脉血流通畅，CTA 提示左侧颈内动脉起始段支架在位通畅。

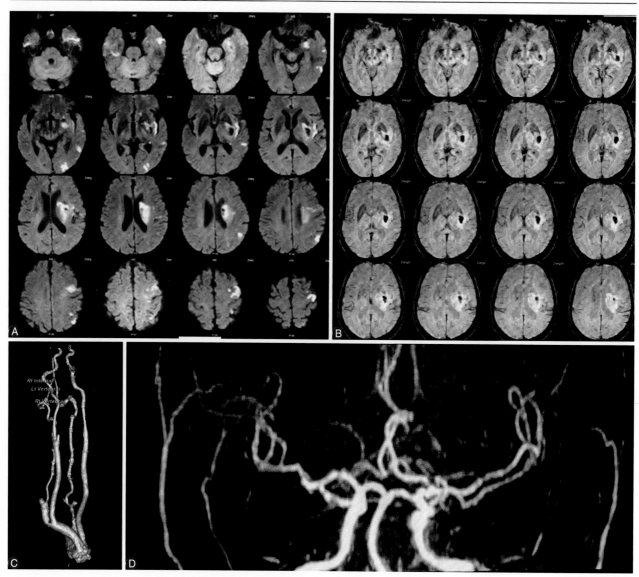

头颅磁共振（DWI+SWI+MRA）：DWI序列（A）示左侧大脑中动脉供血区皮层及基底节区可见多发散在点片状急性梗死灶。SWI序列（B）显示左侧基底节区低信号，考虑左侧基底节区脑梗死伴出血转化。头颅CTA（C、D）显示双侧大脑前动脉、大脑中动脉显影正常，可见与左侧大脑中动脉并行的细小的副大脑中动脉，基底动脉显影正常。

图7-3-12　头颅MRI、MRA及CTA

【案例述评】

（1）该例患者存在副大脑中动脉变异，副大脑中动脉是指另一条大脑中动脉起源于大脑前动脉A1段，发生率为0.3%~2.7%。该变异对手术操作技术本身可能并无多大影响，但从造影结果解读和术前预判来看，术者倘若没有平时血管变异的基础积累，则可能会做出单纯颈内动脉颅内段闭塞的判断，进而影响后续的操作，如是否选择支架取栓、取栓支架释放的位置等一系列问题，从而影响手术结局。

（2）该例患者存在副大脑中动脉变异，可能是患者能保留较大缺血半暗带的解剖学基础之一，也为手术赢得了更多的时间窗。所以，血管变异虽少，其重要性不言自明。

（3）狭窄性串联血管内治疗方法的选择。关于狭窄性串联病变血管内治疗方式，目前国际上没有统一的最理想的推荐方式，目前存在的主要方法为：前向法、逆向法，还有福建省漳州市医院提出的半前向法。方法选择的核心是基于"时间就是大脑"的原则，而这里的"时间"指的是颅内闭塞动脉再通时间。因为颅内闭塞动脉再通可以使缺血的脑组织恢复血流灌注，从而最大化地抢救缺血的脑组织，同时改善患者预后。一般首选逆向法，但逆向法存在通路建立困难的问题，在通路无法建立的情况下，可以选择半前向法，即对颈内动脉 C1 狭窄闭塞部位先用球囊扩张，从而顺利建立通路。有些小窍门可以保证逆向法的成功，如选择管径小、支撑力好的中间导管（如 0.058 inch Navein 管等），在通过的微导管中置入 0.018 inch 的微导丝提高支撑力，从而使中间导管顺利通过等。

（4）急诊颈内动脉支架成形术（carotid angioplasty and stenting，CAS）及策略选择。急诊支架置入病例面临抗栓不足或出血转化等问题，该例患者发生了出血转化，而出血转化的风险主要是由于 CAS 术后本身就有一定高灌注的概率，而且急诊 CAS 病例通常合并急性缺血性脑梗死（acute ischemic stroke，AIS），血流复通会带来缺血再灌注损伤，这两方面都是急诊 CAS 术后出血转化潜在的危险因素。因此，在支架选择上，我们团队一般倾向选择闭环的网眼小的支架，如 Wallstent 和 Xact。这种类型支架的特点是径向支撑力小、网眼小，从而使得血栓被挤到网眼继发新鲜血栓形成的概率较小。对于某些出血转化高危的患者或者已经发生出血转化的患者，停用抗栓药后，这种类型的支架发生支架内血栓引起闭塞的可能性也相对较小。

撰写：易婷玉 福建省漳州市医院
点评：陈文伙 福建省漳州市医院

【案例 4】右位主动脉弓脑血管造影术 1 例

【病情摘要】

患者 61 岁，男性，主诉"反复头晕 4 个月，再发加重 2 小时"入院。

既往史：既往糖尿病病史十余年，血糖控制差。否认吸烟、酗酒及卒中家族史等。

专科查体：未见明显异常，NIHSS 评分 0 分。

术前重要评估：头颈部 CTA 示右位主动脉弓并迷行左侧锁骨下动脉（Ⅱ型），左侧椎动脉显示不清，右侧颈内动脉 C3 ～ C4 交界区节段管腔变窄。

【诊疗经过】

一、主要诊断

头晕待查；脑血管狭窄。

二、手术器械准备

VTK 导管，猎人头 H1 导管等。

三、手术过程

（1）主动脉弓造影（图 7-4-1）：右位主动脉弓、Ⅲ型弓，分支发出顺序依次为左侧颈总动脉、左侧迷行锁骨下动脉、右侧颈总动脉、右侧锁骨下动脉。

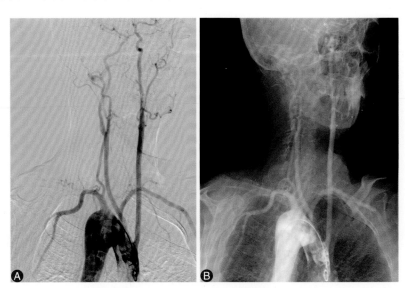

显示右位主动脉弓、Ⅲ型弓，分支发出顺序依次为左侧颈总动脉、左侧迷行锁骨下动脉、右侧颈总动脉、右侧锁骨下动脉。各血管无明显狭窄、闭塞或畸形。

图7-4-1　主动脉弓造影

（2）超选择性脑血管造影：

1）单弯导管进入右锁骨下动脉并顺利超选进入右侧椎动脉，造影示右大脑后动脉未显影，余右侧椎 -基底动脉及其分支显影良好（图 7-4-2）；单弯导管艰难进入右颈总动脉，造影示右侧大脑前动脉 A1 段缺如，余颈内动脉及其分支未见异常（图 7-4-3）。

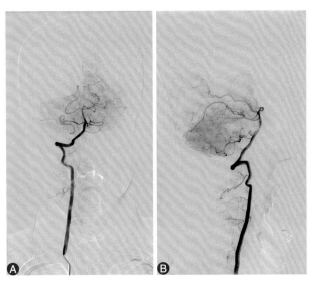

右大脑后动脉未显影，右侧椎-基底动脉、小脑供血动脉及其分支显影正常。

图7-4-2　右侧椎-基底动脉系统造影

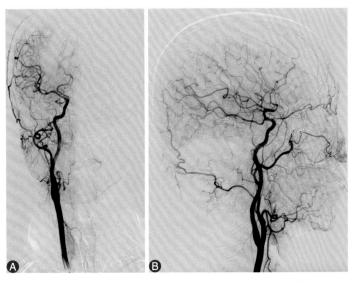

显示右侧大脑前动脉A1段缺如，颈内动脉及其分支未见异常。

图7-4-3　右侧颈内动脉造影

2）经多次尝试，"单弯"造影导管均不能成功进入左侧颈总动脉及左侧锁骨下动脉开口。立即更换VTK 造影导管，顺利进入左侧颈总动脉开口并缓慢超选进入左侧颈总动脉，造影提示颈内动脉起始部斑块，前交通动脉开放，余颈内动脉及其分支未见明显异常（图 7-4-4 A，图 7-4-4 B）。

3）VTK 造影导管继续尝试进入左侧锁骨下动脉，但经多次尝试，导管头端虽然能挂住左侧锁骨下动脉开口，但无法成功前行推进。更换猎人头 H1 导管后顺利进入左侧锁骨下动脉，造影示左侧非优势椎动脉（图 7-4-4 C）。

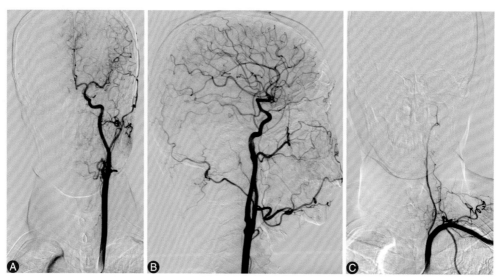

显示颈内动脉起始部斑块，前交通动脉开放，余颈内动脉及其分支未见明显异常（A、B）。左侧锁骨下动脉无明显异常，左侧非优势椎动脉（C）。

图7-4-4　左侧颈内动脉系统造影

【案例述评】

该例手术是 1 例单纯的脑血管造影术，比较简单，但是患者发生血管变异的部位为右位主动脉弓，直接影响手术操作和导管的选择，对于初入介入的同行具有一定的启发作用。

（1）正常人主动脉弓为左位。右位主动脉弓是一种罕见的血管解剖变异，影像检出率为 0.05% ~ 0.1%，是指在胚胎发育过程中，左侧第 4 腮主动脉弓退化消失，右侧发育形成主动脉弓，其发生分支的排列顺序呈正常的镜影，即第 1 支为无名动脉，第 2 支为右侧颈总动脉，第 3 支为右侧锁骨下动脉。

（2）C 壁角度：常见的左位主动脉弓，为了更好地展开弓上血管，C 壁角度常左斜 45°　左右（A0°　L45°）；右位主动脉弓为正常弓的镜像，为更好地展开弓上血管造影，建议选择的 C 壁角度为右斜 45°　左右（A0°　R45°）。当然，主动脉弓变异千差万别，有位置变异、形态变异，还有弓上血管的数量变异、开口位置变异等，术者不能拘泥于一个固定的造影角度，需要根据实际情况灵活调整，如变换弓造影角度、"猪尾巴"造影导管冒烟了解大致情况等。

（3）造影导管的选择：对于弓形不佳或者是牛角弓、共开口等变异主动脉弓，选择合适的造影导管是成功的关键，而不同类型的造影导管头端的形状决定着进入靶血管的难易程度，术者建议根据靶血管形态选择不同头端的造影导管。本例为右位主动脉 Ⅲ 型弓，单弯导管只能进入右侧颈总动脉和右侧锁骨下动脉，左侧颈总动脉和左侧锁骨下动脉难以通过单纯单弯造影完成，此时需要考虑特殊类型导管的使用。术者分别采用了猎人头 H1 导管和 VTK 导管完成左侧迷行锁骨下动脉和左侧颈总动脉造影。VTK 导管在此不再赘述，重点介绍一下"猎人头（Headhunter）"导管。

"猎人头（Headhunter）"导管是个神秘的导管，至少从名字上看就很神秘。为什么称之为"猎人头"？通过查阅文献发现猎人头导管是个比 Simmons 导管更加"古老"的导管。美国俄勒冈大学医学院的 Hinck 等于 1967 年详细介绍了这种类型的导管在脑血管造影中的应用。猎人头导管主要有四种类型（图 7-4-5），

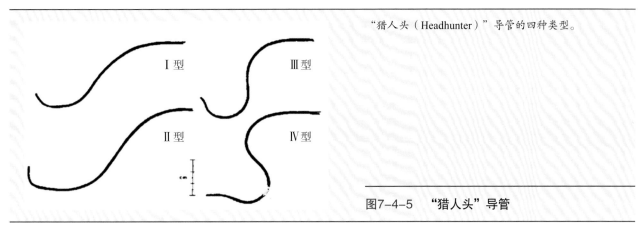

"猎人头（Headhunter）"导管的四种类型。

图7-4-5 "猎人头"导管

其中Ⅰ型（H1）和Ⅲ型（H3）是基本形状，而Ⅱ型（H2）和Ⅳ型（H4）分别是上述两型的变异。

如何选择猎人头导管呢？随着年龄的增长，主动脉弓逐步拉长和变宽。可以简单地根据主动脉弓的主要的形态（左前斜位）进行选择。导管的选择大致分为下述三种类型：Ⅰ型（H1）主要用于年轻患者或主动脉弓轻度扭曲的患者。如果主动脉弓明显拉长，就选择Ⅱ型（H2）。Ⅲ型（H3）用于主动脉弓扭曲但无明显增宽的患者，而如果主动脉弓扭曲，同时主动脉弓管径明显增宽，就选择Ⅳ型（H4）猎人头导管。猎人头导管的头端弯曲并不大，操作类似于单弯导管，比Simmons导管的操作要简单很多。中度迂曲的主动脉弓，应用H1导管超选主动脉弓分支动脉见图7-4-6，用H4猎人头导管扩张迂曲主动脉弓见图7-4-7。

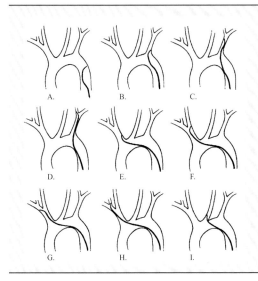

H1导管超选主动脉弓分支动脉的示意图。

图7-4-6 H1导管超选主动脉弓

H4猎人头导管用于扩张迂曲主动脉弓造影示意图。

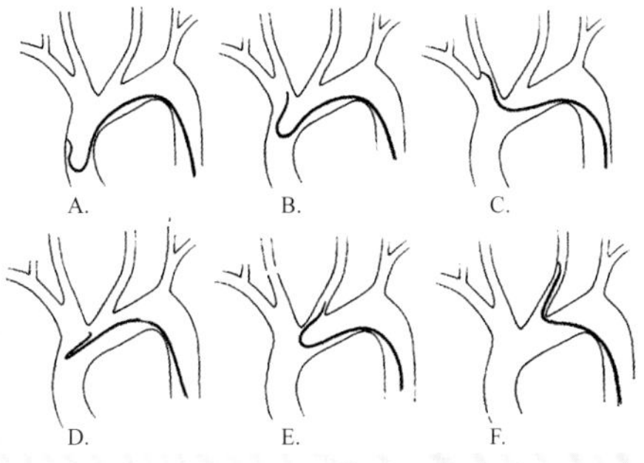

图7-4-7 H4猎人头导管扩张主动脉弓

撰写：叶 静 四川省成都市第六人民医院

点评：范 进 中国人民解放军西部战区总医院

【案例 5】左侧颈内动脉先天缺如脑血管造影术 1 例

【病情摘要】

患者男性，59 岁，右利手。主诉"反复心累、气紧 10 余年，10 余天前晕厥 1 次"入院。

既往史：患者既往 10 余年前出现劳力性呼吸困难伴心悸，快步行走 500 米即可出现，夜间高枕卧位。2 年前外院诊断为：①高原性心脏病；②三尖瓣重度关闭不全、继发性肺动脉高压、三尖瓣峡部依赖性房扑，行"射频消融术"；③高血压；④2 型糖尿病；⑤左侧颈内动脉闭塞；⑥高原性红细胞增多。入院 10 余天前受凉后心累加重，爬楼梯时晕厥 1 次（具体情况不详）。

专科查体：体温 36 ℃；脉搏 58 次 / 分；呼吸 20 次 / 分；血压 120/90 mmHg；心率 62 次 / 分，律齐。神志清楚，高枕卧位，双肺呼吸音低，双下肺可闻及湿啰音，心界向左下扩大，各瓣膜听诊区未闻及杂音。腹软，无压痛、反跳痛，无肌紧张，肝脾未扪及，肝区、肾区无叩痛，移动性浊音阴性。双下肢静脉曲张，轻度水肿。神经系统专科查体无其他特殊阳性体征。

术前重要评估：①心电图：Ⅱ度窦房阻滞？ T 波：Ⅱ、Ⅲ、AVF、V2 ~ V6 T 波低平或倒置，ST 段未见明显异常。②颈部血管超声：左侧颈内动脉未见血流信号。

【诊疗经过】

一、主要诊断

①晕厥待查；②高原性心脏病、三尖瓣重度关闭不全、继发性肺动脉高压；③左侧颈内动脉闭塞。

二、术前讨论

（1）患者心脏病史明确，左侧颈动脉未见显影，此次临床表现主要为晕厥发作，心源性晕厥？脑源性晕厥？其他？需要我们对心、脑或其他方面进行全方位排查，患者此次行脑血管造影检查的主要目的是明确左侧颈动脉病变性质，为确立晕厥原因进一步提供依据。

（2）患者有多年高血压、糖尿病病史等脑血管病危险因素相关病史，左侧颈内动脉无显影的机制：栓塞？动脉粥样硬化慢性闭塞？其他？需要脑血管造影进一步明确。

三、手术器械准备

导丝、导管等常规脑血管造影器材准备，无特殊。

四、手术过程

（1）脑血管造影（图 7-5-1）：右侧颈内动脉无异常，左侧颈总动脉较对侧稍细，左侧颈内动脉全程未见显影，左侧颈外动脉通过脑膜支向左侧大脑半球代偿供血；左侧椎动脉、基底动脉及其分支显影正常，左侧后交通动脉开放，后循环通过左侧后交通动脉向左侧大脑中动脉供血区域代偿供血。

（2）脑血管造影诊断：左侧颈内动脉未显示，请结合临床。

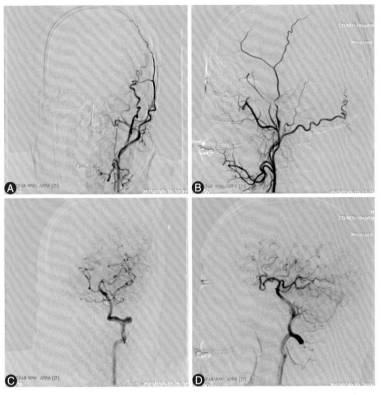

左侧颈总动脉血管造影（A、B）示左侧颈内动脉全程未见显影，左侧颈外动脉通过脑膜支向左侧大脑半球供血；左椎动脉血管造影（C、D）示左侧椎动脉、基底动脉及其分支显影正常，左侧后交通动脉开放，后循环通过左侧后交通动脉向左侧前循环代偿供血。

图7-5-1　术中造影

（3）术中思考：脑血管造影是脑血管检查的"金标准"，主要基于明确的血管形态学。该例患者造影检查左侧颈内动脉全程未见显示，但究其具体机制，是左侧颈内动脉未发育？是闭塞？还是其他？仍不清楚。综合分析脑血管形态，我们考虑左侧颈内动脉先天变异可能性较大，这需要行头颈 CT 薄层扫描观察其骨性颈动脉管进一步甄别。

五、术后处理

术后完善头颅 CTA 影像学检查：左侧颈总动脉较纤细，颈内动脉未见显影；左侧大脑中动脉由左侧椎动脉供血；左侧大脑前动脉 A1 段缺如变异，A2 段及其以远由右侧颈内动脉供血；双侧椎动脉不对称，右侧较左侧纤细（图 7-5-2 C~图 7-5-2 F）。CT 薄层扫描提示骨性颈动脉管未发育（图 7-5-2 A，图 7-5-2 B）。双侧大脑半球未见明显灌注异常（图 7-5-2 G，图 7-5-2 H)。

【案例述评】

（1）该病例为先天性颈内动脉缺如，编纂组历时四年半，在全国范围内仅收集到几例。此种血管变异是一类罕见的先天发育异常，发病率小于 0.01%，男性多于女性，绝大多数颈内动脉缺如是单侧，左侧的发生率约为右侧的 3 倍，约 10% 为双侧颈内动脉缺如。既往国内文献报告主要以短暂性脑缺血发作或蛛网膜下腔出血发病，头颈 CT 血管成像表现为单侧或双侧颈内动脉未显影伴骨性颈动脉管缺如，以脑出血

第七章

临床实例解析

发病的极为罕见。颈内动脉缺如的发病机制目前尚不明确，可能同早期胚胎发育停滞、异常分支起源后的继发性退化有关。有文献报道，单侧颈内动脉缺失可能同胚胎时期羊膜带收缩和胚胎颈部向一侧过度弯曲导致一侧压力增高发生血流动力学破坏有关。本例患者左侧颈内动脉缺失伴左侧颈动脉管缺如，左侧大脑前动脉由前交通动脉供血，左侧大脑中动脉由后交通动脉供血，同时伴有左侧椎动脉纤细，支持上述假说。颈动脉管是同步于颈内动脉形成的，如果在颅骨发育过程中没有颈内动脉存在，颈动脉管就不会形成。因此颅底薄层 CT 明确是否存在骨性颈动脉管，是区分先天性颈内动脉缺如还是后天因动脉粥样硬化等原因造成的颈内动脉闭塞的必要手段。本例患者头颅 CT 及头颈部 CTA 未见左侧骨性颈动脉管及左侧颈内动脉，可明确先天发育异常。

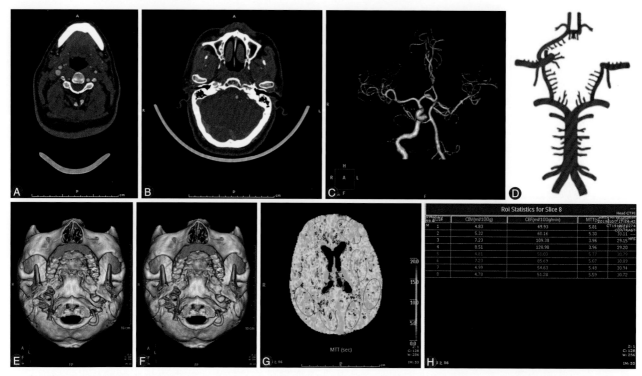

头颅CTA显示左侧颈动脉管未发育（A、B）；左侧颈内动脉未见显影，左侧大脑中动脉由左侧后交通动脉代偿供血，左侧大脑前动脉由前交通动脉代偿供血（C～F）；灌注成像显示双侧大脑半球未见明显灌注异常（G、H）。

图7-5-2　头颅CTA及CTP

（2）颈内动脉先天缺如的情况下，颈内动脉循环代偿存在以下 6 种类型：①A 型：在单侧颈内动脉缺如下，通过前交通动脉（ACoA）代偿到同侧的大脑前动脉（ACA），通过代偿扩大的后交通动脉（PCoA）到同侧的大脑中动脉（MCA）。②B 型：同侧的 ACA 和 MCA 由 ACoA 供血。③C 型：ICA 双侧缺如，ICA 供血的前循环是通过基底动脉的颈动脉 - 椎基底动脉吻合代偿。④D 型：单侧的 ICA 颈部缺失，由海绵窦间吻合供血到同侧的颈动脉虹吸部。⑤E 型：细小的 ACA 由双侧发育不全的 ICA 供给，MCA 由扩大的 PCoA 供给。⑥F 型：颈外动脉、上颌动脉经颅底吻合提供远端的侧支循环，即颅底微血管网。

（3）先天性颈内动脉缺如不同于后天形成的颈内动脉闭塞，如果侧支循环代偿充分，患者可无临床症状，因此绝大多数报道的颈内动脉缺如均为无症状病例，部分患者仅在尸检或手术中发现。存在颈内动脉缺如的患者，一般认为缺血性脑血管病如短暂性脑缺血发作的风险较高。但由于血流动力学改变或胚胎先天发育缺陷，颈内动脉缺如患者因颅内血管循环变异而出现动脉瘤或动静脉畸形的概率明显增加，颅内动脉瘤的发生率为 24%～43%，其伴发率与侧支类型有关，93% 的动脉瘤见于侧支来自对侧颈内动脉者，但本例患者尚未发现上述情况。

（4）虽然患者最终明确先天性左侧颈内动脉缺如，但目前文献尚不能表明颈内动脉缺如与晕厥的相关性。该患者先天性左侧颈内动脉缺如属于偶然发现，而且其前、后循环的血管结构代偿是明显的，头颅CTP 也显示颅脑无明显低血流动力学状态，因此尚不能认为患者此次晕厥的原因就是脑血管变异，还需要综合研判。

（5）通过该例简单的脑血管造影病例，我们不难发现：临床工作中理应重视脑血管方面的筛查，时时关注并排除先天发育异常的可能。目前对于先天性颈内动脉缺如尚无有效的治疗手段，主要以对症治疗及手术处理动脉瘤、血管畸形等为主。

王　翩　四川省成都市第五人民医院

【案例6】合并原始寰前节间动脉的颈内动脉闭塞开通术1例

【病情摘要】

患者女性，81岁，主诉"突发意识障碍1小时"入院。

既往史：高血压病史数年，血压控制不佳；入院3个月前因外伤致"头颅硬膜下血肿"。

专科查体：昏睡，双侧瞳孔等大、等圆，直径3.0 mm，对光反射迟钝，左侧鼻唇沟变浅，左侧肢体未见活动，左侧病理征阳性。NIHSS评分18分；发病前mRS分级1级。

术前重要评估：心电图：窦性心律,ST-T改变。凝血功能：INR 1.04，活化部分凝血活酶时间（APTT）22.6秒。血常规：白细胞计数 14.6×10^9/L，血小板计数 83×10^9/L。血糖：15.2 mmol/L。

【诊疗经过】

一、初步诊断分析

患者神经系统查体主要阳性体征：意识障碍，左侧中枢性面瘫及左侧肢体瘫，左侧病理征阳性，NIHSS评分18分。考虑右侧脑梗死（TOAST分型：大动脉粥样硬化型）可能。急诊头颅CT平扫未见脑实质出血及低密度影（图7-6-1 A），头颅CTA检查提示右侧颈内动脉闭塞，左侧椎动脉纤细，未汇入基底动脉；右侧椎动脉起始部未显影，似经颈内动脉发出原始寰前节间动脉向基底动脉供血，基底动脉显影差（图7-6-1 B，图7-6-1 C）。考虑初步诊断：急性脑梗死（右侧颈内动脉急性闭塞合并后循环梗死？）；高血压2级（极高危）。

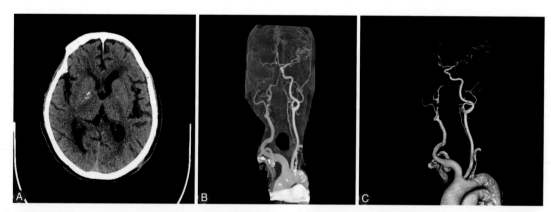

术前头颅CT平扫（A）提示右侧基底节钙化，轻度脑萎缩，未见脑实质出血及低密度影，ASPECT评分10分；头颅CTA（B、C）提示右侧颈内动脉闭塞，左侧椎动脉纤细，未汇入基底动脉；右侧椎动脉起始部未显影，似经颈内动脉发出原始寰前节间动脉向基底动脉供血，基底动脉显影差。

图7-6-1　术前头颅CT平扫及头颈CTA

二、治疗策略

①阿司匹林肠溶片＋氯吡格雷抗血小板；②拟急诊造影明确病因后行血管内介入治疗。

三、术前讨论

（1）结合患者术前头颅 CT 及 CTA 考虑大血管病变可能性大，头部 CT 未见出血，有全脑血管造影＋支架取栓治疗适应证。

（2）头颅 CTA 检查提示右侧颈内动脉闭塞，左侧椎动脉纤细，未汇入基底动脉；右侧椎动脉起始部未显影，似经颈内动脉发出原始寰前节间动脉向基底动脉供血，基底动脉显影差，考虑右侧颈内动脉急性闭塞合并后循环卒中可能。术前 CTA 对原始寰前节间动脉变异情况给予的提示，让我们为下一步手术方案的制定做好了充分的心理准备。

四、手术器械准备

8 F Guiding＋5 F Navien＋Traccsses 0.014″ 导丝 ＋Raber 18＋Solitaire FR（6 mm×30 mm）＋PTA 球囊导管（3.5 mm×15 mm）＋Encore 压力泵 ＋Wallstent 支架（7 mm×40 mm）。

五、手术过程

（1）脑血管造影（图 7-6 2）：右侧颈内动脉起始部闭塞，右侧颈外动脉通过眼动脉向右侧颈内动脉少量供血。前交通动脉开放，左侧颈内动脉系统通过开放的前交通动脉向右侧大脑前动脉及大脑中动脉供血。左侧椎动脉纤细，未汇入基底动脉，右侧椎动脉未显影。

（2）术中思考：①闭塞原因：原位狭窄斑块脱落？栓塞？②分析：患者右侧眼动脉由颈外动脉代偿（图 7-6-2 A），前交通动脉开放，左侧大脑前动脉向右侧大脑前动脉供血区域代偿供血（图 7-6-2 B），提示原位狭窄合并急性病变可能。③证实：拟做病变部位导管首过试验。

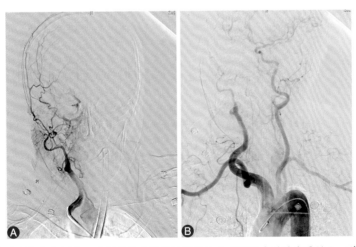

I型主动脉弓，右侧颈内动脉起始部闭塞，右侧颈外动脉通过眼动脉向右侧颈内动脉少量供血。前交通动脉开放，左侧颈内动脉系统通过开放的前交通动脉向右侧大脑前动脉及大脑中动脉供血。左侧椎动脉纤细，未汇入基底动脉，右侧椎动脉未显影。

图7-6-2 术中造影

（3）具体操作：

1）8 F 导引导管头端置于右侧颈总动脉远端近分叉部。

2）用 Traccsses 0.014″ 导丝将 Raber 18 导管穿过闭塞段，做首过试验，存在首过效应（图 7-6-3），原位狭窄可能性大。

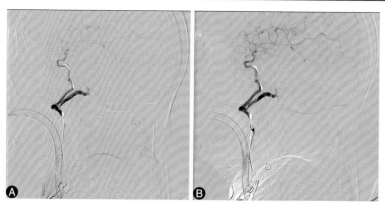

提示微导管通过闭塞段后回撤至颈内动脉，造影提示闭塞段部分再通，提示合并原位狭窄可能性大。

图7-6-3　脑血管造影检查首过试验

3）将 5 F Navien 送至闭塞处负压抽吸，抽出散在血栓，造影见右侧颈内动脉 C1 段重度狭窄，并与基底动脉异常相通，存在永存寰前节间动脉（图 7-6-4）。

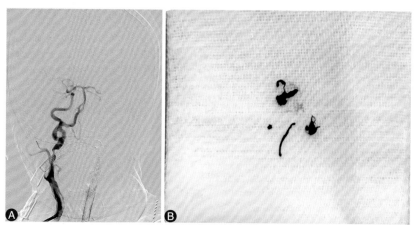

右侧颈内动脉C1段重度狭窄，寰前节间动脉显影，远端汇入右侧椎动脉，基底动脉及双侧大脑后动脉显影正常（A）。抽吸出血栓外观形态（B）。

图7-6-4　术中造影

4）快速交换，将 3 mm × 15 mm PTA 球囊送至狭窄段，8 atm 压力下预扩（图 7-6-5）。

5）植入 Wallstent 支架（7 mm × 40 mm），颈内动脉及基底动脉完全再通，血流 TICI 分级 3 级（图 7-6-6）。

六、术后管理及预后

（1）继续全身麻醉，呼吸机辅助通气，SpO$_2$ 维持在 95% 以上。

（2）继续行脱水、脑保护治疗，严格控制血压在 130/80 mmHg 左右。

（3）替罗非班 3 mL/h 泵入 24 小时后，改为阿司匹林 + 氯吡格雷双联抗血小板。

（4）术后即刻头颅 CT 提示右侧颞叶、顶叶、左侧小脑出血转化，右侧枕叶低密度影（图 7-6-7）。

（5）术后 24 小时复查头颅 MRI，病变情况无明显变化（图 7-6-8）。

（6）术后 7 天复查头颅 CT，病灶较前明显吸收（图 7-6-9）。

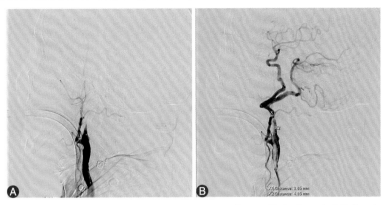

3 mm×15 mm PTA球囊送至狭窄段，造影显示右颈内动脉C1段远端未见显影（A）。球囊扩张后提示右颈内动脉C1段残余轻中度狭窄，寰前节间动脉显影，远端汇入右侧椎动脉，基底动脉及双侧大脑后动脉显影正常（B）。

图7-6-5　术中造影

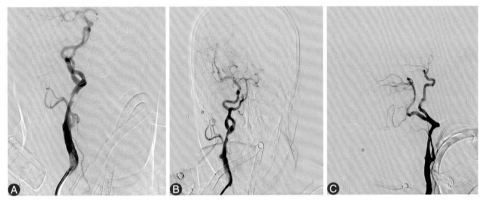

支架植入后提示右颈内动脉C1段残余轻度狭窄，寰前节间动脉显影，远端汇入右侧椎动脉，基底动脉及双侧大脑后动脉显影正常。

图7-6-6　术中造影

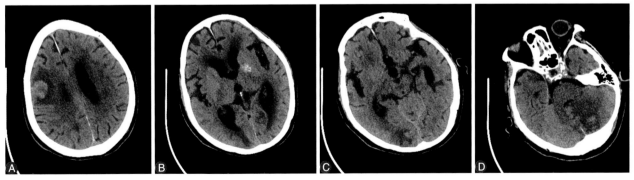

术后即刻头颅CT提示右侧额叶、颞叶、枕叶、左侧小脑可见片状低密度影，右侧额叶、左侧小脑可见片状高密度影，考虑脑梗死伴出血转化。

图7-6-7　术后头颅CT

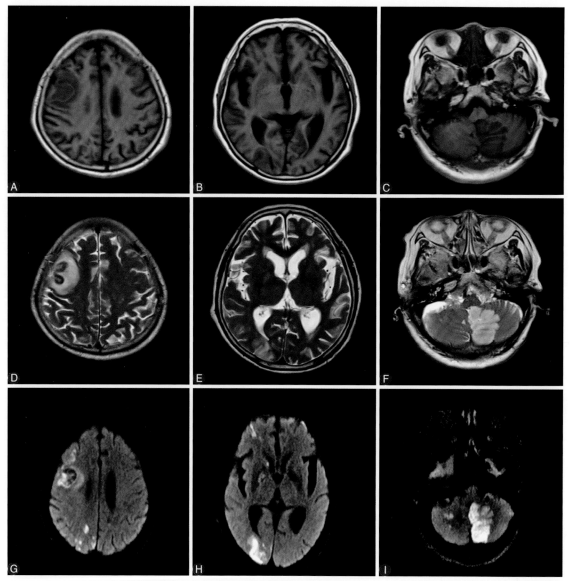

提示右侧额叶、颞叶、枕叶、左侧小脑可见长T1，长T2信号，DWI序列显示为高信号。其中右侧额叶、左侧小脑可见混杂信号影，考虑脑梗死伴出血转化。

图7-6-8　术后24小时头颅MRI

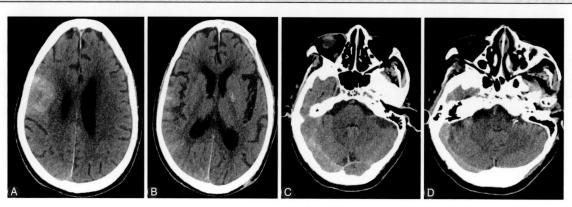

术后7天头颅（A～C）CT提示右侧额叶、颞叶、左侧小脑高密度影较前浅淡，考虑出血逐渐吸收。

图7-6-9　术后7天头颅CT

（7）预后：2周后，患者症状缓解，NIHSS评分2分，mRS分级1级。

【案例述评】

该例患者存在永存颈内-椎动脉吻合发育异常，开通颈动脉时需多方位考虑血栓逃逸的方向及可能性，做到提前沟通、提前预防。

（1）寰前节间动脉：是永存颈内-基底动脉吻合血管中极为罕见的类型，通常伴有颈动脉或椎-基底动脉发育异常，并与缺血性脑血管病的发生相关。PIA持续存在，且与颈动脉及椎-基底动脉发育过程相重合，因此PIA更容易合并颈动脉闭塞、椎-基底动脉发育不良或缺如等血管变异。

（2）在该例患者的诊治过程中发现患者存在原始寰前节间动脉的变异血管。在颈内动脉起始部的闭塞直接导致该患者前、后循环多发急性脑梗死。我们常见的前、后循环多发急性脑梗死需考虑栓塞可能，但该例患者的血管变异情况直接导致前、后循环多发急性脑梗死，需与心源性栓塞相鉴别。

（3）该例患者因意识障碍，未能有效通过查体鉴别前、后循环病变情况，但术前头颅CTA给了我们可能存在原始寰前节间动脉变异的提示。在进一步完善脑血管造影检查过程中，微导管通过病变部位后回撤冒烟及造影结果证实了我们的判断，明确了病变部位及血管变异情况。但该患者因原始寰前节间动脉发出位置距离颈动脉窦部狭窄太近且迂曲明显，无法使用保护伞进行球囊扩张及支架前保护，如使用双保护伞则成本太高，而本中心无BGC及MOMA等保护装置，故在无保护情况下行颈动脉支架植入术，术后前、后循环均有栓塞可能与此有关。如条件许可，可考虑颈内动脉、原始寰前节间动脉双保护下球囊扩张，或在BGC、MOMA装置下行颈动脉支架置入术。在支架置入过程中应注意支架头端位置，如非必要，尽量不要覆盖原始寰前节间动脉开口。

张　波　四川省遂宁市第一人民医院

【案例 7】Willis 环变异颈动脉支架植入术后栓塞并溶栓出血 1 例

【病情摘要】

患者男性，72 岁。主诉"右侧肢体无力伴吐词欠清 6 天"入院。

既往史：高血压病史 10 余年，最高收缩血压达 200 mmHg，院外血压控制欠佳。无吸烟、饮酒嗜好，否认其他脑血管病危险因素。

专科查体：血压 173/85 mmHg。神志清楚，吐词欠清，言语交流稍困难。双侧瞳孔等大、等圆，约 3.0 mm，对光反射灵敏。双侧鼻唇沟基本对称，口角无歪斜，伸舌偏右。右上肢肢体近端肌力 4 级，右手握力明显下降，右手灵活性差，右下肢肌力 4 级，左侧肢体肌力 5 级。四肢肌张力正常。四肢痛觉对称存在，双侧病理征阴性。脑膜刺激征阴性。NIHSS 评分 2 分。

术前重要评估：急诊头颅 CT 平扫提示左侧外囊区及右侧侧脑室旁稍低密度影，右侧大脑中动脉密度稍增高（图 7-7-1）。颈部血管彩超提示左侧颈内动脉起始段粥样硬化斑块伴管腔狭窄（狭窄率 70% ~ 99%），双侧颈总动脉粥样硬化斑块形成。头颅 MRI 及 MRA 提示左侧大脑半球分水岭梗死，左侧颈内动脉颅内段显影浅淡（图 7-7-2）。

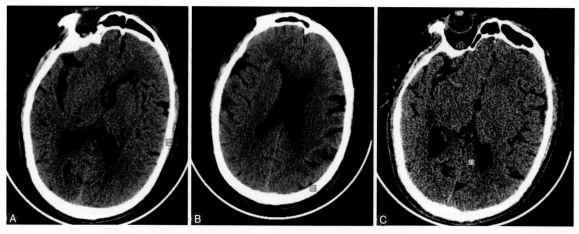

头颅CT平扫显示左侧外囊区及右侧侧脑室旁低密度影，右侧大脑中动脉密度稍增高。

图7-7-1　术前头颅CT平扫

【诊疗经过】

一、主要诊断

脑梗死（左侧大脑半球）；高血压 3 级（极高危）。

二、术前讨论

（1）结合患者右侧肢体偏瘫等临床症状及影像学表现，考虑左侧颈内动脉系责任血管，机制上考虑动脉 - 动脉栓塞及低血流动力学状态导致的栓子清除能力下降。

（2）左侧颈内动脉起始段粥样硬化斑块伴管腔重度狭窄，符合介入干预指征。

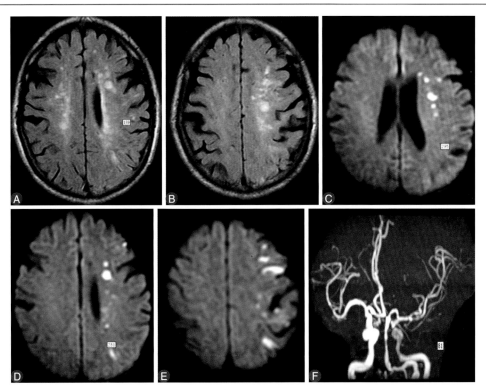

头颅核磁共振FLAIR+DWI序列（A～E）提示左侧大脑中动脉供血区皮层可见多发散在急性梗死灶，左侧大脑前动脉及左侧大脑中动脉交界区分水岭及内分水岭区域梗死。颅内MRA（F）提示双侧大脑前动脉起自右侧颈内动脉，基底动脉中、重度狭窄，左侧颈内动脉颅内段显影浅淡，血管充盈欠佳。

图7-7-2　术前头颅MRT及MRA

（3）该患者 Willis 环变异，左侧大脑前动脉 A1 段缺如，左侧颈内动脉重度狭窄导致左侧大脑半球呈低血流灌注状态，缺乏良好的 Willis 环血流一级代偿，进一步导致对应血管储备功能下降。此类患者更需关注狭窄解除后的高灌注综合征的发生。

（4）拟择期行左侧颈内动脉起始处支架植入术。

三、手术器械准备

8 F 导引导管，各类型的球囊、保护伞及支架等。

四、手术过程

（1）术中造影（图 7-7-3）：双侧颈内动脉起始部粥样硬化斑块形成伴狭窄，左侧颈内动脉狭窄约70%，右侧颈内动脉狭窄约40%，双侧大脑前动脉起自右侧颈内动脉，左侧大脑前动脉 A1 段缺如；左侧椎动脉优势，基底动脉狭窄约50%。

（2）支架植入术：该例患者颈动脉支架植入术为常规操作，具体过程在此不再赘述。支架成功植入，形态展开良好，支架后造影见图 7-7-4。保护伞撤出后发现伞内挂有少许红色血栓样物质。

（3）术后即刻发现患者运动性失语，右侧肢体活动障碍，专科查体：右上肢肌力 0 级，右下肢肌力1 级，右侧肢体疼痛刺激未见痛苦表情，右下肢巴宾斯基征阳性，NIHSS 评分 17 分。立即再次造影，脑血管造影未发现大血管闭塞，左侧颈内动脉开通较好，左侧豆纹动脉显影更加明显。

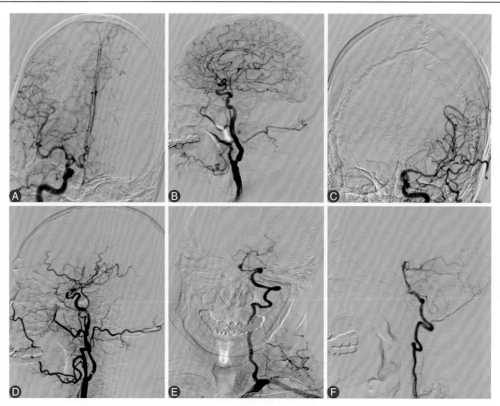

提示双侧颈内动脉起始部粥样硬化斑块形成伴狭窄，左侧颈内动脉狭窄约70%，右侧颈内动脉狭窄约40%，双侧大脑前动脉起自右侧颈内动脉，左侧大脑前动脉A1段缺如；左侧椎动脉优势，基底动脉狭窄约50%。

图7-7-3　全脑血管造影

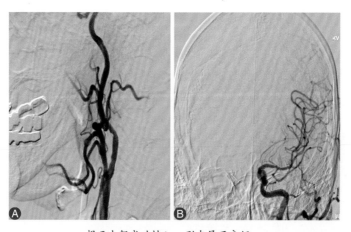

提示支架成功植入，形态展开良好。

图7-7-4　支架植入术后造影

五、术后管理

（1）立即复查头颅CT未见出血（图7-7-5），急查凝血五项：凝血酶原时间测定（PT）16.70秒；活化部分凝血活酶时间测定（APTT）26.10秒；标准化比值（INR）1.40；D-二聚体（D-Dimer）2.50 mg/L，明显增高。

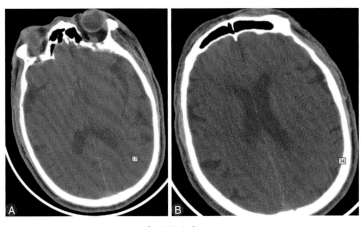

未见明确出血。

图7-7-5 术后急诊头颅CT平扫

（2）术者处理及心路历程：

1）非常庆幸患者术后CT颅内未发现出血，此时血压150/80 mmHg，术后保护伞上发现血栓，我们首先考虑术中小斑块脱落逃逸导致左侧大脑半球关键部位栓塞，首选的对策是立即尝试动脉溶栓，但此时患者家属和手术医师都犹豫了。家属认为"我爸爸行手术治疗后已经不能说话了，右侧手脚已经完全瘫痪，再次做手术可能有生命危险，不同意再次上台"，手术医师亦害怕病情进一步恶化，不愿意动脉溶栓。

2）此时凝血五项回报，凝血酶原时间测定（PT）16.70秒，活化部分凝血活酶时间测定（APTT）26.10秒，标准化比值（INR）1.40，D-二聚体（D-Dimer）2.50 mg/L，明显增高，提示新发血栓形成。根据经验，D-二聚体明显增高往往提示静脉溶栓效果较好。目前患者完全运动性失语，右侧肢体近完全瘫痪，脑血管造影未发现大血管闭塞，临床症状太重，而且发病已经半小时未见好转迹象，患方不同意上台动脉溶栓，此时不能坐以待毙，多方权衡利弊，考虑静脉溶栓获益可能性大于出血风险。征得患方同意后予以静脉溶栓治疗，溶栓过程中控制血压在（120～140）/（70～90）mmHg（因患者新发脑血栓，基底动脉中度狭窄，血压不宜过高，亦不宜过低）。阿替普酶缺药，选择尿激酶120万单位（2万单位/kg）持续静脉溶栓治疗。溶栓过程顺利，溶栓结束后患者血压159/91 mmHg，右上肢可见关节活动，右下肢可抬离床面，能发音，点头示意，但仍不能言语，NIHSS评分13分。此时我们长长地松了一口气，似乎看到了希望。

3）溶栓后患者右侧股动脉穿刺处皮肤一直渗血，逐渐增加压迫器压力，家属一直用棉签压迫皮肤穿刺点，均无效，患者逐渐烦躁起来，血压不断升高，血压高达182/96 mmHg，立即更换为乌拉地尔静脉泵入降压，10分钟后患者穿刺点皮肤出血停止，部分松解压迫器。约半小时后患者逐渐安静下来，血压控制在（120～140）/（70～90）mmHg。

4）溶栓后6小时复查头颅CT，转移途中出现头痛、全身大汗、喷射性呕吐，复查头颅CT提示左侧颞叶出血伴血肿形成，左侧额颞枕部硬膜下薄层血肿可能，细看与溶栓前头颅CT比较左侧颞叶出血和非出血区域脑沟变浅消失，脑回肿胀，提示高灌注可能（图7-7-6）。此时患者右下肢仍能抬离床面，我们的心情五味杂陈，害怕出血量增加，害怕支架内血栓形成，但又束手无策，只有默默地祈祷奇迹出现。

5）继续予以乌拉地尔控制血压，甘露醇+甘油果糖降颅内压及对症治疗，患者病情逐渐稳定，次日患者右侧肢体活动障碍明显好转，右上肢可抬离床面，右下肢可抵抗部分阻力，偶可简单对答，乌拉地尔逐渐过渡为口服缬沙坦和硝苯地平，以控制血压。

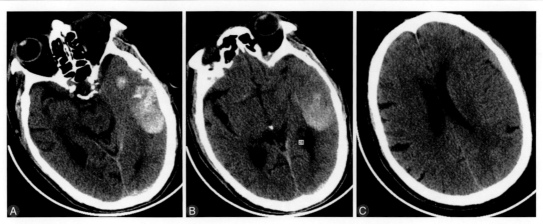

左侧颞叶皮层片状出血灶，左侧额、颞、枕部硬膜下薄层血肿可能，与溶栓前头颅CT相比，左侧颞叶出血和非出血区域脑沟变浅消失，脑回肿胀。

图7-7-6　溶栓后复查头颅CT

五、临床预后

溶栓后 15 天复查头颅 CT，发现颅内血肿已完全吸收（图 7-7-7），加用氯吡格雷抗血小板聚集，针灸，运动训练帮助肢体功能恢复，溶栓后 25 天加用阿司匹林肠溶片联合抗血小板聚集，此时患者已能简单对答，对答准确，吐词欠清，能独自下床行走，右上肢可抵抗部分阻力，好转出院。

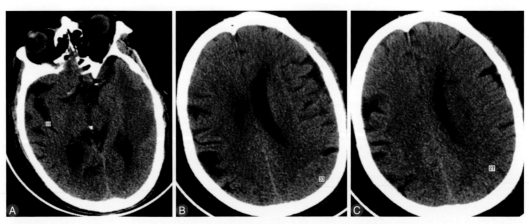

出血已完全吸收。

图7-7-7　溶栓后15天复查头颅CT

【案例述评】

本例患者左侧颈内动脉重度狭窄同时伴 Willis 环变异，并且在支架治疗后新发神经功能缺损并发症，综合判断后给予静脉溶栓，结果又发生了出血。虽然最终患者预后尚可，但病例本身值得分析、总结的地方很多：

（1）首先还是以本书的主题思想，即血管变异为第一切入点。

1)该患者的血管变异是临床相对比较常见的 Willis 环不完整的一种类型：左侧大脑前动脉 A1 段缺如，

前交通开放，双侧大脑前动脉由右侧颈内动脉供血。此种变异总体发生率为 0.2% ~ 0.4%。

2）此种变异与该患者后续发生的一系列并发症是否有关联？关联程度有多大？这是该例患者在变异方面可能会给我们的最好启示。该患者自身 Willis 环不完整，左侧颈内动脉血液完全流入左侧大脑中动脉供血系统，左侧大脑中动脉及相应的血管失去良好的一级侧支循环血流代偿，主要靠脑血流的自身调节来获得更多的血液供应，进而导致自身调节储备功能降低。左侧颈内动脉长期重度狭窄突然解除后，大量的血液突然涌入，超过了脑血流自身调节能力，导致高灌注出血。诚然，我们不能将该例患者的出血并发症完全归咎于此种变异，但是对于 Willis 环不完整的患者，需要给予更加个体化的围手术期管理，更加关注高灌注综合征的发生，在大血管病变开通后更需要严格地控制血压。我们的经验是坚持"宁低勿高"原则，在无其他部位大血管明显狭窄的情况下，可将收缩压控制在 100 ~ 110 mmHg，甚至更低，保证患者不出现缺血症状即可。

3）该患者为变异导致的 Willis 环不完整，在临床工作中，我们可能更多地会碰到由于后天病变导致的 Willis 环不完整，如左侧大脑前动脉 A1 段由于动脉粥样硬化闭塞。无论先天变异还是后天病变，导致的血管后果在血流动力学改变机制上是殊途同归的，我们也依然应该按照脑血管变异的相关机制予以同等关注。

（2）患者行支架植入术前双抗抗栓，术中全身肝素化，术后短时间内又予以足量尿激酶静脉溶栓，上述综合因素叠加也可能是此次发生出血的重要原因，溶栓药物及方式需结合当下医疗条件及患者病情综合考虑，尤其是在该患者 Willis 环不完整、高灌注风险更高的前提下，应该更加谨慎！

（3）患者静脉溶栓后股动脉穿刺处渗血明显，压迫器压力过大，压迫、疼痛也可能是患者情绪烦躁的原因之一，继而导致血压不断升高（182/96 mmHg）且持续半小时以上，可能在原有基础上进一步增加出血发生的概率。

（4）颈动脉支架目前已经是临床上比较常规的手术，操作本身也并不复杂，围术期的综合管理才是重中之重。术后手术团队与围术期管理人员的重点交接、医疗环境、患者的大小便情况、神志、心率、血压，甚至是情绪的微妙变化都需要给予额外关注，只有这样才能防微杜渐，减少或避免各类并发症的发生。

杨志进　四川省达州市大竹县人民医院

【案例 8】开窗变异的大脑中动脉取栓术 1 例

【病情摘要】

患者男性，64 岁，主诉"突发左侧肢体无力 3 小时"。

既往史：发现"心房颤动"5 年，未诊治；发现"血糖高"1 年余，不规则使用降糖药物。

专科查体：血压 131/91 mmHg，体重 71 kg。神志清楚，构音欠清，言语欠流利，对答切题，反应灵敏，查体合作，双眼球向右侧凝视，左侧鼻唇沟浅，伸舌左偏，左侧上肢近端肌力 0 级、远端肌力 0 级，左侧下肢近端肌力 3 级、远端肌力 3 级，右侧肢体肌力、肌张力正常，左侧病理征阳性，右侧病理征阴性。NIHSS 评分 12 分。发病前 mRS 分级 0 级，发病后 mRS 分级 5 级。

术前重要评估：头颅平扫 CT 图（图 7-8-1）未见明显出血及占位，右侧基底节及颞叶、顶叶可见稍低密度影，右侧大脑中动脉高密度影，ASPECT 评分 4 分；头颅 CTA 图（图 7-8-2）显示大脑中动脉起始段及远端分段血栓，右侧大脑中动脉分段血栓，右侧大脑中动脉上干、下干部分显影，远端血栓可能累及分支。CTP-RAPID 软件评估（图 7-8-3）：术前 CBF 小于 30%（核心梗死）41 mL，缺血半暗带 184 mL，错配率 4.5。心电图：快速型心房颤动，室性早搏，部分 ST-T 改变。

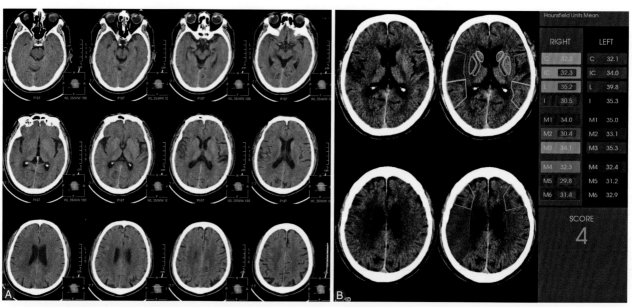

头颅平扫CT未见明显出血及占位，右侧基底节及颞叶、顶叶可见稍低密度影，右侧大脑中动脉高密度影（A）。ASPECT评分：4分（B）。

图7-8-1　术前头颅CT

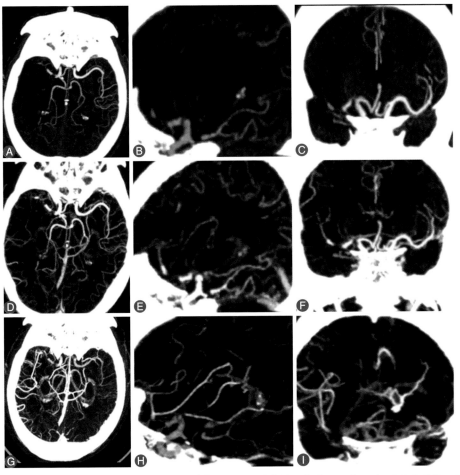

动脉早期水平位、矢状位、冠状位重建提示右侧大脑中起始段及远端分段血栓（A~C）；晚8秒的水平位、矢状位、冠状位重建提示右侧大脑中动脉分段血栓，右侧大脑中动脉上干、下干部分显影，远端血栓可能累及分支（D~F）。CTA动脉影像：右侧大脑中动脉分段血栓，血栓分布于大脑中动脉起始段及末段，并延续至下干（G~I）。

图7-8-2　术前头颅CTA

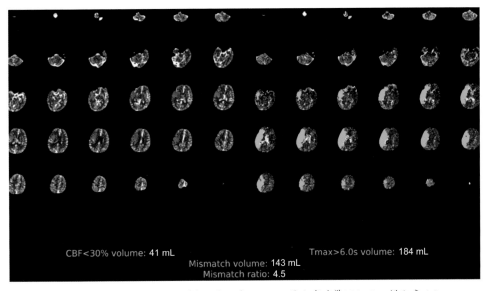

RAPID软件评估CBF小于30%（核心梗死）41 mL，缺血半暗带184 mL，错配率4.5。

图7-8-3　术前头颅CTP

第七章
临床实例解析

【诊疗经过】

一、主要诊断

①急性右侧大脑中动脉闭塞性脑梗死；②心房颤动。

二、治疗过程

予0.6 mg/kg阿替普酶静脉溶栓并桥接至血管内治疗，有急诊行血管内治疗的指征，静脉使用溶栓药（36.2 mg/h）静脉泵入，同时送导管室。

三、手术过程

（1）术前造影：在泥鳅导丝导引下将内衬4 F多功能造影导管的8 F导引导管于路径图辅助下送至右侧颈内动脉C1段并造影，提示右侧大脑中动脉起始段充盈缺损的血栓影，可见前向血流，下干血流缓慢，上干可见充盈缺损的血栓影，前向血流纤细缓慢，远端可见浅淡显影（图7-8-4）。

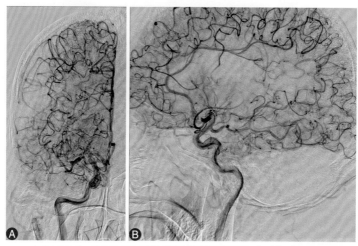

右侧颈内动脉前后位及侧位造影图显示右侧大脑中动脉起始段充盈缺损的血栓影，前向血流，下干血流缓慢，上干起始部可见充盈缺损的血栓影，前向血流纤细缓慢，远端可见浅淡显影。

图7-8-4　术前造影

（2）6 F中间导管（6 F Catalyst）直接进入右侧颈内动脉岩骨段，拟将微导管（Trevo Pro18）在微导丝（Synchro）辅助下送右侧大脑中动脉M2段，在微导丝进入右侧大脑中动脉闭塞段时造影：右侧大脑中动脉远端血栓前移至上干，下干显影（图7-8-5）。

（3）将微导管（Trevo Pro18）在微导丝（Synchro）辅助下送至右侧大脑中动脉M2段（上干），退出微导丝，微导管手推造影见右侧大脑中动脉远端显影，沿微导管送入6 mm×30 mm取栓支架至右侧大脑中动脉M2段并完全覆盖血栓段后释放，支架打开满意，造影提示右侧大脑中动脉上干显影佳，下干未显影（图7-8-6），支架释放征阴性，考虑大脑中动脉近端狭窄性闭塞伴血栓形成、血栓脱落至远端栓塞可能，予替罗非班0.5 mg静脉推注后0.4 mg/h泵入。

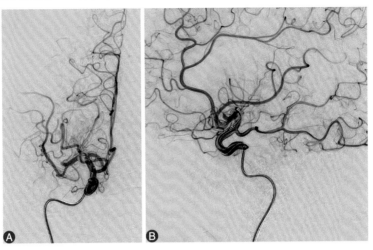

经中间导管右侧颈内动脉前后位及侧位造影图显示右侧大脑中动脉M1段起始部局部充盈缺损，右侧大脑中动脉上干起始部闭塞，远端血管未见显影，右侧大脑中动脉下干显影，考虑右侧大脑中动脉远端血栓前移至上干。

图7-8-5　术中造影

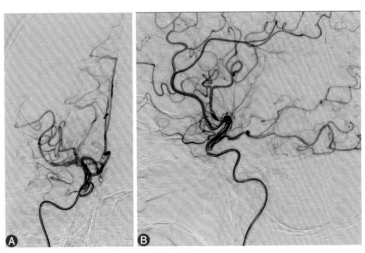

取栓支架释放后右侧颈内动脉前后位及侧位造影图显示支架打开满意，右侧大脑中动脉上干显影佳，下干未显影，支架释放征阴性。

图7-8-6　支架取栓

（4）约5分钟后予撤出中间导管、支架及微导管系统，此过程中用50 mL注射器保持负压抽吸血液，取出0.8 cm×1 cm、0.8 cm×1.2 cm大小的血栓各一枚。取栓后造影（图7-8-7）：右侧大脑中动脉完全显影，原闭塞部位完全再通，右侧大脑中动脉近端未见明显狭窄。

（5）术中思考与疑惑：为什么血栓会飘浮在大脑中动脉主干呢？飘浮血栓有两个原因：一是存在分叉部，血栓可悬挂于分叉上，不会造成责任血管的完全堵塞；二是血管壁本身有问题，动脉粥样硬化，内膜暴露，导致血栓黏附于此，目前的DSA检查并不能证实血管壁异常导致血栓黏附于此的理论。那么右侧大脑中动脉近端是否存在结构的异常呢？可行三维DSA重建来证实。

（6）三维DSA重建（图7-8-8 A）：证实右侧大脑中动脉M1段起始部存在开窗，这也解释为什么血栓会悬挂于此。右侧颈内动脉前后位造影图（图7-8-8 B）提示血流通畅。术后Dyna CT（图7-8-8 C，图7-8-8 D）提示右侧基底节及颞叶高密度影，考虑造影剂渗出可能。

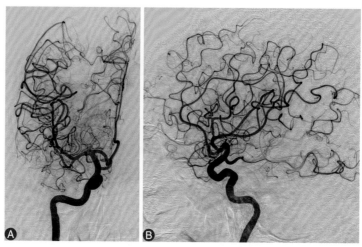

取栓后右侧颈内动脉前后位及侧位造影图显示右侧大脑中动脉完全显影，原闭塞部位完全再通，右侧大脑中动脉近端未见明显狭窄。

图7-8-7　取栓术后造影

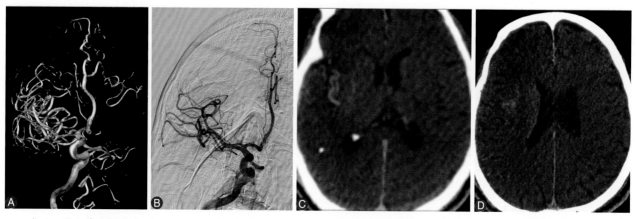

术后三维血管造影图（A）显示右侧颈内动脉及其颅内供血区域血管形态良好，未见明确狭窄及闭塞血管，右侧大脑中动脉M1段开窗变异。右侧颈内动脉前后位造影图（B）提示血流通畅，术后Dyna CT图（C、D）提示右侧基底节及颞叶高密度影，考虑造影剂渗出可能。

图7-8-8　术后三维血管造影

（7）调整替罗非班至 0.2 mg 静脉泵入，观察 30 分钟，复查脑血管造影提示血流分级好（图 7-8-9），Dyna CT 提示渗出稍有增加。

五、术后管理

（1）术后收缩压控制在 140 mmHg 以下；术后即停用替罗非班；补液及营养支持。

（2）术后即刻查体：镇静状态，双侧瞳孔等大、等圆，直径 1.5 mm，对光反射迟钝。心律绝对不齐，各瓣膜听诊区未闻及病理性杂音，神经系统查体未配合。

（3）术后 24 小时查体：神志清楚，言语流利，对答切题，左侧中枢性面舌瘫，左侧肢体肌力 4 级，右侧肢体肌力 5 级，左侧巴宾斯基征阳性。

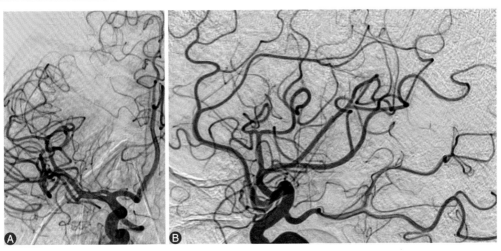

右侧颈内动脉前后位及侧位造影（血管再通后30分钟）显示右侧颈内动脉及其颅内供血区域血管形态良好，未见明确狭窄及闭塞血管，右侧大脑中动脉M1段开窗变异。右侧后交通动脉开放呈前向后供血。

图7-8-9 血管再通后30分钟造影

（4）术后24小时去碘CT（图7-8-10）：右侧基底节区、侧脑室旁高密度影，利用三物质分离技术去碘序列示病灶消失，考虑为碘剂渗出。

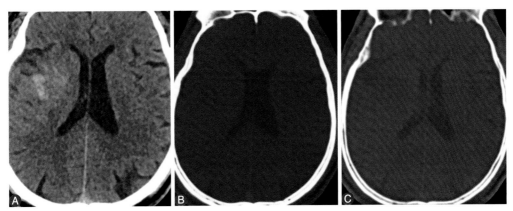

术后24小时去碘CT图（A）显示右侧基底节区、侧脑室旁高密度影；碘图（B）提示右侧基底节高密度灶；去碘CT图（C）未见高密度灶。

图7-8-10 术后24小时去碘CT

（5）术后48小时磁共振（图7-8-11）：右侧大脑中动脉供血区脑梗死伴出血转化（H2型）；MRA：双侧大脑中动脉显影对称，未见明显狭窄性病变。

（6）头颅TCD（图7-8-12）：双侧大脑中动脉血流基本对称。心脏彩超：EF值57.7%，双房增大，瓣膜性退行性病变：二尖瓣少量反流，三尖瓣中、大量反流，左室整体收缩，舒张功能未见明显异常。

（7）手术标本检查与诊断＋显微摄影（2野）＋大体摄影（脑血栓）（图7-8-13）：混合血栓（红细胞约占60%，纤维蛋白约占40%）。

（8）出院情况：患者言语功能恢复，左上肢持物稍欠稳，下肢行走正常。查体：血压107/86 mmHg，神志清楚，言语流利，左侧轻微中枢性面瘫，左上肢肌力4+级，左下肢肌力5级。出院NIHSS评分3分。出院时mRS分级1级。

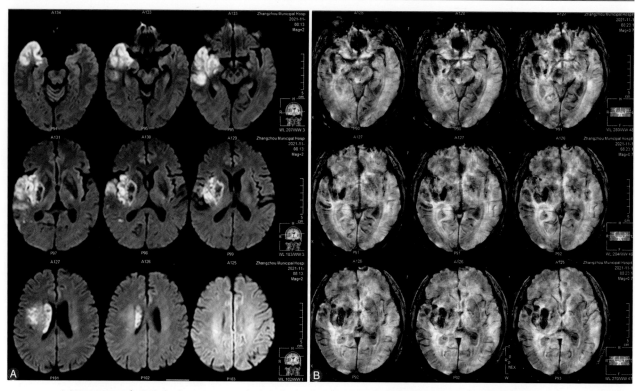

头颅MRI-DWI序列图（A）及MRI-SWI序列图（B）显示右侧大脑中动脉供血区脑梗死伴出血转化（H2型）。

图7-8-11　术后48小时头颅MRI

来　　源：	住院	申请科室：	神内介入科	申请医生：	易婷玉

仪器设备：　EPIQ5C(门诊11楼)　　　　检查部位：　经颅多谱勒血管彩超(颅内及椎动脉)
临床诊断：　急性脑梗塞

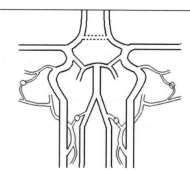

检查影像：

检查所见：
床旁探查：11.16　17：40
右侧大脑中动脉经皮颅内动脉取栓术后
探查过程中患者频发心律不齐
双侧大脑中动脉血流速度基本对称，峰值流速：80cm/s（右侧）、85cm/s（左侧），均值流速：48cm/s（右侧）、54cm/s（左侧），PI：左侧1.05、右侧0.90，频谱形态正常。
双侧颈内动脉终末段血流速度对称，频谱形态正常。
双侧大脑前动脉、后动脉血流速度及频谱形态均正常。
双侧眼动脉血流速度及频谱形态均正常。
双侧颈内动脉虹吸段血流速度及频谱形态均正常。
双侧椎动脉颅内段–基底动脉血流速度及频谱形态均正常。

检查提示：
右侧大脑中动脉经皮颅内动脉取栓术后
双侧大脑中动脉血流基本对称

头颅TCD报告显示双侧大脑中动脉血流基本对称。

图7-8-12　术后头颅TCD

送检医院：本院　　　　送检医生：易婷玉　　　　送检科室:神内介入科一

临床诊断：急性脑梗塞；

肉眼所见：

脑血栓：送检灰红碎组织大小0.5cm×0.5cm×0.3cm，全部取材制片。

光镜所见（附图）：

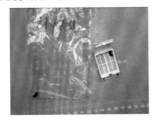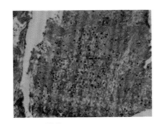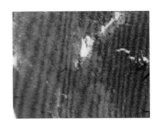

染色：HE 10×10

病理诊断：

（脑血栓）：混合血栓（红细胞约占60%，纤维蛋白约占40%）。

血栓病理标本报告提示混合血栓（红细胞约占60%，纤维蛋白约占40%）。

图7-8-13　血栓病理

（9）最终诊断：①急性右侧大脑中动脉栓塞引起的脑梗死（伴出血转化 TOAST：心源性栓塞型）；②右侧大脑中动脉闭塞；③老年性心脏瓣膜病（三尖瓣中、大量反流），双心房扩大，心律失常（快速型心房颤动），心功能不全；④糖尿病（2型可能）。

【案例述评】

一、术者体会

（1）大脑中动脉解剖变异有双重大脑中动脉，副大脑中动脉，大脑中动脉 M1 段发出单干、三干、四干、早分叉，开窗畸形。其中开窗畸形为一根血管分成两个独立的管腔，有独立的内膜、外膜结构（图 7-8-14）。

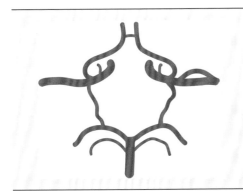

主动脉弓前后位造影图显示双侧颈总动脉及右侧锁骨下动脉共同开口并起始于主动脉弓。

图7-8-14　大脑中动脉开窗变异示意

（2）开窗畸形与临床：

1）开窗部位血流动力学的改变可能引发动脉粥样硬化，并且开窗的两个通道的管径差异可能会通过形成速度梯度而增加血栓形成的风险，从而导致较小管径中的血液流速变慢。

2）开窗畸形影响了分叉部位的血流，产生了血流动力学紊乱，导致了内皮下的改变，并由于血流冲击力造成了血管壁中膜损害，可能导致动脉瘤的形成。同时，因为开窗部位的动脉壁结构薄弱，使血管壁更易于破裂，导致蛛网膜下腔出血，现在开窗畸形也被认为是潜在的蛛网膜下腔出血的原因之一。

3）开窗畸形存在时如遇到栓塞性缺血性脑卒中，有分割和切断血栓、致部分栓子远端移位及部分栓子漂浮可能。取栓时正确进入血栓漂浮段的管腔方能取出栓子，临床需注意此点意义。

（3）在大脑中动脉 M1 远端发生的闭塞通常为狭窄模式及栓塞模式。狭窄模式血栓负荷量少，栓塞模式血栓负荷量大，可以通过支架释放征大致鉴别。常认为支架释放征阴性者的闭塞性质为栓塞性，阳性者闭塞性质为狭窄性。

二、专家点评

（1）颅内动脉开窗畸形是不常见的血管变异，其发生率为 0.7% ~ 28%，其好发部位是椎 - 基底动脉系统及大脑前动脉，大脑中动脉开窗相对少见，发生率约 0.7%。当变异侧合并血管完全闭塞时，给临床医师对病变性质的判断和治疗决策的制定带来极大的挑战。

（2）正确认识颅内外动脉主干飘浮血栓（图 7-8-15）。从血流动力学的角度来说，栓子会随着心脏搏动，在合适的血管直径处停止并完全堵塞血管，但 2 种情况可能会导致飘浮血栓的出现：①血管壁动脉粥样硬化，内膜暴露，导致血栓黏附在血管壁，如颈动脉飘浮血栓；②碰到分叉，血栓悬挂在血管分叉处。所以临床上碰到血栓漂浮时要多思考一下，开窗变异其实也是变异导致的一种特殊类型分叉。

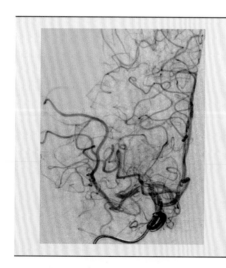

右侧大脑中动脉M1段狭窄，可疑血栓黏附，远端血管及大脑前动脉显影正常。

图7-8-15　血栓飘浮

（3）正确认识此患者的支架释放效应。所谓的支架释放效应阴性，是指大脑中动脉远端闭塞，当支架释放时，出现上干或下干其中一干缺如，提示病变为栓塞，且血栓位于分叉部（图 7-8-16）。此患者术前 DSA 提示下干通畅，上干闭塞，当微导管通过近端病变置于上干，支架释放后出现下干闭塞，考虑可能是微导管通过近端病变时将近端的血栓推送至了分叉部。

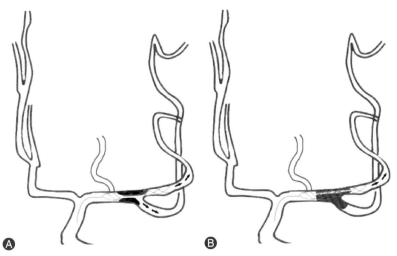

支架释放后，大脑中动脉上下干均显影提示闭塞合并原位狭窄可能性大（A）。支架释放后，大脑中动脉上干显影提示血栓栓塞可能性大（B）。

图7-8-16 支架释放效应

撰写：易婷玉 福建省漳州市医院
点评：陈文伙 福建省漳州市医院

【案例 9】左侧颈总动脉起源变异的大脑中动脉开通术 1 例

【病情摘要】

患者男性，66 岁，主诉"突发言语不利 18 小时"入院。

既往史：既往体健，否认高血压、糖尿病等脑卒中危险因素相关病史。

专科查体：血压 132/92 mmHg。神志清楚，构音欠清，不全运动性失语，双侧口角对称，伸舌偏右，右侧上、下肢肌力 4 级，左侧肢体肌力 5 级，四肢肌张力正常，共济运动及深浅感觉无异常，右侧巴宾斯基征阳性。NIHSS 评分 5 分。发病前 mRS 分级 0 级，发病后 2 级。

术前重要评估：急诊头颅 CT 平扫（图 7-9-1）左侧颞叶及基底节区脑组织稍肿胀，脑沟略变浅；ASPECT 评分 9 分（图 7-9-2）。头颈部 CTA（图 7-9-3）提示动脉早期左侧大脑中动脉 M1 段远端闭塞，动脉晚期血液逆流至左侧大脑中动脉分叉部。颈部 CTA 重建（图 7-9-4）显示左侧颈总动脉起始于升主动脉前壁，左侧锁骨下动脉起始于降主动脉，降主动脉位于右侧胸腔。头颅 CTP（图 7-9-5）提示核心梗死 6 mL，缺血半暗带 50 mL，不匹配值 9.3。头颅 MRI 影像检查（图 7-9-6）提示颅内多发缺血梗死灶，左侧脑室旁及颞叶、顶叶可见散在急性梗死灶；SWI 序列未见微出血灶；头颅 MRA 提示左侧大脑中动脉 M1 段远端闭塞。

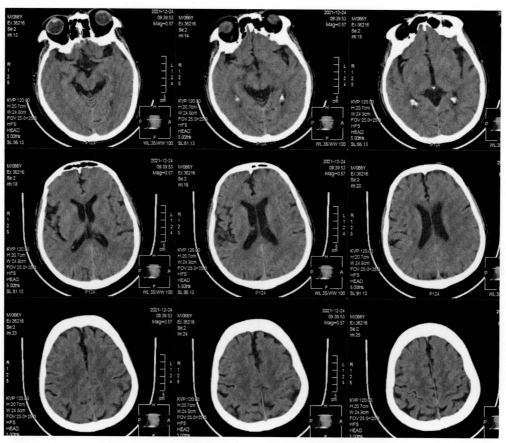

急诊头颅CT显示左侧颞叶及基底节区脑组织稍肿胀，脑沟略变浅。

图 7-9-1　术前头颅 CT

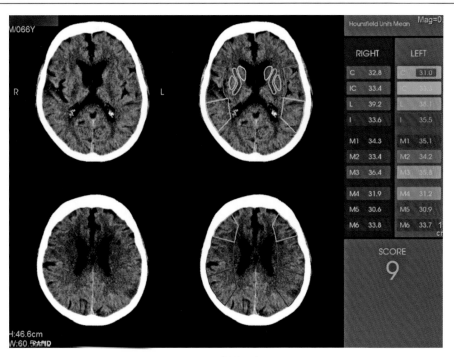

ASPECT评分9分。

图7-9-2　术前头颅CT

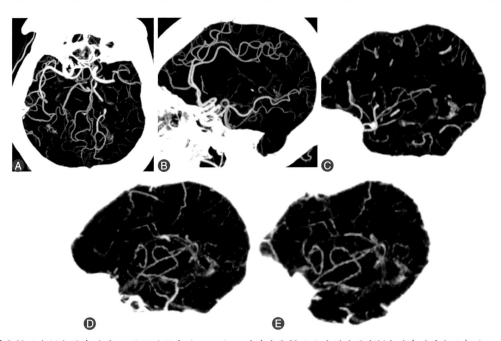

动脉早期提示左侧大脑中动脉M1段远端闭塞（A、B）。动脉晚期提示血液逆流至左侧大脑中动脉分叉部（C～E）。

图7-9-3　术前头颅CTP

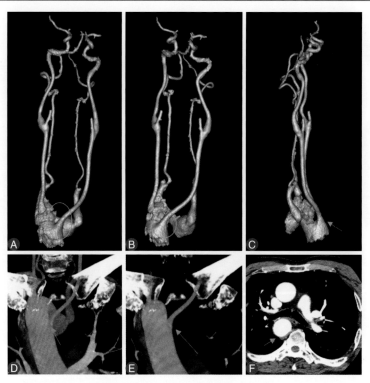

左侧颈总动脉起始于升主动脉前壁，左侧锁骨下动脉起始于降主动脉，降主动脉位于右侧胸腔。

图7-9-4　术前头颅CTA

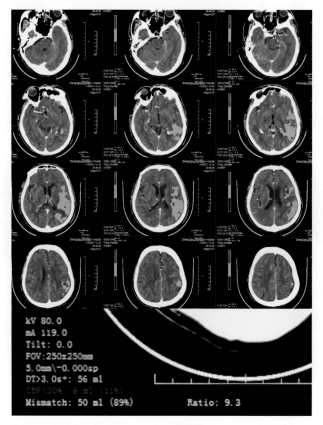

头颅CTP提示核心梗死6 mL，缺血半暗带50 mL，不匹配值9.3。

图7-9-5　术前头颅CTP

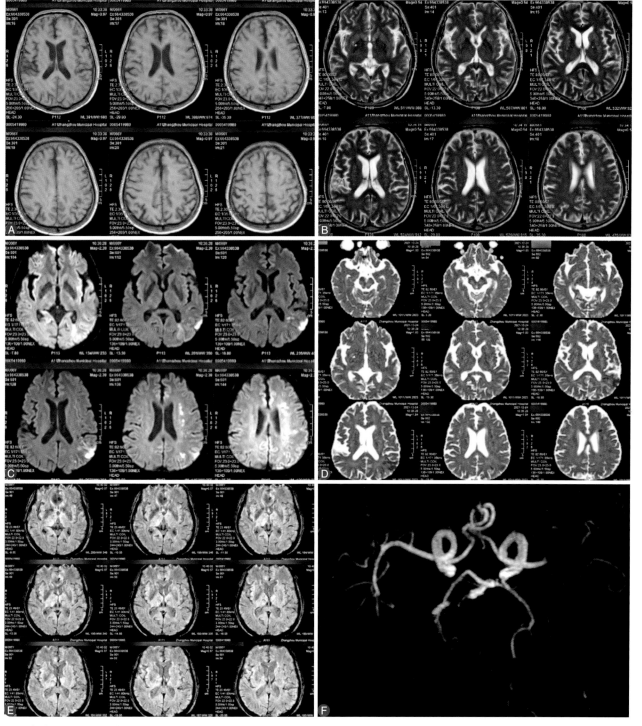

　　急诊头颅MRI T1序列（A）；T2序列（B）提示颅内多发缺血、梗死灶；DWI序列（C）显示左侧脑室旁及颞叶、顶叶部
分病灶呈高信号；ADC序列（D）显示左侧脑室旁及颞叶、顶叶部分高信号病灶伴反转低信号；SWI序列（E）未见微出
血灶。MRA（F）提示左侧大脑中动脉M1段远端闭塞。

图7-9-6 术前头颅MRI

【诊疗经过】

一、主要诊断

急性脑梗死；左侧大脑中动脉闭塞。

二、术前讨论

（1）该患者明确左侧大脑中动脉闭塞，多模影像评估符合急诊开通指征。

（2）患者存在左侧颈总动脉起源位置异常变异，快速解决入路通路问题可能是该手术成功的关键，术中需特别关注，并备好相关材料。

（3）手术路径仍先在常规局麻下经股动脉穿刺，以材料和交换技术等实现路径建立，特殊情况下经桡动脉、颈动脉等。

（4）拟急诊行经股动脉穿刺左侧大脑中动脉闭塞开通术。

三、手术器械准备

6 F Neuron MAX 长鞘、4 F MPA、5 F 椎管、V18 导丝、泥鳅导丝（260 cm）、6 F Catalyst、Plus 微导管、Synchro-14 微导丝（2 m）、Solitaire AB 4 mm × 20 mm 支架。

四、手术过程

（1）术中造影（图 7-9-7）：右侧颈内动脉及其分支未见明显异常；左侧大脑中动脉上干闭塞，左侧见胚胎型大脑后动脉。

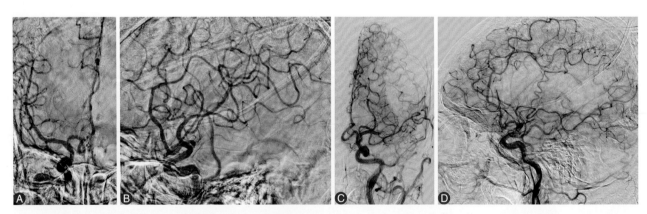

右侧颈内动脉造影正、侧位图（A、B）显示右侧颈内动脉及其分支未见明显异常；左侧颈内动脉造影正、侧位图（C、D）显示左侧大脑中动脉上干闭塞，左侧见胚胎型大脑后动脉。

图7-9-7　术中造影

（2）具体步骤：

1）短泥鳅导丝前端塑一个较大的弧度弯，然后缓慢调整，最终超选至左侧颈总动脉开口，将泥鳅导丝送至左侧颈外动脉，逐渐跟进 5 F 椎管到颈总动脉远端，可见最后 5 F 椎管在弓上位置呈现一 360 度弯曲（图 7-9-8）。

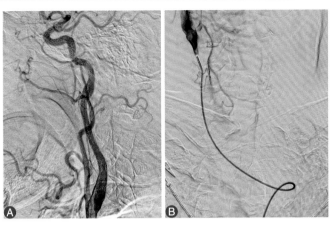

左侧颈总动脉造影侧位图（A）及左侧颈总动脉造影斜位图（B）显示右侧颈内动脉未见明显狭窄病变或畸形。

图7-9-8　术中造影

2）将 260 cm 的长泥鳅导丝沿椎管送至颈外动脉，通过交换技术，交换出 5 F 椎管，再沿长泥鳅导丝将 6 F Neuron Max 内衬 4 F 多功能管送入，送至主动脉弓处无法继续跟进（图 7-9-9）。

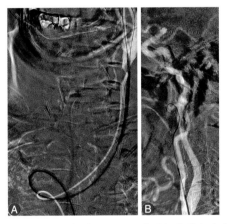

6 F Neuron Max头端到达位置（A），260 cm长泥鳅导丝头端到达位置（B）。

图7-9-9　术中造影

3）因 Neuron Max 到达主动脉弓时张力过大，加用 V18 加硬导丝加强支撑（图 7-9-10）。

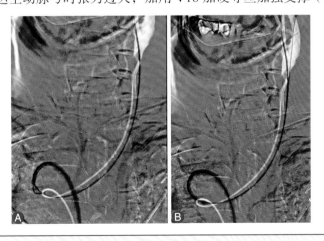

图7-9-10　V18加硬导丝位置

4）在长泥鳅导丝及 V18 加硬导丝的支撑下，将 Neuron Max 缓慢推送至左侧颈内动脉 C1 段远端。再次复查造影提示左侧大脑中动脉 M1 段远端闭塞，断端圆钝，左侧大脑前动脉及大脑后动脉通过脑膜支代偿大脑中动脉供血区（图 7-9-11）。

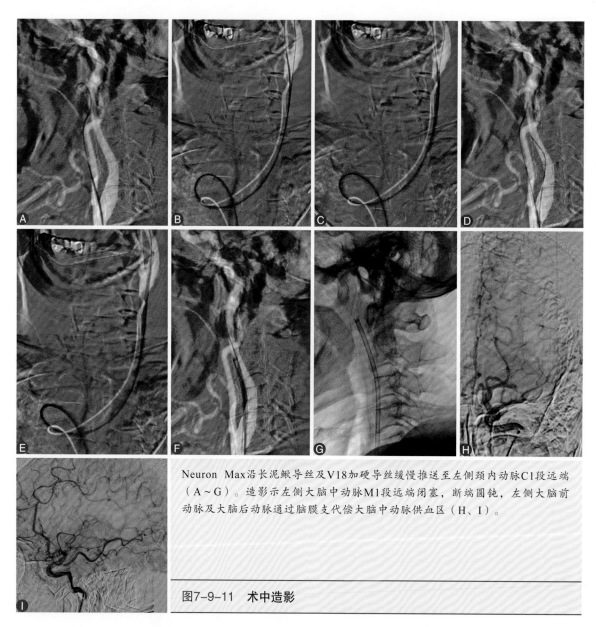

Neuron Max 沿长泥鳅导丝及 V18 加硬导丝缓慢推送至左侧颈内动脉 C1 段远端（A～G）。造影示左侧大脑中动脉 M1 段远端闭塞，断端圆钝，左侧大脑前动脉及大脑后动脉通过脑膜支代偿大脑中动脉供血区（H、I）。

图 7-9-11　术中造影

5）在路径图下，以 6 F Catalyst 中间导管支撑，Synchro-14 微导丝带着 Plus 微导管通过闭塞段，超选至上干近端，可见中间导管在颈内动脉末段形成一 360 度弯曲（图 7-9-12）。

6）Plus 微导管到位后，回抽有回血，确认在真腔，将 4 mm×20 mm 取栓支架送到位，覆盖血栓后释放支架（图 7-9-13）。

7）支架释放后造影，支架展开不良，远端各分支血管显影，血流通畅，支架释放效应阳性，考虑狭窄性栓塞，予替罗非班 0.5 mg iv，0.4 mg/h 泵入（图 7-9-14）。

8）观察 10 分钟后造影示狭窄变得严重，远端血流速度趋缓，考虑合并血栓形成，决定取栓（图 7-9-15）。

9）抽拉结合进行取栓，取出两块淡红色血栓，最大约 1 mm×1 mm×1.5 mm；支架取栓后造影示远端血流明显改善，狭窄段可见内膜征，考虑夹层（图 7-9-16）。

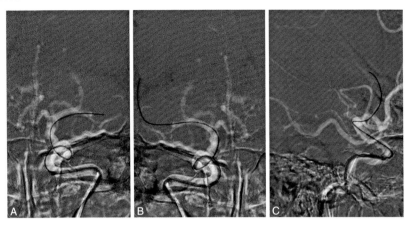

6 F Catalyst中间导管支撑下，Synchro-14微导丝带着Plus微导管通过闭塞段，超选至上干近端的过程。

图7-9-12 术中造影

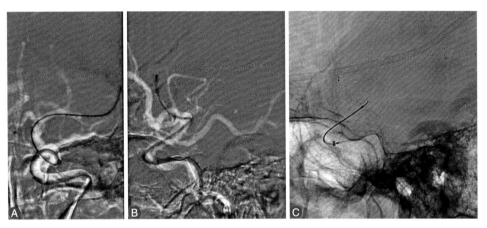

Plus微导管到位（A）；回抽有回血，确认在真腔（B）；4 mm×20 mm取栓支架到位、释放（C）。

图7-9-13 术中造影

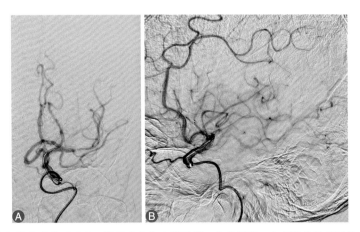

支架释放后展开不良，远端各分支血管显影，血流通畅，支架释放效应阳性。

图7-9-14 支架释放

第七章
临床实例解析

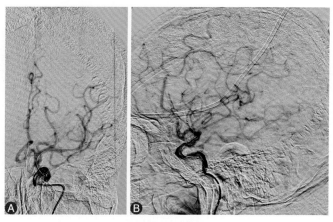

造影示狭窄变得严重，支架中段局部"泛白"，远端血流速度趋缓。

图7-9-15　术中造影

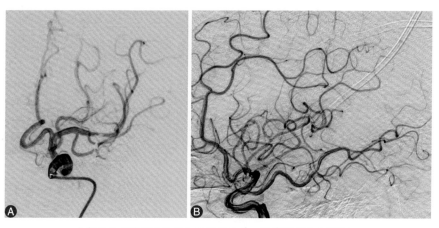

支架取栓后造影示远端血流明显改善，狭窄段可见内膜征。

图7-9-16　支架取栓后造影

10）5分钟后造影，内膜征较前明显，动脉内给予替罗非班 0.1 mg，以 9 mL/h 泵入（图 7-9-17）。

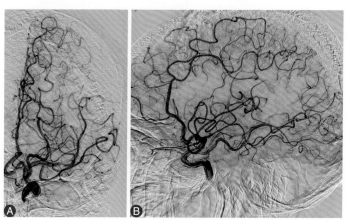

造影示内膜征较前稍明显。

图7-9-17　术中造影

11）继续观察 5 分钟后造影血栓负荷进一步加重（图 7-9-18 ）。

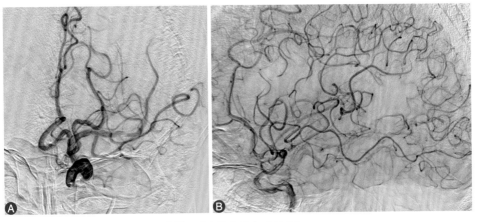

造影示原血栓处更加"泛白"。

图7-9-18　术中造影

12）观察 10 分钟后造影示夹层处血管管腔紊乱，决定予支架挤压夹层（图 7-9-19 ）。

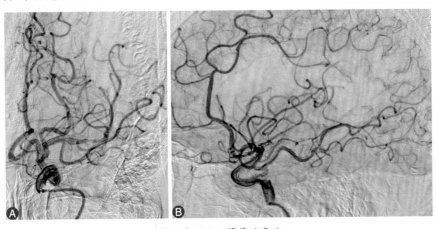

造影示夹层处血管管腔紊乱。

图7-9-19　术中造影

13）再次支架到位，造影示前向血流通畅，近端狭窄有所改善（图 7-9-20 ）。

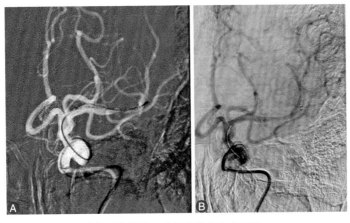

支架到位释放，造影示前向血流通畅。

图7-9-20　再次释放支架

14）支架保持在位，观察 5 分钟，再次造影示血流改善，狭窄减轻（图 7-9-21）。

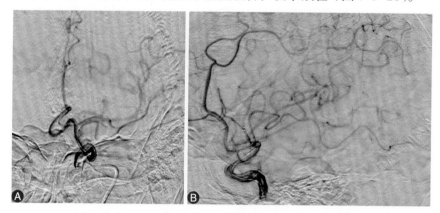

支架保持在位，观察5分钟，再次造影示血流改善，狭窄减轻。

图7-9-21　术中造影

15）观察 10 分钟后造影，前向血流通畅，局部狭窄明显改善，用 Plus 微导管回收取栓支架，再次造影示前向血流通畅（图 7-9-22）。

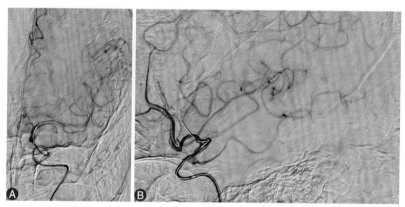

观察10分钟，回收取栓支架后造影提示前向血流通畅，局部狭窄明显改善。

图7-9-22　术中造影

16）观察 7 分钟后再次造影（图 7-9-23）：左侧大脑中动脉中段中、重度狭窄，微导丝位于大脑中动脉 M2 段。

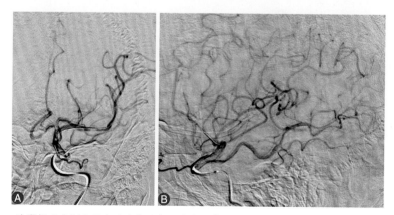

造影提示左侧大脑中动脉中段中、重度狭窄，微导丝位于大脑中动脉M2段。

图7-9-23　术中造影

17）再次观察 15 分钟后回撤导丝造影，狭窄段内膜征消失，局部中度狭窄，远端血流通畅，TICI 分级 3 级（图 7-9-24）。

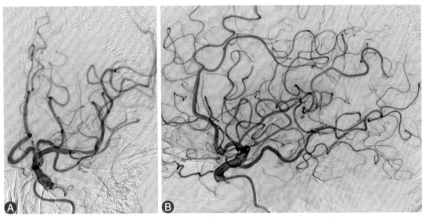

狭窄段内膜征消失，局部中度狭窄，远端血流通畅，TICI分级3级。

图7-9-24　术中造影

18）术后 Dyna CT 未见明确出血（图 7-9-25）。

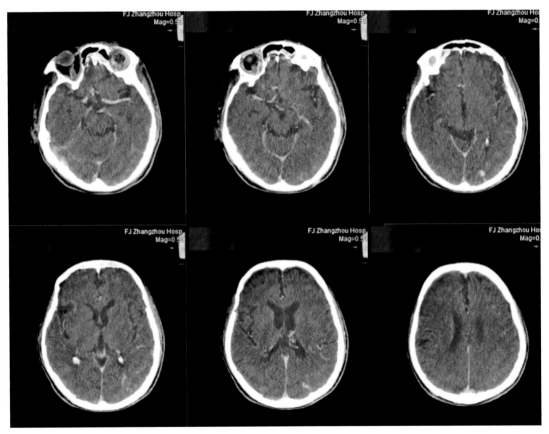

Dyna CT未见明确出血。

图7-9-25　术后Dyna CT

19）最终造影，前向血流 TICI 分级 3 级，结束手术（图 7-9-26）。

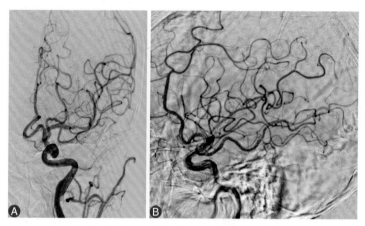

血管局部轻度狭窄，前向血流 TICI 分级 3 级。

图7-9-26　最终造影

五、术后管理

（1）收缩压控制在 140 mmHg 以下，替罗非班 0.45 mg/h 泵入。

（2）神经影像学复查具体如下：头颅 CT（图 7-9-27）、头颅 MRI（图 7-9-28）及 CTA（图 7-9-29）：
左侧脑室旁，颞叶、顶叶急性梗死；左侧大脑中动脉 M1 远端管腔修复良好，前向血流通畅；未见微出血
灶；左侧大脑半球下干供血区高灌注。

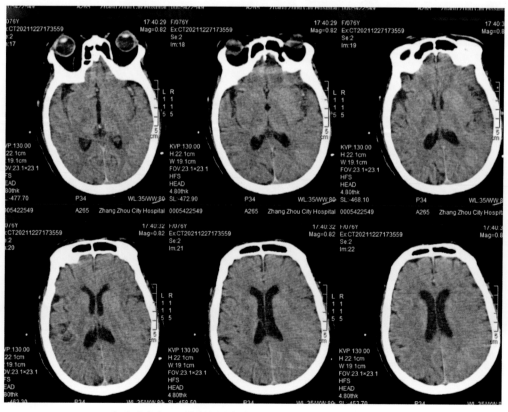

未见明确出血；左侧大脑半球脑组织稍肿胀，脑沟稍变浅。

图7-9-27　术后头颅CT

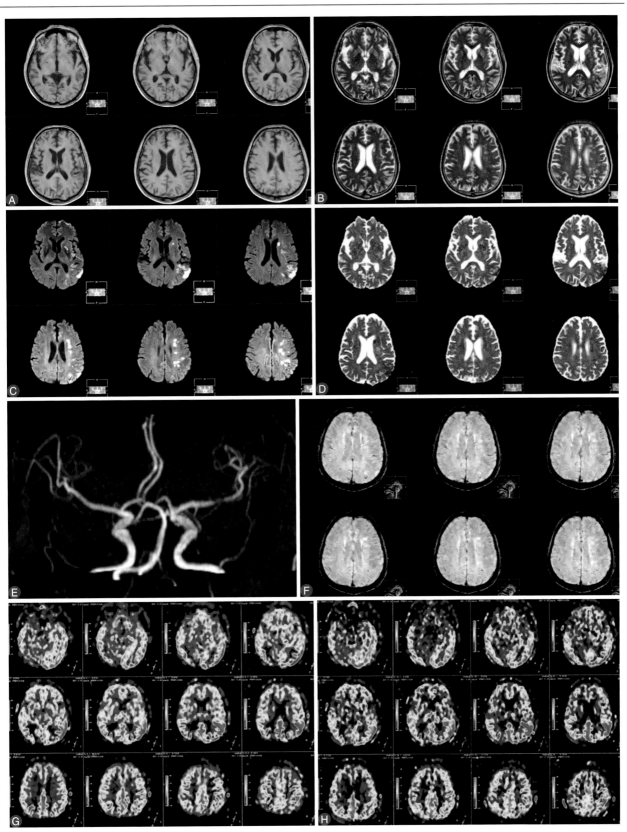

头颅MRI：T1序列（A）；T2序列（B）；DWI序列（C）提示尾状核头新发梗死，外侧豆纹动脉受累；ADC序列（D）提示左侧脑室旁，颞叶、顶叶急性梗死；术后MRA（E）提示左侧大脑中动脉M1远端管腔修复良好，前向血流通畅；SWI序列（F）未见微出血灶；1800 s和2500 s的ASL（G、H）提示左侧大脑半球下干供血区高灌注。

图7-9-28　术后头颅MRI

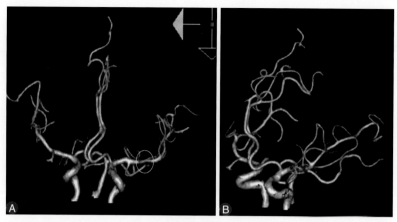

原血管狭窄处管腔轻度狭窄。

图7-9-29　术后头颅CTA

（3）心脏彩超：瓣膜性退行性病变；三尖瓣少量反流；左室整体收缩及舒张功能无明显异常。

六、出院情况

NIHSS 评分 0 分，mRS 分级 0 级。

【案例述评】

此病例为左侧颈总动脉起源变异的大脑中动脉开通术，弓的变异多种多样，为手术通路的建立带来了挑战。对于急诊手术病例，目前并非所有患者术前都完善了头颅 CTA 检查，能够提前了解到弓变异的存在。在某些特殊情况下，为了快速明确责任血管，某些中心甚至可能省略了主动脉弓造影这个步骤。术前血管评估不完善和快速进行术中造影都可能为此类患者带来极其痛苦的经历。该病例在以下几个方面给予我们很好的启示。

（1）术前头颅 CTA 检查等完善的血管评估，对取栓患者至关重要，无论是在明确闭塞部位、病变性质、闭塞长度、血栓负荷等方面，还是在了解侧支循环、弓形路径、主动脉弓变异等方面均可提供很大帮助。可有效帮助术者提前制定最佳路径策略，选择手里的最佳利器，快速建立通路并进行血管内治疗。

该患者术前 CTA 已经明确显示左侧颈总动脉起源于升主动脉前壁，这使得术者提前确定好了路径建立方法：泥鳅导丝塑大弯后成功超选入颈动脉，将 5 F 椎管成功送至颈总动脉末端，通过交换技术，使用长泥鳅导丝交换出 5 F 椎管，再沿长泥鳅导丝将 6 F Neuron Max 内衬 4 F 多功能管，再用 V18 导丝加强支撑，最终在较短时间内将 Neuron Max 送至颈内动脉 C1 段远端，为手术成功奠定了基础。

（2）该患者虽然左侧颈总动脉起源变异，万幸弓形及其他血管并无过度迂曲，否则手术将面临更大调整。如在变异、路径迂曲等多重因素叠加的情况下，术者上述路径建立策略未必能成功，可能还需要提前做好其他应对策略，甚至是做好颈动脉穿刺的准备。

（3）当取栓遇到颅内动脉粥样硬化性狭窄（intracranial atherosclerotic stenosis，ICAS）时，判断病变性质是关键，术中可以通过"微导管首过效应"来帮助我们判断病变性质，为取栓策略指明方向；当确定 ICAS 时，在不确定狭窄是否合并血栓的情况下，可以先在病变处释放支架，使用替罗非班进行有效的抗栓治疗，观察一段时间后，通过造影观察闭塞处血管形态、血流情况等来判断血栓负荷情况，决定下一步是否进行支架取栓。

（4）该例患者治疗经验告诉我们：支架取栓后夹层形成，经抗栓药物积极处理仍无法有效改善时，通过取栓支架的释放、挤压、回收，并同时加强抗栓处理，不失为一种有效方法。

（5）急诊取栓遇到 ICAS 时，如能维持良好的前向血流，尤其是在术前药物等准备不够充分的情况下，也可不必急于行急诊血管成形 + 支架置入术。

易婷玉　福建省漳州市医院

【案例 10】合并永存寰前节间动脉的基底动脉闭塞取栓术 1 例

【病情摘要】

患者女性，68 岁，主诉"意识不清 1 小时"急诊入院。患者入院 1 小时前无明显诱因突发意识不清，呼之不应，伴恶心、呕吐，呕吐物为胃内容物。无肢体抽搐及尿、便失禁等。

既往史：风湿性心脏病、糖尿病数年，未规律用药。

专科查体：体温 36.5 ℃，脉搏 108 次 / 分，呼吸 21 次 / 分，血压 166/106 mmHg，心律绝对不齐，昏迷状态，格拉斯哥昏迷指数（glasgow coma scale，GCS）评分 4 分，双侧瞳孔直径 3.0 mm，对光反射迟钝，双侧巴宾斯基征阳性。

术前重要评估：急查即刻血糖：16.1 mmol/L；心电图：心房纤颤；头颅 CT 平扫：基底动脉高密度影（图 7-10-1）。

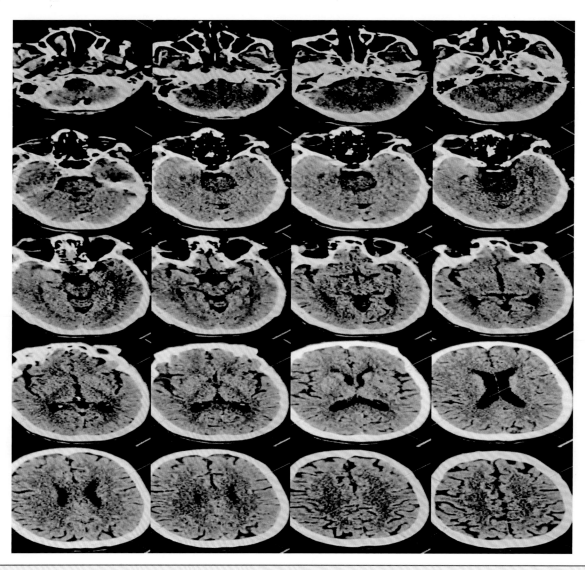

图7-10-1　术前头颅CT示基底动脉高密度影

【诊疗经过】

一、主要诊断

急性缺血性脑血管病（基底动脉栓塞？ ）；风湿性心脏病；心房纤颤。

二、急诊处理

（1）患者呼吸不稳定，氧饱和度进行性下降（99% 下降至 70%），立即全身麻醉，气管插管。

（2）阿替普酶 45 mg 静脉溶栓。

（3）甘露醇脱水降颅压等。

三、术前讨论

（1）综合症状、体征及影像学，首先考虑基底动脉闭塞（栓塞可能性大），患者病情危重，死亡率极高，及时开通血管有利于挽救生命并争取更好的临床结局。

（2）基底动脉栓塞开通，一般首先采取抽吸的方法，根据情况适时支架补救或多种措施并举。

（3）拟行基底动脉闭塞（栓塞可能）取栓术。

四、手术器械准备

8 F 导引导管、取栓导管（React™ 71 Catheter）、微导管（Catheter，Rebar™-18，2.4 F）、微导丝（Avigo™，0.014″ ，205 cm）、取栓支架（6 mm × 30 mm）。

五、手术过程

（1）术中造影（图 7-10-2）：I 型主动脉弓，右侧颈内动脉起始部闭塞，右侧颈外动脉通过眼动脉向右侧颈内动脉少量供血。前交通动脉开放，左侧颈内动脉系统通过开放的前交通动脉向右侧大脑前动脉及大脑中动脉供血。双侧椎动脉纤细。

（2）术者思考：

1）现象：术前根据患者临床表现和头颅 CT 结果，临床确诊为基底动脉栓塞。前循环造影：右侧颈内动脉闭塞，眼动脉逆向血流显影颈内动脉眼段以远，左侧颈总动脉造影显示前交通动脉开放，考虑右侧颈内动脉既往闭塞，与此次发病无关。后循环造影：双侧椎动脉纤细，前向血流缓慢，未见基底动脉显影。

2）探索：为明确基底动脉情况，微导丝引导微导管经 5 F 造影管超选入左椎动脉 V4 段，微导管造影示基底动脉闭塞，右侧存在一支粗大血管，右侧颈总动脉逆向显影（图 7-10-3）。

3）明确：该患者存在一支沟通前、后循环的粗大动脉，应该是头颈部动脉发育异常。为明确诊断，5 F 造影导管超选到右侧颈内动脉进行造影，结果证实沟通前、后循环的粗大血管是从颈内动脉发出，是一个永存寰前节间动脉（图 7-10-4）。

4）策略：永存寰前节间动脉变异的患者，在取栓或支架过程中应格外注意保护另一支正常血管，避免栓子逃逸等额外事件发生。该患者右侧颈内动脉起始处闭塞（此处综合判断为慢性闭塞，非此次同时发生的栓塞病变），反而避开了在进行基底动脉取栓时发生同侧颈内动脉栓塞的风险。因此可以采取经股动

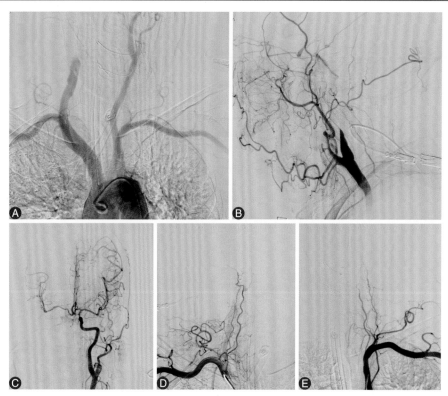

主动脉弓造影（A）显示 I 型主动脉弓。右侧颈总动脉侧位造影（B）显示右侧颈内动脉起始处闭塞，呈火焰征，右侧颈外动脉通过眼动脉向右侧颈内动脉少量供血。左侧颈总动脉正位造影（C）显示前交通动脉开放，左侧颈内动脉系统通过开放的前交通动脉向右侧大脑前动脉及大脑中动脉供血。双侧锁骨下动脉造影（D、E）显示双侧椎动脉纤细，未见基底动脉显影。

图7-10-2　术中造影

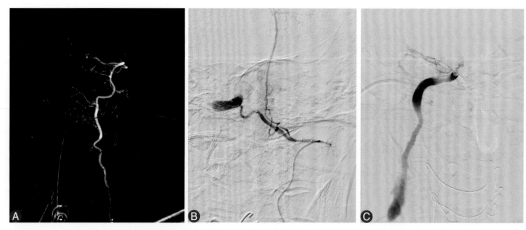

微导管椎动脉 V2 段超选造影（A）显示左侧椎动脉纤细，向颅内供血。微导管椎动脉 V4 段超选造影（B）示基底动脉粗大并闭塞。微导管椎动脉 V4 段超选造影（C）显示右侧存在一支粗大的血管，逆向显影发现该血管与右侧颈总动脉相连。

图7-10-3　术中造影

脉 - 颈总动脉 - 基底动脉的取栓路径。

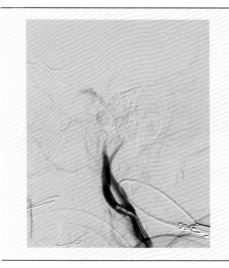

显示永存寰前节间动脉存在，右侧颈总动脉通过永存寰前节间动脉向基地动脉供血。

图7-10-4　右侧颈内动脉超选造影

（3）具体操作：

1）8 F 导引导管头端置于右侧颈总动脉远端（图 7-10-5 A）。

2）取栓导管（React™ 71 Catheter）头端越过右侧颈内动脉开口进入原始寰前节间动脉（图 7-10-5 B）。

3）微导管越过基底动脉远端至大脑后动脉，造影示位于血管真腔内（图 7-10-5 C）。

4）取栓支架（6 mm × 30 mm）抽吸结合，总共取栓 3 次，取出多枚质硬血栓，基底动脉再通良好，沟通前、后循环的永存寰前节间动脉完整显示（图 7-10-5 D ~ 图 7-10-5 F）。

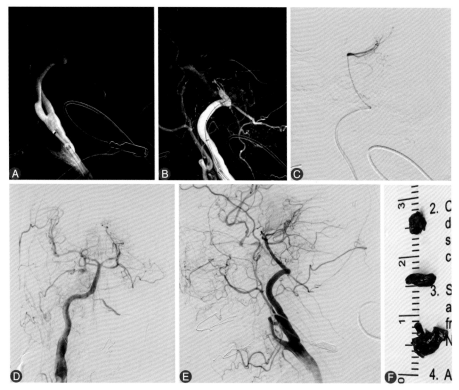

8 F导引导管+取栓导管路径图下前进（A）。取栓导管造影明确血栓情况（B）。微导管到位超选远端血管通畅（C）。取栓3次后基底动脉完全再通，mTICI分级3级，沟通前、后循环的永存寰前节间动脉完整显示，同时右侧后交通动脉开放（D、E）。取出来的多枚质硬栓子（F）。

图7-10-5　取栓过程

六、术后管理及预后

（1）继续全身麻醉，呼吸机辅助通气，氧饱和度 95%；双侧瞳孔直径 2.0 mm，颈部软。

（2）继续加强脱水、脑保护治疗。

（3）严格控制血压在 120 ~ 110/70 ~ 60 mmHg。

（4）术后 6 小时，瞳孔散大，停用麻醉药物后未成功苏醒，家属放弃治疗。

【案例述评】

该病例存在右侧永存寰前节间动脉变异，同时右侧颈内动脉起始处闭塞，给临床定位、手术操作及患者预后等都带来了明显影响，主要有以下几点启发。

（1）术前根据患者临床表现、既往史、头颅 CT 平扫等结果，考虑基底动脉栓塞，理论上是毫无问题的，术者也按照常规思路准备实施基底动脉取栓术。但常规造影后循环仅显示双侧椎动脉纤细，与术前的预判相去甚远，给术者带来了较大的困惑。

（2）幸好该中心为国家高级卒中中心西安交通大学第二附属医院，手术团队具有卒中救治和介入手术的丰富经验，通过及时思考和探索，进一步查明了原因。但术者仍经过近 30 分钟的探索，才用微导管超选造影的方法发现了基底动脉主要血流来源于右侧粗大的永存寰前节间动脉，客观上延长了手术时间，虽经过取栓后达到 3 级血流，但因患者术后未苏醒被迫放弃治疗。此处不能明确排除临床预后差与手术时间延长的关系。

（3）该患者的永存寰前节间动脉血管变异，属于比较罕见的永存颈动脉 - 基底动脉吻合的一种。依据起源不同分为两型。Ⅰ型起源于 C2、C3 水平颈内动脉背侧，向上、向外侧走行，不经过横突孔，与椎动脉 V3 段水平部汇合，经枕骨大孔入颅；Ⅱ型起源于颈外动脉，向后上方走行，在 C1 平面与椎动脉汇合，然后经寰椎横突孔入颅。PIA 发生率位于三叉动脉和舌下动脉之后，约为 0.023%（1/4400）。

（4）PIA 发生率极低，但在脑血管造影检查时较易识别。但如该病例正常血管慢性闭塞叠加该变异时，如果没有血管筛查，通过临床判断是极难被甄别的。本例患者为 PIA Ⅰ型，右侧颈内动脉是基底动脉的主要供血来源，同时右侧颈内动脉闭塞导致的血流动力学改变可能也是导致栓子栓塞基底动脉的原因之一。

（5）"时间就是生命，时间就是大脑！"目前业内动脉取栓的主流指导思想是快！越来越多的急诊神经介入医师认为："天下武功唯快不破，最快开通血管就是王道。"我们不能说这种观点完全不对，但是血管变异犹如"镜中花、水中月"，无时不在，对于常规的大多数的病例，在取栓前仅仅依靠造影评估责任血管、取栓时一味追求快可能都不会有问题。但碰到类似变异时，就很容易误诊、漏诊，或者误导手术操作，严重者将导致不可挽回的灾难性后果。该患者术前虽然进行了较为全面的脑血管造影评估，但是在右侧颈内动脉闭塞和双侧椎动脉病变情况无法解释术前预判的前提下，未能第一时间想到变异的可能，错过了第一时间调整手术策略的机会，这值得作为经验教训供各位同行借鉴。

撰写：王虎清　西安交通大学第二附属医院
点评：范　进　中国人民解放军西部战区总医院

【案例 11】胸廓畸形颈内动脉开通术 1 例

【病情摘要】

患者男性，51 岁，主诉"言语含糊，左侧肢体无力 5 小时"。

既往史：否认高血压、糖尿病病史等脑血管病危险因素相关病史。

专科查体：胸廓明显畸形（图 7-11-1），体重 30 kg。血压 170/110 mmHg，神志清楚，呼吸平顺，言语含糊，部分运动性失语，双侧瞳孔等大、等圆，直径 3 mm，对光反射存在，双眼向右凝视。中枢性面舌瘫，左上肢肌力 3 级，左下肢肌力 4 级，右侧肌力 5 级，肌张力正常，双侧病理征未引出。NIHSS 评分 8 分。

术前重要评估：头颅 CT 未见明显低密度梗死病灶或高密度出血，ASPECT9 分。头颈部 CTA（图 7-11-2）提示弓明显畸形，正常结构紊乱，弓上起源双侧颈总动脉、无名动脉和左侧锁骨下动脉及其分支显示各段发育正常，但均极度迂曲，右侧颈内动脉 C1 段闭塞，闭塞以远至末段未见显影，前交通动脉开放，右侧颈内动脉通过前交通动脉向左侧大脑前动脉及大脑中动脉供血区供血。

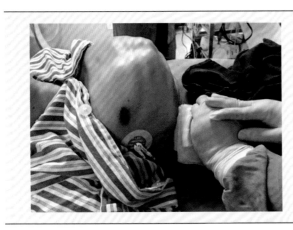

图 7-11-1　患者胸廓明显畸形

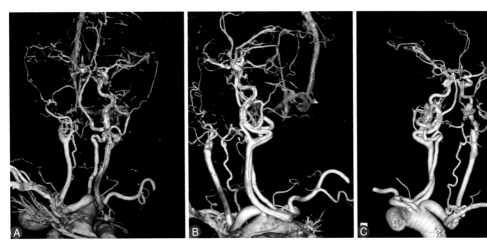

头颈部 CTA 显示弓明显畸形，正常结构紊乱，弓上起源双侧颈总动脉、无名动脉和左侧锁骨下动脉及其分支显示各段发育正常，但均极度迂曲；右侧颈内动脉 C1 段闭塞，闭塞以远至末段未见显影，前交通动脉开放，右侧颈内动脉通过前交通向左侧大脑前动脉及大脑中动脉供血区供血。

图 7-11-2　术前头颈部 CTA

【诊疗经过】

一、主要诊断

急性右侧脑梗死；右侧颈内动脉起始处闭塞。

二、术前讨论

（1）患者病情进展迅速，肢体无力、失语并双眼凝视，CTA 明确颈部大血管闭塞，应及时开通，否则病情将进一步加重，甚至危及生命。

（2）急诊头颈部 CTA 示右侧颈内动脉闭塞，残端火焰状，颅内段显影右侧较左侧少。弓结构紊乱，血管极度扭曲，结合胸廓畸形，考虑患者手术过程中路径的建立是重中之重，术中需备齐长鞘、加硬导丝、抽吸导管等各类技术和材料以备不时之需。

（3）患者先天性畸形，未婚、未育，独居，无工作，经济上靠兄弟姐妹救助。医疗费用由家里兄弟姐妹承担。告知病情，经过慎重考虑和商量后决定介入治疗。

（4）拟行右侧颈内动脉闭塞开通术。

三、手术器械准备

6 F Neuron Max、TracLine™ 4 F 血管内通路导管、8 F Flexstar 球囊导引导管、Catalyst 6 远端通路导管、260 cm 泥鳅导丝、猪尾巴造影管、FLOPPY 导丝、4 mm × 33 mm 球囊扩张支架等。

四、术前心得（注：术者最原始的现场心态）

（1）确定在我院治疗没有转院意向（稍有畏难情绪，畸形可能，手术难度会很大，而且年纪大，可能病变复杂）。

（2）再次跟患者家属确认发病前状况：智力正常、生活自理、活动自如。除畸形外无其他基础疾病（如果发病前生活质量不高或者基础疾病多的话倾向于保守治疗）。

（3）告知病情危险性：颈内动脉急性闭塞，血栓可能随时再掉至远端血管造成栓塞，导致病情进展。目前灌注不足，病情仍在加重，可能进一步加重致全瘫、失语。

（4）告知可选择保守治疗，一部分患者能通过加强灌注控制住病情，但一部分患者仍有进一步加重可能。如果不能承受风险或超出经济负担可考虑保守治疗。

（5）告知可选择介入治疗，主要存在问题有：

1）风险性：十分之一生命危险概率；一部分患者肌力、言语仍无法恢复，出现高灌注出血等导致失语、瘫痪，严重者出现脑疝，甚至危及生命。

2）费用问题：预计 6 万～ 8 万，甚至更高（串联病变，颅内可能有小分支闭塞，猜测可能低灌注引起症状加重，预计无须取栓支架。尚未造影，颈内闭塞可能需要伞、颈动脉支架，或者球囊指引）。

3）特别强调：患者本身存在骨骼畸形，可能伴随血管畸形（乌鸦嘴），术前特别强调器械适用于大部分普通患者，但可能因畸形和病变严重导致手术开通失败。

4）治疗建议：如果要选择介入治疗，需要尽早决定，不要等更严重了再做。个人想法：如果等颈内栓子掉了再去捞颅内血栓，那劳民伤财，何苦给自己无端找麻烦。

五、手术过程

（1）预测该病例的首个难点在于主动脉弓，造弓步骤不能省略。导丝、导管的走行极度迂曲，到位后行主动脉弓造影（图7-11-3）："猪尾巴"造影导管在胸主动脉段呈现五个180°～360°弯曲，弓形紊乱，弓上起源显示各颈部血管开口不清（这会为下一步超选造影寻找目标血管开口带来极大困难），右侧颈内动脉起始段似无显影，其余血管显示段未见明显异常。

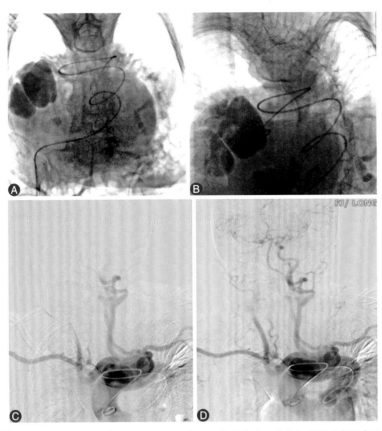

"猪尾巴"造影导管在胸主动脉段呈现五个180°～360°弯曲，弓形紊乱，弓上起源显示各颈部血管开口不清，右侧颈内动脉起始段似无显影，其余血管显示段未见明显异常。

图7-11-3 弓血管造影

（2）这样的弓形，还做不做？思索了几分钟，决定直接放弃全脑血管造影，对于如此迂曲的病变，直接使用6 F长鞘，且必须使用长鞘（只有90 cm长鞘）。长鞘直接送入至弓的下一个弯。从长鞘里送入Catalyst 6远端通路导管（由于Catalyst没有导引鞘，不是很好送入，可使用湿纱布将两个泥鳅反向送入鞘头），这个过程要小心，注意保护管头以防Catalyst 6远端通路导管头损坏。

（3）寻找右侧颈总动脉开口。琢磨CTA图像及造影图像后，反复尝试仍未进入右侧颈总动脉开口，因为路径迂曲，泥鳅操控性不好，一直在往升主动脉的方向走。尝试了泥鳅塑形、更换长泥鳅、CAT管裸送找开口等多种方式，均未找到颈总动脉开口。

（4）更换方式：使用长泥鳅带猪尾巴管（因为猪尾巴管有个弯，可以很大程度调换泥鳅的方向）后，操作变得容易多了，最后成功找到开口，长泥鳅导丝交换技术将Catalyst 6远端通路导管送至颈总动脉，完成责任血管造影检查（图7-11-4）。结果提示：右侧颈内动脉起始闭塞，C1段残端见"火焰征"，未见右侧颈外动脉向颅内代偿，右侧颈内动脉颅内段全程无显影。

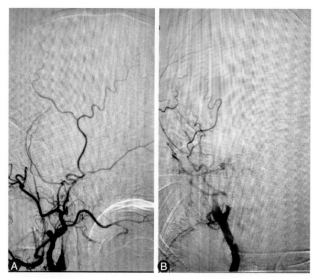

结果提示右侧颈内动脉起始闭塞，C1段残端见"火焰征"，未见右侧颈外动脉向颅内代偿，右侧颈内动脉颅内段全程无显影。

图7-11-4　右侧颈总动脉正侧位造影

（5）Catalyst 6 远端通路导管在泥鳅指引下进入右侧颈内开口。泥鳅导丝在通过 C1 开口迂曲处时，见远端颈内动脉内滞留的造影剂流向颅内，立即停止操作，Catalyst 6 远端通路导管轻轻冒烟，颅内动脉显影良好，但 Catalyst 6 远端通路导管周围见大块血栓影（图 7-11-5），即刻查体见患者凝视已消失。

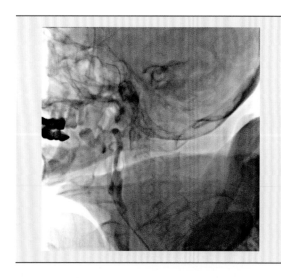

Catalyst 6 远端通路导管轻轻冒烟，颅内动脉显影良好，但 Catalyst 6 远端通路导管周围见大块血栓影。

图7-11-5　颅内动脉造影

（6）术者思索：这个颈内病变血栓全部在颈内段，最好阻断近端血流。术前备一根球囊指引导管，但这种路径情况好像无法使用球囊指引导管（此路不通）。于是 Catalyst 6 远端通路导管在泥鳅指引下进入右颈内开口，尝试了一下泥鳅上高一点。C1 开口有个迂曲，泥鳅通过 C1 迂曲病变后看到颈内滞留的造影剂直接往颅内走。

术者原始心态：吓了一跳，通了？这么通了事情就严重了……血栓哪里去了？最担心的就是正向血流。于是立刻停止操作，轻轻冒烟确认：颈内动脉再通，颅内显影良好，未见异位血栓，但是导管周围见大块血栓影。颅内乏血管区应该就是 CT 的病灶，原本已闭塞的血管，但是现在出现了什么情况？这个时候血管再通并不是什么好事，也不敢轻举妄动。做了正侧位造影后，台上查体：患者一般情况良好，而且上台前完全凝视消失，有短暂性血流灌注，间接说明开通对患者有益。

再次思索：继续做还是不做呢？

①阻断血流方能放心取大块血栓，但由于路径问题，无法使用球囊指引阻断血流，目前也无法将球囊导管送到颈总动脉，不能去尝试这种没把握的事。

②C1血栓远端存在病变：狭窄？还是夹层？

③病变奇怪：狭窄泥鳅一过就出现正向血流？狭窄会这样吗？狭窄会在这个位置吗？会不会是夹层？

④不管什么病变，看起来有点危险，要争取一次性搞定，这么复杂的情况，操作越多只会越多风险，不能反复操作尝试。

⑤退出泥鳅，使用微导丝能否顺利进入真腔？只要不去反复操作该病变顺利通过的可能性应该很大。

⑥考虑清楚前暂时不能动，大块血栓若是破碎，往颅内移动，通过这个路径取栓会吐血。退一步说，若无法处理，让这条血管再次闭塞也许是更好的选择。

⑦用支架取？鞘不够高，这么大块栓子超过 Catalyst 6 远端通路导管头直径，单纯使用 Catalyst 6 远端通路导管没有把握一次性取出。血栓破碎可能性大。必须有保护措施才能动。因此否决支架取栓这个策略。

⑧用支架压血栓是个办法。可是怎么压？Catalyst 6 远端通路导管能送什么颈动脉支架？太长了，出不了头。要换管吗？费用是另外一回事。血栓在没有保护情况下如此反复过导丝、换导管安全吗？

⑨近端保护不行就远端保护，但是远端病变要送入伞，C1病变有点奇怪，不排除夹层病变。血管有点扭曲，要不要放伞？怎么放？怎么收？会不会出问题？

⑩如果要放支架，要从哪里放到哪里？放什么型号的？血栓要用支架盖住，那个狭窄病变要不要处理？要不要盖住？血管那么迂曲，支架送得上去吗？送上去后能顺利展开吗？自膨颈动脉支架还是球囊扩张支架好？支架一定能重塑血管吗？

⑪如果不撤除 Catalyst 6 远端通路导管如何把支架放上去？看来露在长鞘外的 Catalyst 6 远端通路导管的长短可以截除一段……

（7）撤出泥鳅导丝再冒烟说明再次闭塞了，在 C1 开口顶着血栓负压抽吸，抽吸出一些破碎暗红色栓子，直至血流通畅后再次冒烟仍有附壁栓子（面临要么更换中间导管，要么改造管子的问题。开始器械 DIY，Catalyst 6 远端通路导管太长，截除一段 Catalyst 6 远端通路导管接 Y 阀，再次形成闭合系统，可以送入器械和抽吸。说明一开始选择 Catalyst 这个决定不够完美，一开始选择 Catalyst 的原因是觉得长鞘无法送到位，术前看 CTA 闭塞残端猜测病变在 C4 段左右，觉得 Navien 长度不够，够不着病变，事实证明病变位置比想象的低）。

（8）FLOPPY 微导丝再次小心通过狭窄处，再次出现正向血流，血栓影很大，在此时再次抽吸至血流完全通畅。

（9）沿 Catalyst 6 远端通路导管（术者切短后）小心送入 4 mm×33 mm 球囊扩张支架，支架送到底刚好全部出头，定位准确后释放支架（图 7-11-6），覆盖病变及血栓，替罗非班微量泵入（方法：推 1 mL 原液，微量泵速度设置为 4 mL/h）。

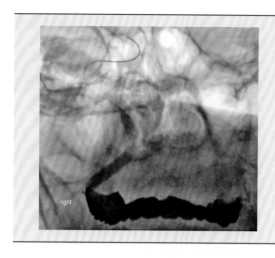

图7-11-6　球囊扩张释放支架

（10）术后造影显示支架展开良好、定位准确，无明显残余狭窄，支架内及以远血流通畅（图7-11-7）。

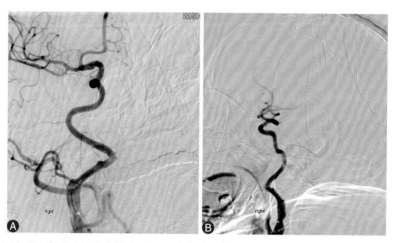

支架术后正位造影（A）及支架术后侧位造影（B）显示支架展开良好、定位准确，无明显残余狭窄，支架内及以远血流通畅。

图7-11-7　支架术后造影

六、术后管理及结局

（1）脱水、严格控制血压（收缩压 140 mmHg 以下，大部分维持在 110 mmHg 左右）。

（2）抗血小板聚集：替罗非班维持微量泵入 48 ~ 72 小时，叠加双抗。

（3）结局：术后查体凝视消失，肌力好转，上、下肢肌力 4 级，仍言语含糊。

（4）复查头颅 CT 及头颅 MRI：右侧大脑半球散发点状急性梗死灶（图7-11-8）。

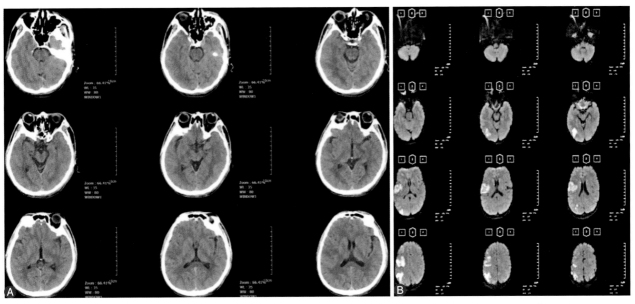

头颅CT（A）未见明显低密度梗死灶，右侧颞叶脑沟稍肿胀。头颅MRI（B）显示右侧大脑半球散发点状急性梗死灶。

图7-11-8 术后头颅CT及MRI

【案例述评】

严格意义上讲，该例患者并不属于脑血管本身变异，只是由于胸廓畸形导致的血管迂曲，但是我们仍然收录该病例，主要基于以下几点考虑：一是该例患者胸廓畸形所致路径迂曲少见，且与变异所致畸形有异曲同工之处；二是手术采取的一些非常规方法值得借鉴；最重要的一点是术者在整个过程中的心得体会对于从事神经介入的同仁，尤其是初学者会有很多共鸣和启发。

（1）术者直接放弃全脑血管造影，遗憾未能进行完整的代偿评估。在胸廓畸形、血管变异等极端情况时，为了快速到达目标血管而省略主动脉弓造影的方法是在不得已背景下的可取策略，可以大大缩短开通时间，也可为后续手术材料的选取及手术方式的采纳提供基本的参考。

（2）闭塞处病变的判断：在泥鳅导丝尝试通过闭塞段时，观察到血管远端造影剂流向颅内血管，想到可能泥鳅导丝/中间导管已越过血栓，轻手推冒烟后证实，建议避免用力手推造影剂以防血栓位移。

（3）颈动脉支架常规需要保护伞保护，考虑到该患者路径情况极其特殊，后续手术过程未使用保护伞，原因在于术者预测路径可能导致保护伞系统及支架系统难以到位。

（4）术者最后选用了输送系统较软的冠状动脉球囊扩张支架而非自膨支架：因为Catalyst 6远端通路导管能放的自膨支架很局限。而且自膨支架需要先球囊扩张，在无保护伞的情况下单纯球囊扩张栓塞危险太大。

（5）最后，如此奇特的畸形或变异实属罕见，患者的家庭情况等也非常特殊，因此，术前沟通、术中操作、术后处理的每一个步骤、每一点心得都值得大家深思、借鉴。

甘淑娟 福建省漳州市第二医院

【案例 12】起始部开窗的基底动脉末端动脉瘤栓塞术 1 例

【病情摘要】

患者女性，81 岁，主诉"突发头痛伴呕吐 2 小时"。

既往史：高血压史 5 年，最高收缩压达 180 mmHg，血压控制差。

专科查体：意识嗜睡，Hunt-Hess Ⅲ 级，计算力、记忆力、理解力、定向力等高级智能检查不配合；双侧瞳孔等大、等圆，直径约 3.0 mm，对光反射灵敏；双耳听力减退；四肢肌力检查不配合；颈部抵抗。

术前重要评估：头颅 CT 平扫（图 7-12-1）显示蛛网膜下腔出血。头颈部 CTA（图 7-12-2 A，图 7-12-2 B）显示左侧颈总动脉及左侧锁骨下动脉轻度狭窄，双侧椎动脉 V4 段狭窄，基底动脉起始部增粗并呈开窗改变，末端动脉瘤；头颅 CTA 3D 测量见图 7-12-2 C。

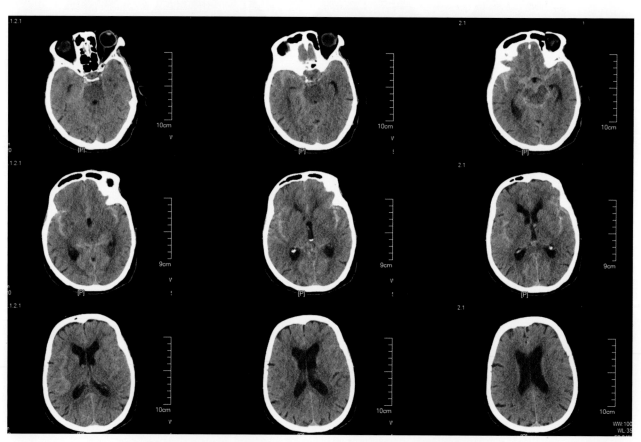

头颅CT平扫显示双侧外侧裂、环池等脑沟、脑池内均可见明显高密度影充填，提示蛛网膜下腔出血。

图7-12-1　术前头颅CT平扫

【诊疗经过】

一、主要诊断

蛛网膜下腔出血（动脉瘤？）；高血压病 3 级（极高危）。

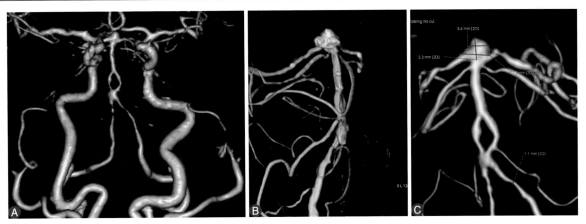

头颅CTA（A、B）显示左侧颈总动脉及左侧锁骨下动脉轻度狭窄，双侧椎动脉V4段狭窄，基底动脉起始部增粗并开窗改变，末端动脉瘤；头颅CTA 3D测量（C）。

图7-12-2　术前头颅CTA

二、术前讨论及处理

（1）积极建议行颅内动脉瘤介入栓塞术或开颅动脉瘤夹闭术，家属拒绝，要求保守治疗。

（2）予止血，尼莫地平 10 mg q12h 及法舒地尔 30 mg q8h 以缓解脑血管痉挛，甘露醇 150 mg q12h 联合呋塞米 10 mg qd 脱水降颅压。

（3）入院后第 23 天，家属要求行颅内动脉瘤介入栓塞术。

（4）术前顿服阿司匹林 300 mg、波立维 300 mg。

三、手术过程

（1）置 6 F 动脉鞘，泥鳅导丝携带 6 F 导引导管及多功能导管使导引导管置于左侧椎动脉 V1 段末端，造影显示左侧椎动脉 V4 段不规则狭窄，基底动脉近端开窗变异，尖端动脉瘤（图 7-12-3）。

（2）微导丝（Synchro2 0.014 in × 200 cm）携带微导管（Excelsior SL-10）经开窗基底动脉的左侧分支（相对较粗）入路，最终至右侧大脑后动脉 P2 段以远。

（3）微导丝携带微导管（Excelsior SL-10）经开窗右侧分支（相对较细）入路至动脉瘤腔内，沿瘤腔内微导管送入第一枚弹簧圈（Target 360 SOFT 6 mm × 15 cm）并部分释放，造影显示基底动脉及远端分支显影不良，考虑基底动脉近端痉挛，遂撤除微导管（图 7-12-4 A）。

（4）沿左侧分支入路的微导管释放支架（Neuroform Atlas 3.0 mm × 21 mm）。

（5）再用微导丝携带微导管经左侧分支入路穿支架网眼至左侧大脑后动脉 P2 段以远，定位后，经微导管陆续送入弹簧圈（Target 360 SOFT 4 mm × 8 cm、Target 360 SOFT 3 mm × 10 cm）直至致密栓塞。造影显示动脉瘤致密栓塞，基底动脉及其分支显影良好（图 7-12-4 B，图 7-12-4 C）。

（6）撤除微导管，经导引导管造影：动脉瘤致密栓塞，椎动脉、基底动脉及其分支显影良好（图 7-12-4 D，图 7-12-4 E）。

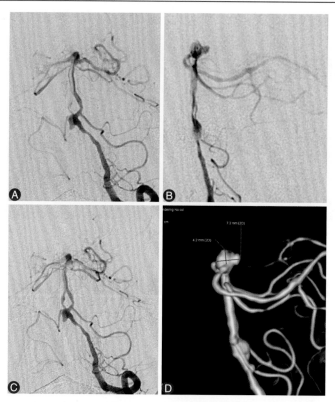

6 F导引导管造影显示左侧椎动脉V4段不规则狭窄，基底动脉近端开窗变异，尖端动脉瘤，3D测量动脉瘤大小约7.2 mm×4.2 mm。

图7-12-3 术前造影

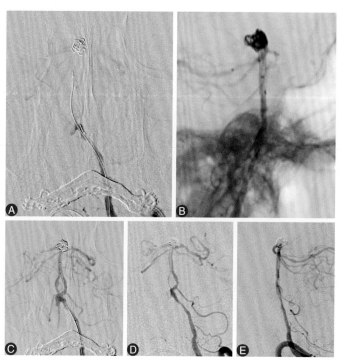

栓塞过程造影（A）显示双微管通过左侧椎动脉狭窄处，致血流通过差，考虑痉挛。术后三维旋转造影见动脉瘤栓塞满意（B）。撤出一微导管后造影见血流通过改善（C）。术后正位造影图（D）。术后侧位造影图（E）。

图7-12-4 手术造影

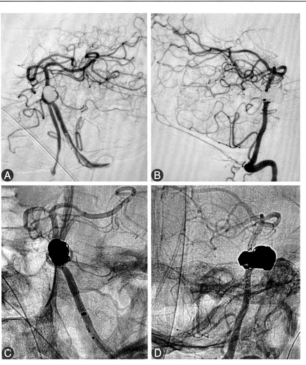

术后工作位造影图（A、B）示动脉瘤完全栓塞；术后工作位不减影图（C、D）示瘤腔栓塞致密。

图7-13-4 术后造影

六、临床预后

术后 10 天头痛症状明显缓解，回当地医院继续治疗，术后 1 个月电话随访，mRS 分级 0 级。

【案例述评】

案例 12、案例 13 都是动脉瘤病例，似乎与本书以缺血案例为主的中心不符，但两者都发生了血管变异，直接导致了手术策略的改变，这与缺血事件的原理类似，因此也录入本书。

（1）两个案例均为基底动脉近端开窗（图 7-13-5），发病率为 0.6% ~ 2%，文献报道 22.9% ~ 31% 的基底动脉开窗变异与蛛网膜下腔出血（subarachnoid hemorrhage，SAH）有关。两个案例的区别在于，案例 12 为开窗动脉以远基底动脉尖端动脉瘤，在开窗的基础上合并近端的狭窄 / 蛛网膜下腔出血所致痉挛；案例 13 为基底动脉近端开窗且在开窗变异的分支上并发动脉瘤，虽然形态学上看似是分叉处动脉瘤，但实际上并不常规，基底动脉的开窗部位无论在中段或下段，均需保证分支的通畅，避免发生缺血并发症。

（2）关于分叉处动脉瘤边支保护的方法：

1）动脉瘤栓塞常用的技术有：单纯三维弹簧圈成篮、微导丝辅助成篮、球囊辅助成篮、支架辅助成篮、弹簧圈辅助成篮（吊脚楼技术）。具体的技术操作不再赘述。案例 12 术者为节省患者花费及降低缺血事件的发生概率，使用了微导管辅助成篮，技术上类似于以上列举技术中的微导丝辅助成篮。案例 13 看似为分叉部位动脉瘤手术，但因其特殊之处在于开窗的双臂发出小脑上动脉，为避免手术所致后循环缺血事件，双臂必须保护，故术者用了支架辅助成篮（Y 形支架）的方法。

2）边支保护的重要性不言自明，但此两例案例实际上为变异所致特殊边支保护。案例 12 为基底动脉尖端动脉瘤栓塞，术中首先采取变异左臂入路，而后采取右臂第二条通路，引起痉挛后立即改变双入路，且都为左臂，实际上就是考虑左臂直径较粗，能够减少器材及操作对细小血管的刺激影响。案例 13 的动脉瘤直接发生于变异血管，且变异血管发出重要的小脑前下动脉，此时边支保护就显得更加重要，所以在诸多方法中选择了支架辅助成篮（Y 形支架）技术。

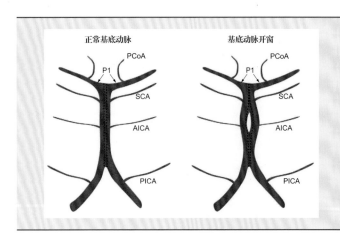

P1：大脑后动脉 P1 段；PCoA：后交通动脉；SCA：小脑上动脉；AICA：小脑前下动脉；PICA：小脑后下动脉。

图7-13-5　基底动脉开窗示意

（3）关于 2 例手术的路径难点：案例 12 因椎动脉 V4 段局部血管病变（痉挛 / 狭窄），双微导管自一侧椎动脉通过，影响远端血流，手术过程中路径图显示不清，此为本台手术的难点。案例 13 术中血管造影后清楚显示基底动脉开窗合并动脉瘤，双侧小脑前下动脉自开窗处双臂发出，双臂均需保护，术者术中制定的手术方案为：左侧椎动脉入路，Y 形支架辅助，双微导管技术交替填圈。

（4）关于案例 13 的栓塞难点：该患者动脉瘤巨大（达 12 mm）并呈分叶形态，为使弹簧圈在分叶内均匀、致密地分布，术者使用双微导管分别置于瘤体的前、后叶，并使用大圈技术交替填圈，最终达到了完美致密栓塞的手术目的。

吕　明　高　峰　首都医科大学附属北京天坛医院

【案例14】合并永存舌下动脉的颈总动脉狭窄支架植入术1例

【病情摘要】

患者男性，66岁，主诉"突发左侧肢体乏力、麻木伴言语含糊3小时"。患者于当日18:30无明显诱因出现左侧肢体无力，上、下肢不能抬举，不能自行行走，伴左侧肢体麻木、言语含糊。20:55通过急救车送至急诊，途中症状好转至左侧上、下肢能抬离床面，后再次出现加重。

既往史：高血压病史4年余，规律口服药物，血压控制情况不详；有脂肪肝病史，具体不详。

个人史：饮酒，每次约800 mL，酒龄46年，现未戒酒；吸烟46年，约每日30支，现未戒烟。

专科查体：血压214/84 mmHg。嗜睡状，对答部分切题，高级皮层功能正常。双侧瞳孔等圆、等大，直径约3.0 mm，对光反射灵敏，双眼球向右侧凝视，未见眼震。双侧额纹对称，左侧鼻唇沟变浅，伸舌偏左。左侧肢体肌力I级，右侧肢体肌力、四肢肌张力正常，指鼻试验、跟-膝-胫试验、闭目难立征不能配合，左侧肢体浅感觉减退，四肢深感觉对称存在。双侧腱反射对称存在，左侧巴宾斯基征阳性，右侧未引出。颈软，双侧凯尔尼格征（克尼格征）、布鲁金斯征(-)。NIHSS评分13分（意识1分，凝视2分，面瘫2分，左上、下肢各3分，感觉1分，构音1分），GCS评分14分（E3V5M6）。

术前重要评估：入院当日急诊头颅CT平扫未见出血及明显梗死灶（图7-14-1）；头颅CTA示右侧大脑中动脉远端血管分支较左侧减少。双侧椎动脉未见显影，右侧颈内动脉发出分支向后内侧走行并延续为椎-基底动脉供应右侧小脑后下动脉、双侧小脑上动脉及双侧大脑后动脉（图7-14-2）。

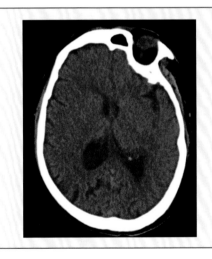

图7-14-1 术前头颅CT未见出血及明显梗死灶

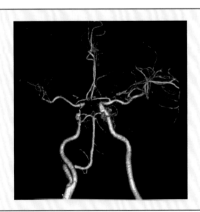

右侧大脑中动脉远端血管分支较左侧减少。双侧椎动脉未见显影，右侧颈内动脉发出分支向后内侧走行并延续为椎-基底动脉供应右侧小脑后下动脉、双侧小脑上动脉及双侧大脑后动脉，未见其他明显大血管闭塞病变。

图7-14-2 术前头颅CTA

【诊疗经过】

一、主要诊断

急性脑梗死；原发性高血压。

二、手术器械

8 F 指引导管、0.014 in 微导丝、外周球囊扩张导管、颈动脉支架系统等。

三、诊疗经过

（1）患者发病时间在 4.5 小时内，有溶栓指征，无明显禁忌。当日 21:34 予静脉阿替普酶 63 mg，于入院当日 22:33 静脉滴注完毕，由于术前未发现明显颅内大血管病变，故未考虑血管内治疗。

（2）溶栓时及结束后患者病情持续加重，呈浅昏迷状态，NIHSS 评分升高至 24 分，考虑溶栓后病情出现进展，紧急完善头颅 MRI（图 7-14-3）。

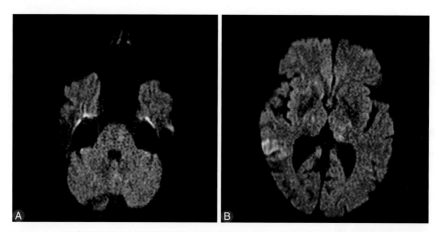

头颅MRI-DWI序列显示右侧大脑半球、双侧丘脑、脑干、小脑多发急性期腔隙性脑梗死。

图7-14-3　溶栓后头颅MRI

（3）患者头颅 MRI 未见出血转化，可见右侧大脑半球及后循环新发梗死灶，但病情呈持续加重趋势，与 CTA 所示颅内大血管情况严重不相符，重新审视 CTA，发现右侧颈内动脉发出变异血管供应后循环（永存舌下动脉），未见正常双侧椎动脉入颅，且扫描层面的最下端隐约可见颈总动脉狭窄（图 7-14-4），若存在颈总动脉重度狭窄 / 闭塞，即可解释临床与影像不符、病情进行性加重等疑问，遂立刻行全脑血管造影 + 必要时介入治疗。

四、手术过程

（1）术中造影（图 7-14-5）：右侧颈总动脉正侧位造影显示颈总动脉长段不均匀中、重度狭窄，前向血流缓慢，可见右侧颈内动脉颈段发出永存舌下动脉，汇入基底动脉向后循环供血。

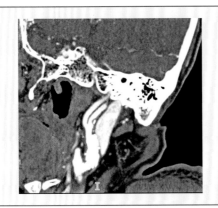

术前矢状位CTA显示右侧颈内动脉发出变异血管供应后循环,且扫描层面的最下端隐约可见颈总动脉狭窄。

图7-14-4 术前头颅CTA

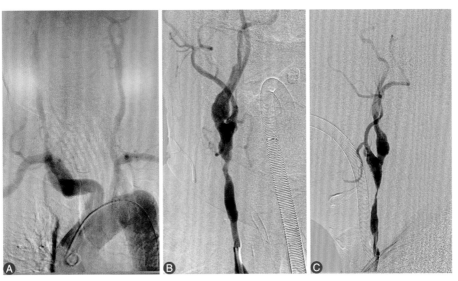

主动脉弓造影图（A）显示右侧颈总动脉起始部开始全程多发狭窄；右侧颈总动脉正侧位造影图（B、C）显示颈总动脉长段不均匀中、重度狭窄,前向血流缓慢,可见右侧颈内动脉颈段发出永存舌下动脉,汇入基底动脉向后循环供血。

图7-14-5 术中造影

（2）术者心态与思考：

1）首先,需不需要远端保护伞保护,因狭窄接近无名分叉部,如果系统稳定性不足,在术中掉落可能造成灾难性后果。

2）其次,如果用保护伞,那么保护伞的着陆部位定位在哪里？原始舌下动脉起始于颈内动脉下段接近颈总动脉分叉部位,如果定位在颈内动脉起始部,起始部直径超过8 mm,没有合适的保护伞；如果释放在颈内动脉C1远端,又无法对原始三叉动脉形成有效保护。

3）最终决定不放保护伞。因无保护伞可能造成预扩斑块或血栓脱落,故选择先放支架再后扩的非常规操作。

（3）在微导丝引导下由远及近分段释放 Protégé RX 10^{-7} mm × 40 mm、RX Acculink 10^{-7} mm × 40 mm 自膨式颈动脉支架,造影提示右侧颈总动脉狭窄,前向血流较前改善,残余狭窄大于50%（图 7-14-6）。

（4）由于残余狭窄明显,故决定后扩张。用 RX Viatrac 14 Plus 球囊导管以 8 atm 压力分段对右侧颈总动脉狭窄段进行支架内后扩,造影提示狭窄明显好转,残余狭窄小于30%,可见右侧颈总动脉下段支架局部疝入内侧面破裂斑块中,可见造影剂渗至支架范围外但未广泛渗出至颈部组织的影像,查看患者颈部未见肿胀,排除颈动脉破裂出血（图 7-14-7）。

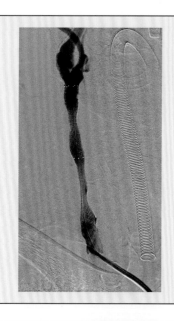

颈总动脉分段释放支架后狭窄及前向血流改善，仍有明显残余狭窄。

图7-14-6 支架释放

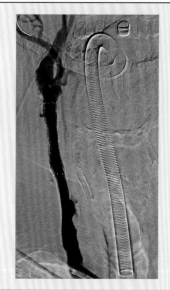

支架内球囊扩张成形后残余狭窄明显改善，局部斑块破裂，似有造影剂外渗。

图7-14-7 支架内球囊扩张成形

（5）为降低局部斑块破裂脱落风险及消除造影剂外渗，在斑块破裂段重叠植入 Protégé RX 8-6-40 支架，复查造影，未见明显前交通动脉开放，后循环未见双侧椎动脉血流汇入。原狭窄进一步改善，造影剂外渗明显减少，颅内未见意外栓塞（图 7-14-8）。

五、术后管理及预后

（1）术后全麻未醒送入 ICU，复查头颅 NCCT+ 头颈部血管 CTA，结果提示：右侧大脑半球及后颅窝广泛造影剂滞留或渗出影（图 7-14-9 A），CTA 示颅内大血管未见闭塞，右侧颈总动脉修复良好（图 7-14-9 B）。

（2）术后第 6 天复查 CT（图 7-14-10）：脑干、双侧丘脑、右侧大脑半球等部位多发脑梗死。

（3）最终家属放弃继续治疗，回当地医院后以严重残疾状态存活 6 个月死亡。

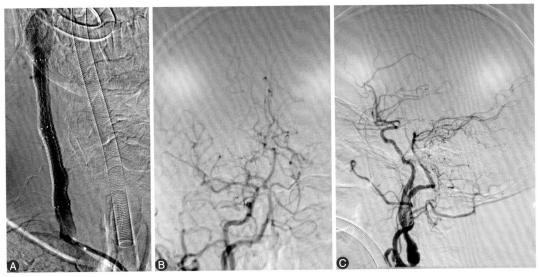

术后右侧颈总动脉局部造影（A）、颅内动脉前后位（B）及侧位造影（C）显示重叠植入支架后狭窄进一步改善，颅内动脉血管通畅。

图7-14-8　术后造影

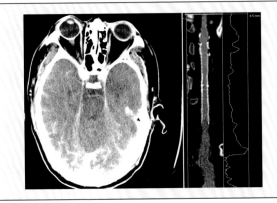

头颅NCCT（A）提示右侧大脑半球及后颅窝广泛造影剂滞留或渗出影；头颅CTA（B）提示右侧颈总动脉内支架展开正常、贴壁良好，支架内血流通畅。

图7-14-9　术后非增强头颅CT及CTA重建支架结构

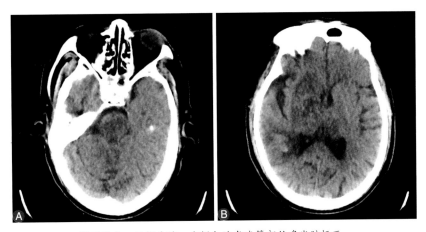

提示脑干、双侧丘脑、右侧大脑半球等部位多发脑梗死。

图7-14-10　术后6天头颅CT

【案例述评】

（1）永存舌下动脉是颈内动脉颈段第二个最常见的颈动脉 - 基底动脉吻合，此时，颈内动脉系统是后循环系统的主要供血来源。由于永存舌下动脉起自颈内动脉，颈内动脉血流动力学发生变化可影响后循环血流，出现后循环缺血症状。本例患者永存舌下动脉 - 基底动脉的血供完全来自右侧颈总动脉，且无来自前、后循环的代偿（图 7-14-11），当颈总动脉或颈内动脉起始部重度狭窄影响血流时易波及后循环系统，出现后循环缺血表现，形成"雪崩式"进展性卒中。

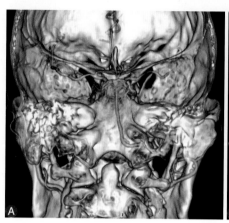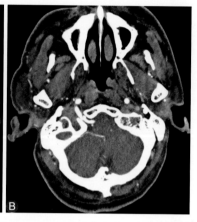

头颈部CTA三维重建图（A）及轴位原始图（B）显示右侧颈内动脉颈段于C2平面永存舌下动脉经扩大的舌下神经管进入颅内并延续为基底动脉。

图7-14-11　头颈部CTA

（2）重视并学习掌握各种类型的血管变异有助于急诊时快速识别血管并分析发病机制，对变异血管常存"水中月、镜中花"之念，本例患者由于医师经验不足、CTA 扫描层面不够低等原因未能及时识别出"冰山水面下"的发病原因，存在一定程度的治疗延误，应当吸取教训、总结经验，以便以后遇到类似患者时能更快速地明确诊断。

（3）术前详细体格检查结合解剖定位、定性的基本诊疗思路非常重要，对明确诊断、鉴别潜在因素具有重要的指导作用。该患者病变在右侧大脑半球，对语言，尤其是构音影响不大，但患者出现构音障碍，同时又存在嗜睡及凝视，高度提示大脑皮层缺血、缺氧受损的可能。而头颅 CTA 提示右侧大脑中动脉未见明显狭窄及闭塞，但右侧大脑中动脉远端分支显影较左侧明显减少及延迟，提示近端血管病变导致灌注不足。因此，头颈部及弓上血管全面筛查很有必要，在静脉溶栓过程中不应延误进一步筛查的评估。

（4）在治疗过程中，应尽可能地保护变异相关血管。方法不一，需综合血管情况、经济因素等考虑，如在颈内动脉及原始舌下动脉内放置双保护伞保护预扩，球囊导管、MOMA 技术近端阻断保护。如考虑后扩张，建议在支架选择上使用密网编织支架以减少斑块破裂、移位等。

曹文英　广州市番禺中心医院

【案例 15 】带瓣主动脉弓置换术后大脑中动脉栓塞开通术 1 例

【病情摘要】

患者男性，43 岁，主诉"突发左侧肢体无力 4 小时"。

既往史：既往高血压病 10 余年，用药及控制情况不详；两年余前曾诊断"主动脉夹层 Debakey I 型"行"升主动脉带瓣导管置换术 + 主动脉弓置换术 + 降主动脉支架植入术"，术后长期使用华法林抗凝。

专科查体：体温 36.2 ℃，脉搏 58 次 / 分，呼吸频率 32 次 / 分，血压 87/55 mmHg；体重 53 kg，意识模糊，烦躁，双侧瞳孔等大、等圆，直径约 3.0 mm，对光反射灵敏。双目向右侧凝视。左侧鼻唇沟变浅，口角右歪。左上肢肌力 1 级，左下肢肌力 2 级，肌张力不高；右侧肢体肌力、肌张力正常。双侧巴宾斯基征阴性。GSC 评分 14 分（E3V5M6）。NIHSS 评分 17 分（意识水平 1 分，提问 1 分，指令 1 分，凝视 2 分，视野 0 分，面瘫 2 分，左上肢 4 分，右上肢 0 分，左下肢 3 分，右下肢 0 分，共济 0 分，感觉 1 分，语言 0 分，构音 1 分，忽视 1 分）。

术前重要评估：急诊颅脑 CT 提示右侧基底节区低密度灶（图 7-15-1），ASPECT 评分 7 分。

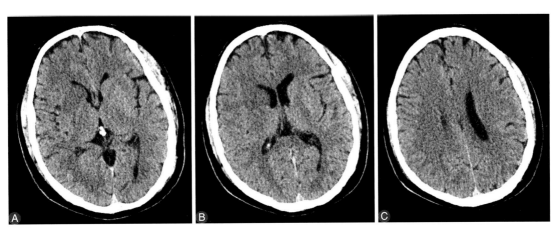

非增强头颅CT提示右侧基底节区低密度影，未见骨折及高密度影。

图7-15-1 术前头颅CT

急诊胸部 CT：胸骨骨质不连续，升主动脉形态不规整、结构紊乱，主动脉瓣区高密度影，考虑术后表现；主动脉弓 - 降主动脉支架影（图 7-15-2）。

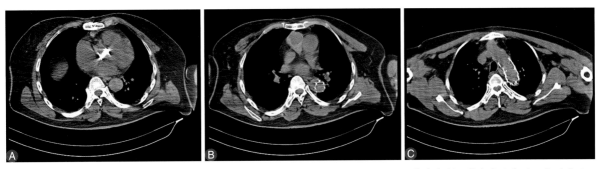

胸部CT骨窗图显示胸骨骨质不连续，升主动脉形态不规整、结构紊乱，主动脉瓣区高密度影，考虑术后表现；主动脉弓-降主动脉支架影。

图7-15-2 术前胸部CT

心电图：窦性心率，下壁异常 Q 波，高侧壁，胸导联 T 波低平、倒置、负正双向。

凝血功能：PT 18.9 s，INR 1.56。

【诊疗经过】

一、入院诊断

①急性脑梗死；②心律不齐；③高血压病 2 级（极高危）；④主动脉夹层术后。

二、术前讨论

造影结果：降主动脉支架植入术后，降主动脉夹层覆盖不全（图 7-15-3 A）；带瓣主动脉弓置换术后，升主动脉 - 主动脉弓 - 头臂干 / 左颈总 / 左锁骨下为人工血管，头臂干（图 7-15-3 B）及左侧颈总动脉（图 7-15-3 C）开口位置极低；右侧颈内动脉 C1 中段扭曲成袢，右侧大脑中动脉 M1 段分叉处闭塞，上干 M2 闭塞，前向血流 mTICI 0 级（图 7-15-3 D）；右侧大脑前动脉通过软脑膜支向大脑中动脉供血区部分代偿，Astin-Sir 2 级（图 7-15-3 E）。

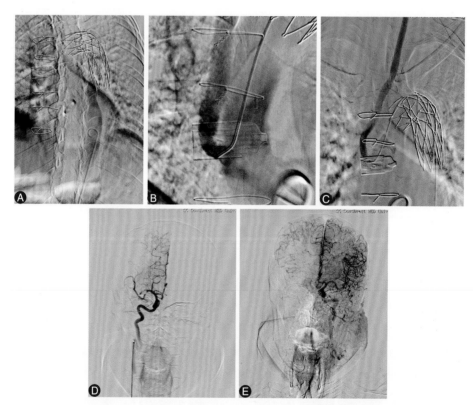

主动脉弓及双侧颈动脉前后位造影可见主动脉弓至降主动脉支架影，降主动脉夹层覆盖不全（A）；头臂干及左侧颈总动脉开口位置极低（B、C）；右侧颈内动脉C1中段扭曲成袢，右侧大脑中动脉M1分叉处闭塞，上干M2闭塞，前向血流mTICI 0级（D）；右侧大脑前动脉通过软脑膜支向大脑中动脉供血区部分代偿，Astin-Sir 2级（E）。

图7-15-3　术前造影

三、材料选择

8 F 指引导管（Boston），125 cm 多功能造影导管，0.35 in×260 cm 导丝，Synchro 0.014 in×200 cm 微导丝，XT-27 微导管，0.060 in×132 cm 6 F Catalyst 中间导管，Reco 5 mm×30 mm 取栓支架。

四、手术过程

麻醉评估后，患者不能耐受全麻，遂在局麻下进行。

（1）通路：单弯造影管热塑形后，从右侧股动脉入路；将单弯导管头端勾住人工头臂干开口，260 cm 导丝旋转下通过头臂干置入右侧颈内动脉 C1 段，撤出单弯导管（图 7-15-4 A）；将 8 F 指引导管和 6 F Catalyst 中间导管组装后，同轴交换进入右侧颈内动脉（图 7-15-4 B）。

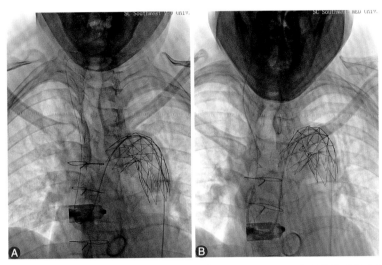

通过造影导丝及导管建立通路过程。单弯导管头端勾住人工头臂干开口，260 cm导丝旋转下通过头臂干置入右侧颈内动脉C1段（A）；将8 F指引导管和6 F Catalyst中间导管组装后，同轴交换进入右侧颈内动脉（B）。

图7-15-4　术中主动脉弓前后位透视

（2）取栓：XT-27 微导管和 Synchro 200 cm 微导丝组装后，沿 6 F Catalyst 导管进入，XT-27 到达右侧大脑中动脉上干 M2 转折处，6 F Catalyst 位于右侧颈内动脉 C4 段；沿 XT-27 置入并打开 Reco 5 mm×30 mm 取栓支架，6 F Catalyst 导管造影证实前向血流恢复（图 7-15-5 A）；3 分钟后，支架锚定下，将 6 F Catalyst 送入 C6，抽吸下行支架取栓 1 次，体外见支架上附有 2 块小白色血栓，6 F Catalyst 造影示血栓近移至 M1 近端（图 7-15-5 B）；同法将 XT-27 越过血栓置入 M1 末段，沿 XT-27 置入并打开 Reco 5 mm×30 mm 取栓支架（图 7-15-5 C）；3 分钟后，支架锚定下，将 6 F Catalyst 送入 C6，XT-27 回收部分 Reco 支架直至阻力明显增加，6 F Catalyst 抽吸下行第 2 次支架取栓，体外见支架夹住 1 块大血栓，大小约 2 mm×4 mm，头端呈白色，尾端呈黑褐色。复查造影见右侧大脑中动脉及其分支血管完全再通，血流 mTICI 3 级（图 7-15-5 D，图 7-15-5 E），毛细血管期未见脑组织明显异常染色；为了预防内皮损伤后血栓形成，抽取替罗非班 2 mL（0.1 g），1∶2 稀释后，经 6 F Catalyst 导管缓慢推注；10 分钟后，复查造影同前。

（3）术后即刻 Xper-CT 排除颅内出血。

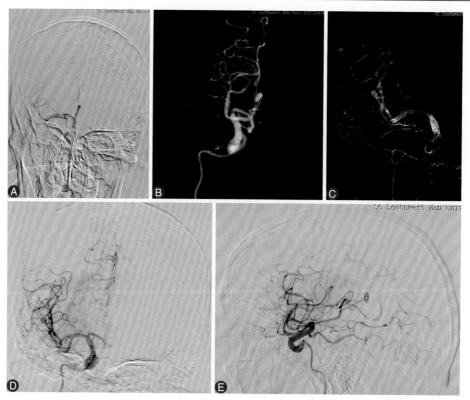

取栓过程中右侧颈内动脉前后位及侧位造影示Reco 5 mm×30 mm取栓支架在右侧大脑中动脉M1～M2段释放后前向血流恢复（A）；取栓后6F Catalyst造影示右侧大脑中动脉M1段以远未见显影（B）；Reco 5 mm×30 mm取栓支架在右侧大脑中动脉M1～M2段释放后前向血流恢复（C）；取栓后右侧颈内动脉前后位（D）及侧位（E）造影见右侧大脑中动脉及其分支血管完全再通，血流mTICI 3级，毛细血管期未见脑组织明显异常染色。

图7-15-5 手术过程造影

五、术后管理

（1）镇静，收缩压控制在 90~110 mmHg。

（2）替罗非班以 0.1 μg /（kg·min）的速率持续静脉泵注。

（3）当日复查头颅 CT（图 7-15-6）：右侧豆状核及尾状核头信号稍增高，考虑造影剂滞留可能。

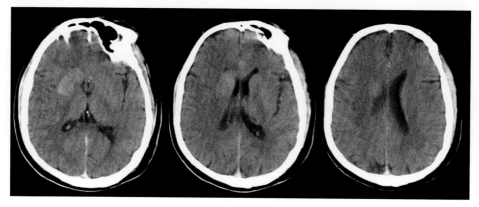

术后非增强CT显示右侧豆状核及尾状核头信号稍增高。

图7-15-6 术后头颅CT

【案例述评】

该案例严格意义上不属于血管本身变异，而是由既往主动脉弓的手术导致原有形态的改变，但其独有的形态和结构改变对特殊弓变异病例具有启发作用，故录入本书。

一、术者体会

"主动脉夹层 Debakey Ⅰ型"行"升主动脉带瓣导管置换术 + 主动脉弓置换术 + 降主动脉支架植入术"后导致弓上路径变得极为复杂。本例发病考虑为人工瓣膜血栓脱落导致右侧大脑中动脉栓塞。本例血管内治疗难点在于以下几点。

（1）降主动脉通过困难。降主动脉夹层支架覆盖不全导致导丝、导管容易进入假腔，浪费时间的同时可能导致降主动脉破裂等严重并发症。术者选择了单弯管热塑性，在路径图指引下通过支架进入主动脉弓。

（2）路径难以建立和维持。升主动脉和头臂干为人工血管，头臂干开口较低，血管接近180°反折，指引导管难以通过。术者将热塑形单弯管头端勾住人工头臂干开口，利用交换导丝将 8 F 指引导管和 6 F Catalyst 中间导管同轴送入右侧颈内动脉；BOSTON 8 F 指引导管头端比较软，弯曲路径的通过性良好，但支撑性能较差，中间导管和微导管前行时指引导管明显下滑。如果选择 Neuron Max 长鞘后续的过程可能会顺利一些。

（3）难以实现高效取栓。因血管路径问题，6 F Catalyst 132 cm 无法实现高到位；指引导管的到位极限在 C1 起始段，6 F Catalyst 在支架锚定作用下到位极限在 C6 段，难以实现支架与导管的抽拉结合技术，如 Solumbra、SAVE 或 ARTS。单纯采用支架取栓难以获得更高的血管再通率，所以第一次取栓时栓子逃逸；第二次取栓时，术者改变策略，利用支架半回收钳夹技术最终将栓子取出。支架半回收钳夹技术通常用于小动脉栓塞，该技术不仅能更好地抓取栓子，还能减少支架对血管壁的损伤；在大血管栓塞的某些情况下，支架半回收钳夹技术也能发挥较好的作用。

二、专家点评

（1）主动脉弓换瓣术 + 降主动脉支架植入术造成了血管后天结构变异，给血管内治疗带来极大困难，如何顺利通过降主动脉支架尤其关键。泥鳅导丝成袢通过支架会降低进入支架网眼的风险，从而保证导引导管顺利通过支架。

（2）此患者合并 Ⅲ 型弓，右侧大脑半球取栓系统的建立建议使用 Neuro Max 或 FlowGate[2] 的球囊导引导管。

（3）条件成熟的中心在面对弓型极其不好或特殊的病例，如该病例时，经颈动脉入路可能是一个不错的选择。

（4）对于心脏病变长期服用抗凝药的栓塞患者，其血栓质地一般比较韧，不易陷入取栓支架网眼而被取栓支架取出，因此对于此类患者，在可能的情况下建议还是尽量使用大腔的抽吸导管进行抽吸。当然，该例患者的特殊性也可能未必就能成功。

撰写：刘天助　西南医科大学附属中医医院

点评：陈文伙　福建省漳州市医院

【案例 16】颈内动脉合并胚胎型大脑后动脉串联栓塞取栓术 1 例

【病情摘要】

患者女性，67 岁，代主诉"发现右侧肢体乏力伴言语不清 1 天余，加重 2 小时"。

既往史：风湿性心脏瓣膜病 5 年余，平时无规律服药治疗，否认高血压、糖尿病、冠心病及脑血管病史，否认吸烟、饮酒史。

专科查体：血压 165/87 mmHg。心律不齐，嗜睡，精神差，混合性失语，右侧鼻唇沟变浅，口角左侧歪斜，右侧肢体肌张力增高，右侧肢体肌力 0 级，左上肢肌力 3 级，左下肢肌力 2 级，右侧病理征阳性。GSC 评分 14 分（E3V5M6），NIHSS 评分 21 分。

术前重要评估：急诊颅脑 CT 未见高密度出血。颅脑磁共振 DWI 序列提示左侧枕叶、侧脑室旁、顶叶多发点片状弥散受限，仅左侧颞叶 FLAIR 序列高信号，其与弥散受限区域 FLAIR 序列未见异常（DWI 与 FLAIR 不匹配）（图 7-16-1）。颅脑磁共振 TOF-MRA 提示左侧颈内动脉及左侧大脑后动脉未见显影，左侧大脑中动脉分支较对侧浅淡，双侧后交通动脉未开放（图 7-16-2）。

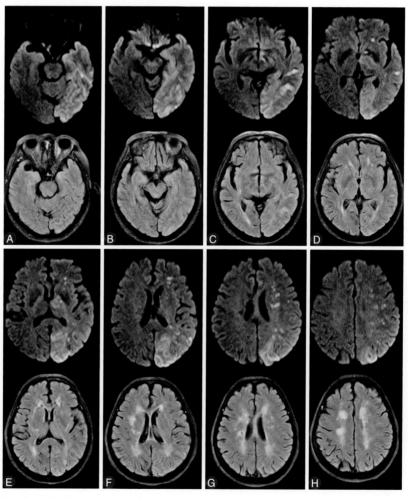

DWI序列（第一列及第三列）提示左侧枕叶、侧脑室旁、顶叶弥散受限；FLAIR序列（第二列及第四列）未见异常（DWI与FLAIR不匹配）。

图7-16-1　术前头颅MRI

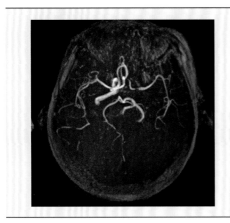

术前颅脑磁共振TOF-MRA显示左侧颈内动脉及左侧大脑后动脉未见显影，左侧大脑中动脉分支较对侧浅淡，双侧后交通动脉未开放。

图7-16-2 术前头颅MRA

【诊疗经过】

一、主要诊断

①急性脑梗死（TOAST 分型：心源性栓塞型；左侧大脑中动脉及左侧大脑后动脉）；②左侧颈内动脉闭塞。

二、术前讨论

拟行全脑血管造影术 + 左侧大脑中动脉取栓术。

三、手术器械准备

6 F 输送导管系统、6 F 血栓抽吸导管、6 mm×30 mm 取栓支架、4 mm×20 mm 取栓支架、微导管、微导丝、抽吸连接管、电动负压抽吸泵。

四、手术过程

（1）全脑血管造影：左侧颈总动脉末端闭塞伴大量血栓，左侧颈内动脉及左侧颈外动脉起始处闭塞；前交通动脉开放，呈右向左代偿供应左侧大脑前动脉及左侧大脑中动脉供血区；后循环造影见左侧大脑后动脉缺如（图 7-16-3）。

（2）左侧颈总动脉及左侧颈内动脉取栓。

1）6 F 输送导管系统及 6 F 血栓抽吸导管（连接电动负压抽吸泵）从左侧颈总动脉末端至左侧颈内动脉 C5 段反复多次全程抽吸，抽吸后手动造影见左侧颈内末段至左侧大脑中动脉起始部血栓影，纤细血流通过血栓部位向远端大脑中动脉供血区供血，远端血管显影尚可，左侧后交通动脉开放，但远端血管未见显影（图 7-16-4 A）。

2）通过微导丝微导管技术缓慢通过颈内动脉远端血栓部位，将微导管置于左侧大脑中动脉 M2 段远端，左侧大脑中动脉微导管造影证实目标血管真腔（图 7-16-4 B）。

3）6 mm×30 mm 取栓支架通过微导管释放，通过支架锚定将血栓抽吸导管在负压下接触血栓，微导管前行并原位回收支架，血栓抽吸导管单纯抽吸（图 7-16-4 C）。

4）抽吸后复查造影图显示左侧颈内动脉及大脑中动脉完全再通，mTICI 评级 3 级，左侧胚胎型大脑后动脉仍闭塞（图 7-16-4 D，图 7-16-4 E）。

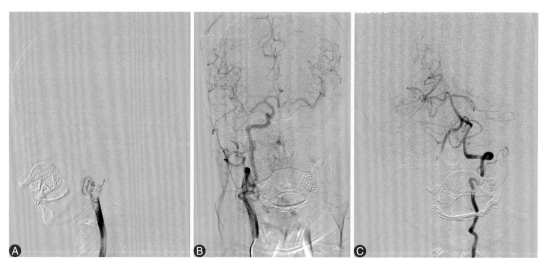

左侧颈动脉侧位造影图（A）显示左侧颈总动脉上段闭塞，闭塞远端颈内动脉及颈外动脉未见显影，闭塞部位可见血栓影；右侧颈总动脉正位造影图（B）显示右侧颈内动脉C1段走行迂曲，前交通动脉开放，呈右向左代偿供应左侧大脑前动脉及左侧大脑中动脉供血区，ASTIN-SIR评分3级；左侧椎基底前后位造影图（C）显示左侧椎动脉走行迂曲，椎-基底动脉显影正常，未见狭窄及闭塞，左侧大脑后动脉未见显影。

图7-16-3　术前造影

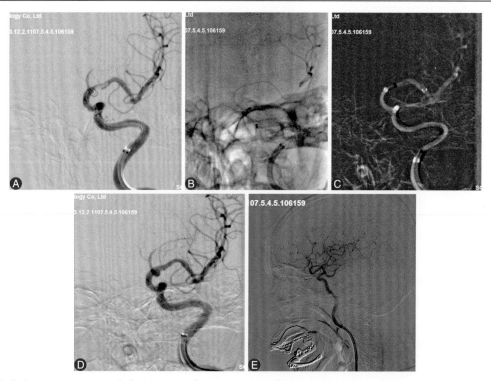

6 F输送导管系统及6 F血栓抽吸导管（连接电动负压抽吸泵）从左侧颈总动脉末端至左侧颈内动脉C5段反复多次全程抽吸后造影（A）见左侧颈内末段血栓存在、左侧胚胎型大脑后动脉闭塞。左侧大脑中动脉微导管造影（B）证实目标血管真腔。6 mm×30 mm取栓支架释放路径图（C）示支架释放后血流通畅，通过支架锚定血栓抽吸导管负压下接触血栓。左侧颈内动脉正侧位造影（D、E）示左侧颈内动脉及大脑中动脉供血区闭塞血管完全再通，左侧后交通动脉远端仍闭塞。

图7-16-4　左侧颈总动脉和右侧颈内动脉取栓过程

（3）左侧胚胎型大脑后动脉取栓。

1）通过微导丝微导管技术超选进入左侧后交通动脉，将微导管置于左侧后交通动脉闭塞远端（图7-16-5 A）。

2）微导管造影证实真腔，远端血管通畅（图7-16-5 B）。

3）通过微导管将4 mm×20 mm取栓支架置于血栓部位，定位准确后半释放，造影示支架释放后后交通动脉原闭塞部位以远血流通畅，前向血流恢复（图7-16-5 C）。

4）5分钟后将微导管缓慢前行至血栓部位，微导管前行阻力明显增加时停止前行，微导管配合支架行钳夹取栓（图7-16-5 D）。

5）左侧胚胎型大脑后动脉及左侧颈内动脉再通，mTICI 3级（图7-16-5 E）。

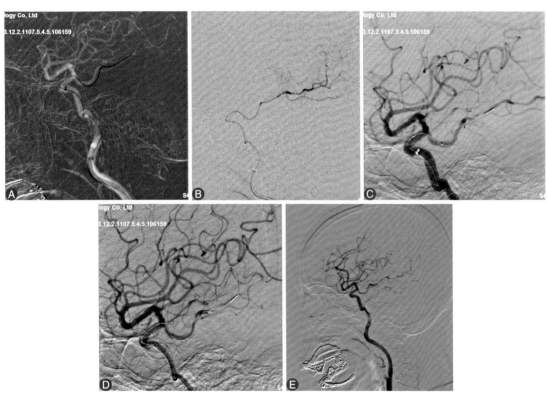

后交通动脉取栓过程：通过微导丝微导管技术将微导管置于后交通动脉闭塞以远（A）；微导管到位后造影证实目标血管真腔（B）；半释放4 mm×20 mm取栓支架造影明确血栓位置（C）；微导管缓慢前行至血栓部位配合支架行钳夹取栓（D）；左侧胚胎型大脑后动脉及左侧颈内动脉再通，mTICI 3级（E）。

图7-16-5　后交通动脉取栓过程

（4）左侧颈外动脉取栓。

1）输送导管造影示左侧颈内动脉再通，远端血流通畅，但左侧颈外动脉起始部血栓影，远端血管未见显影，故逆行左侧颈外动脉抽吸取栓，通过血栓抽吸导管头端，负压下接触左侧颈外动脉起始处血栓进行单纯抽吸（图7-16-6 A）。

2）抽吸后造影示左侧颈外动脉起始处血栓已清除，部分血栓远端逃逸（图7-16-6 B）。由于远端血管直径较细，同时左侧颈外动脉闭塞以远为非功能区域，综合考虑后结束手术。

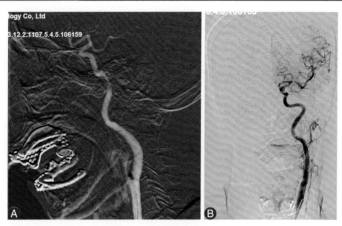

左侧颈总动脉侧位及正位造影显示血栓抽吸导管头端，负压下接触左侧颈外动脉起始处血栓进行单纯抽吸（A）；左侧颈外动脉起始处血栓已清除，部分血栓远端逃逸，左侧颈内动脉血流通畅（B）。

图7-16-6　血栓抽取

五、术后管理

（1）术后复查头颅CT（图7-16-7）：左侧大脑中动脉供血区多发散在低密度影，考虑梗死病灶，左侧基底节区、颞叶、顶叶少许稍高密度影，考虑造影剂外渗可能。

（2）即刻予白蛋白脱水，控制收缩压维持在100～110 mmHg。

（3）术后次日患者神志清楚，精神好，症状明显恢复，NIHSS评分4分。

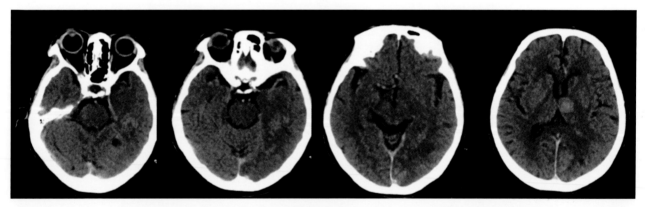

显示左侧颞叶、顶叶少许低密度影，左侧基底节区、颞叶、顶叶少量高密度影，考虑造影剂渗出。

图7-16-7　术后头颅CT

【案例述评】

（1）血管变异有时因发生率低而容易被忽略，有时因再发栓塞等病变掩盖而更加隐匿、不易被发现。所幸该患者症状定位于前、后循环，影像学也证实左侧前、后循环同时出现急性梗死病灶，立即想到存在常见血管变异可能，即发自前循环的胚胎型大脑后动脉。胚胎型大脑后动脉（fetal posterior cerebral artery，fPCA）为Willis环的一种常见变异，按同侧大脑后动脉P1段存在与否分为完全型和部分型两类。单侧完全型出现率为4%～26%，双侧完全型出现率为2%～4%。完全型fPCA直接由后交通动脉延续而来，血流完全来自颈内动脉，因此更容易和颈内动脉及其分支同时栓塞。

（2）根据心房颤动病史、起病/加重特点、术前 MRI/MRA 及造影结果推断，本次发病为心源性栓子致左侧颈动脉栓塞。入院 2 小时前加重可能与栓子部分脱落进入左侧大脑后动脉进而栓塞有关，左侧枕叶 DWI-FLAIR 错配而颞叶、顶叶 DWI-FLAIR 一致可为影像学证据，因此该患者为串联栓塞病变。

（3）患者最终进行了左侧颈总动脉及颈内动脉、左侧胚胎型大脑后动脉、左侧颈外动脉三次主要取栓过程，也遵循了血管主次原则。颈总动脉和颈内动脉的重要性不言而喻，应首先开通；大脑后栓塞病变所致临床残疾程度相对轻，而居其后；最后的颈外动脉则是属于"顺手牵羊"的非必要程序。

（4）大负荷心源性栓塞病变的处理：大口径导管抽吸的高效性是明确的，且更容易避免血栓破裂逃逸。该病例抽吸至颈内动脉末端时，由于患者Ⅲ型弓、腹主动脉及胸主动脉迂曲，抽吸导管无法到位，采用了取栓支架释放锚定、带领抽吸导管到位进行单纯抽吸的方式（微导管原位回收支架）成功开通颈内动脉。此处虽使用了取栓支架，但在开通前回收了支架，因此支架只起锚定的作用，所以该处采取的开通方式不是抽拉结合，仍然是单纯抽吸。

（5）支架半释放技术：左侧胚胎型大脑后动脉血栓位于 P2 段，血管较细，故选用小尺寸支架半释放，可见少量血管损伤。造影后清晰显示血栓部位，采用微导管前行至血栓处配合支架行钳夹取栓进一步提高了取栓的成功率。回拉支架前将抽吸管头端置入大脑后动脉开口可避免血栓逃逸至更加重要的颈内动脉。

（6）串联病变处理顺序。术前造影示前交通动脉开放，左侧大脑中动脉和大脑前动脉有代偿血流。理想的方案是近端保护下（优选 BGC）先近后远地清除血栓，最大限度地防止血栓逃逸。本例患者的遗憾在于因术者中心球囊导管等材料的缺乏，最终导致部分血栓逃逸至 C7 段和 M1 段。因此，"巧妇难为无米之炊"，各中心尽量备齐材料至关重要。

刘 磊 董 海 何仲春 阎登富 成都医学院第一附属医院

【案例 17】左侧副大脑中动脉急诊取栓手术 1 例

【病情摘要】

患者男性，61 岁。主诉"突发右侧肢体无力 7 小时"。

既往史：否认高血压、糖尿病、风湿性心脏病等病史。有 40 年吸烟史，纸烟 10 ~ 20 支 / 天。

专科查体：体温 36.6 ℃，脉搏 86 次 / 分，呼吸 20 次 / 分，血压 132/94 mmHg。心、肺、腹未见异常体征。神经系统查体：昏睡状，混合性失语，查体不合作，双眼球活动向左侧部分凝视，右侧鼻唇沟浅，右侧口角低垂，伸舌不配合。四肢肌力检查不配合，左侧肢体可自主活动，疼痛刺激右侧肢体未见活动，右侧病理征阳性。GSC 评分 10 分（E2V4M4），NIHSS 评分 20 分。

术前重要评估：入院 3 小时前在当地医院行头颅 CT 检查未见明显异常，ASPECT 评分 10 分。川北医学院附属医院急诊 MRI 检查：DWI 显示左侧额叶、顶叶、颞叶、枕叶、岛叶大面积弥散受限，但 FLAIR 序列未见相应高信号（DWI 与 FLAIR 不匹配）；双侧额叶、左侧基底节区少许缺血灶，MRI-ASPECT 评分 2 分（图 7-17-1，图 7-17-2）。

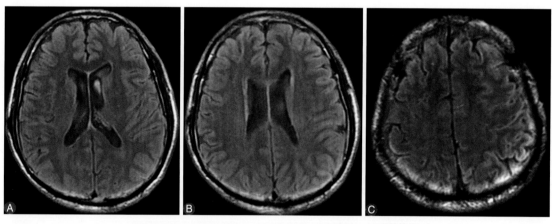

MRI-FLAIR显示颅内未见明显异常信号，脑回无异常肿胀。

图7-17-1　术前头颅MRI

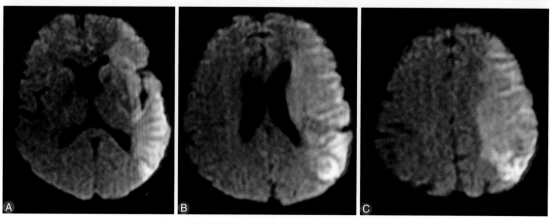

MRI-DWI显示左侧基底节及大脑中动脉皮层供血区明显弥散受限。

图7-17-2　术前头颅MRI

【诊疗经过】

一、主要诊断

①大面积脑梗死（急性期；左侧大脑中动脉；TOAST 分型：心源性栓塞型）；②左侧大脑中动脉闭塞。

二、术前讨论

（1）首先患者发病时间大于 6 小时，属于超时间窗患者；其次该患者 MRI-DWI 显示左侧额叶、顶叶、颞叶、枕叶、岛叶大面积弥散受限，根据 Deffuse 3 研究中梗死核心 ≤ 70 mL、DOWN 研究中核心梗死 < 51 mL、Bernese 卒中登记研究中梗死核心 > 70 mL 的标准，该类患者血管再通预后显著优于未通的患者，但核心梗死 > 100 mL 的患者血管再通并不能获益。BEYOND-SWIFT 登记研究也显示，ASPECT ≤ 5 分的患者血管再通后良好预后的概率及 90 天死亡率明显优于血管未通的患者，但症状性颅内出血无差异；HERMES 分析也显示 ASPECT < 6 分的患者血管再通后预后优于血管未通的患者。但也有研究显示，DWI 弥散受限在血管再通后可逆转，同时该患者 FLAIR 未出现明确高信号，提示部分缺血半暗带可挽救，综合考虑并与患者家属沟通后决定行造影评估，必要时行血管内治疗。

（2）发病 6 ～ 24 小时或更长时间的急性脑梗死患者，按照目前指南应积极行多模式影像学评估，中心条件有限而未能完善该项评估，术前对大血管情况和缺血半暗带掌握信息不全。虽然综合考虑行血管内治疗，但应在术中根据时间、血管等综合情况及时调整策略。

（3）手术预案：拟行全脑血管造影术 + 左侧大脑中动脉闭塞再通术。

（4）注意事项：急性血栓形成、医源性夹层、动脉破裂、栓子逃逸等。

三、手术器械准备

0.035" 泥鳅导丝、8 F 导引导管、6 F Navein 支撑导管、Solitaire FR 6 mm × 30 mm 取栓支架、Rebar-18 微导管、Synchro-0.014" 200 cm 微导丝等。

四、手术过程

（1）造影评估：主动脉弓造影显示 Ⅱ 型弓，左侧颈总动脉血流速度较右侧颈总动脉缓慢（图 7-17-3 A）；右侧颈内动脉 C1 段迂曲，右侧大脑中动脉血管形态及走行正常，前交通动脉未开放，未见右向左代偿供血（图 7-17-3 B）；左侧颈内动脉走行迂曲，左侧大脑中动脉 M1 段显影，M2 段闭塞，左侧大脑前动脉 A1 段显影浅淡，似有血栓（图 7-17-3 C），左侧后交通动脉瘤（图 7-17-3 D）。

（2）取栓通路建立：利用 0.035" 泥鳅导丝将 8 F 导引导管送至左侧颈总动脉；希望利用 Synchro-0.014" 微导丝、Rebar-18 微导管将 6 F Navein 管送至左侧颈内动脉 C7 段。但因左侧颈内动脉 C1 段迂曲、6 F Navein 颅内支撑导管顺应性较差，不能通过转折；上推 Navein 颅内支撑导管至导引导管下退回颈总动脉。故而 Navein 颅内支撑导管退回导引导管内，导引导管置于 C1 段下段，Synchro-0.014" 微导丝引导 Rebar-18 微导管进入颅内（之后通过支架锚定将 Navein 颅内支撑导管送至 C4 段）（图 7-17-4）。

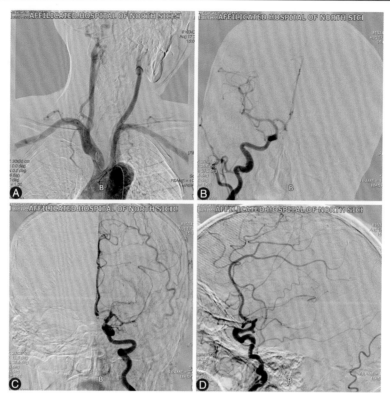

术前造影评估：主动脉弓前后位造影图（A）提示Ⅱ型弓，左侧颈总动脉血流速度较右侧颈总动脉缓慢；右侧颈动脉前后位造影图（B）显示右侧颈动脉及颅内供血区血流正常，前交通动脉未见开放；左侧颈动脉前后位造影及侧位造影图（C、D）提示左侧颈内动脉血流通畅，左侧后交通动脉瘤，左侧大脑中动脉M1段主干血管通畅，但远端供血区域血流稀疏，大面积区域未见造影剂染色。

图7-17-3　术前造影

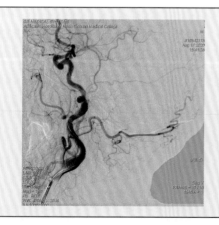

左侧颈内动脉侧位造影手术过程中向上推送Navein颅内支撑导管使导引导管下退至颈总动脉上段。

图7-17-4　手术过程造影

（3）发现变异血管：在路径图指引下，拟将微导丝送入大脑中动脉，但因患者稍有躁动，路径图稍模糊，Synchro-14 微导丝很顺滑地进入疑似大脑中动脉的位置，但是仔细辨别后，发现进入的不是之前显影的大脑中动脉。再将微导丝前送，较为顺畅，微导丝手感反馈及头端走行符合血管内走行特点，通过微导丝将 Rebar-18 微导管送至左侧大脑中动脉 M2 段后冒烟证实是在血管腔内，发现进入的是副大脑中动脉（因路径图模糊且没有保存相应微导丝走行图像，仅以示意图表示）（图 7-17-5）。

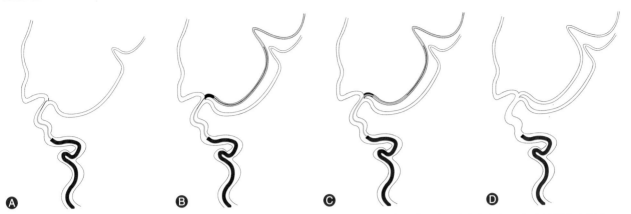

路径图示意图（A）；微导丝进入与显影大脑中动脉平行的血管（B）；微导丝前行过程中走行顺畅，与路径图中左侧大脑中动脉平行（C）；通过微导丝将微导管置于左侧大脑中动脉M2段（D）。

图7-17-5 路径图下微导丝微导管走行示意

（4）第一次支架取栓：Rebar-18微导管证实位于副大脑中动脉M2段后，使用6 mm×30 mm取栓支架取栓后显露出副大脑中动脉的真实面目。但是发现左侧大脑前动脉A2段、左侧两支大脑中动脉M2段均有栓子逃逸堵塞（图7-17-6）。

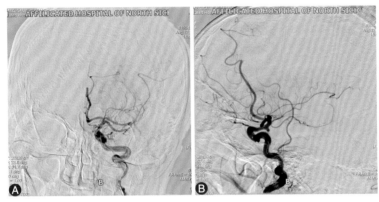

左侧颈内动脉前后位及侧位造影显示第一次取栓后，起始于左侧大脑前动脉A1近段的副大脑中动脉显露，栓子有逃逸导致左侧大脑前动脉A2末端、左侧大脑中动脉及副大脑中动脉M2段以远未见显影。

图7-17-6 第一次取栓原造影

（5）后续支架取栓：分别在左侧大脑前动脉A2段、左侧两支大脑中动脉M2段支架取栓各一次。左侧大脑中动脉栓子顺利取出，左侧大脑前动脉栓子逃逸至A3、A4段。术后造影显示左侧大脑中动脉供血区前向血流通畅，mTICI 3级，左侧大脑前动脉供血区mTICI 2b级（图7-17-7）。

（6）术后复查头颅CT（图7-17-8）：左侧颞叶、顶叶及基底节区大面积高密度影，左侧侧脑室受压，中线偏向右侧，提示脑梗死伴出血及蛛网膜下腔出血。

五、术后管理及预后

（1）术后即刻予高渗盐水、白蛋白脱水减轻脑水肿。

（2）神经外科会诊建议去骨瓣减压，家属拒绝。

（3）次日患者意识障碍加深，呼吸频率下降，血氧饱和度下降。家属拒绝插管等抢救措施，自动出院。

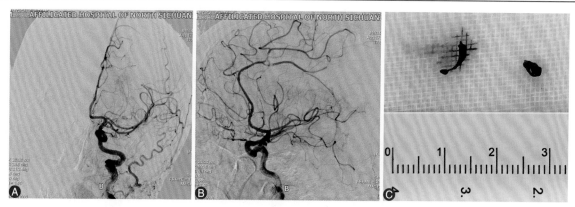

左侧颈内动脉前后位及侧位造影显示左侧颈内动脉及其颅内供血区血流通畅（A）；左侧颈内动脉及其颅内供血区血流通畅，左侧大脑前动脉A3、A4段血栓影，局部血流纤细，前向血流尚可（B）。两枚取出的血栓（C）。

图7-17-7　术后造影

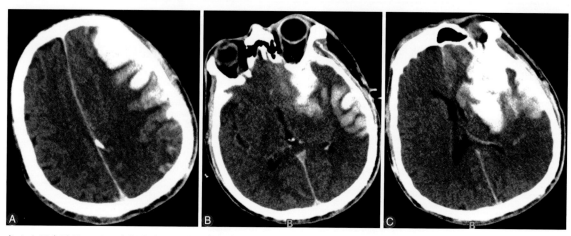

术后头颅非增强CT显示左侧颞叶、顶叶及基底节区大面积高密度影，密度不均匀，左侧侧脑室受压，中线偏向右侧。

图7-17-8　术后头颅CT

【案例述评】

（1）变异血管的对侧脑血管造影可以为术者掌握目标血管的大致走行、迂曲程度提供一定的参考，但血管发生变异时情况则不同。术者要熟练掌握血管变异的种类、解剖，警惕、重视血管变异，这也是作者的初衷。

（2）副大脑中动脉是指起源于大脑前动脉，行经侧裂并与大脑中动脉伴行，参与MCA供血区供血的脑血管变异，主要供血给额叶前下部，应注意与大的Heubner回返动脉区分，此变异常易并发动脉瘤形成。笔者在造影中遇到过几例副大脑中动脉，而副大脑中动脉取栓还是第1例。

（3）掌握规范正确的手术操作：笔者术中发现副大脑中动脉与其规范的手术操作有关。微导丝进入了与造影显影的大脑中动脉路径走行不同，如果穿出血管则可能造成灾难性后果，理应立即终止操作。但术者感觉导丝非常"顺滑"地进入另外一个通道，及时发现微导丝"误入歧途"却没有立即停止操作是基于以下考虑（术者原始心态）：进入了后交通动脉？穿破血管进入蛛网膜下腔？血管变异？暂时暂停操作，通过仔细对比图片，根据微导丝进入的位置及走向可排除进入后交通动脉；因刻意控制操作非常轻柔，没有丝毫暴力前推，也无突破感，非常"顺滑"，穿破血管的可能性也不大；联想到应该是进入了变异血管。验证方法就是摆动微导丝头端观察有无阻力，继续轻柔前送微导丝，微导管跟进后冒烟证实在血管真腔内，且存在的血管腔是变异的副大脑中动脉。

（4）该例患者术中造影发现左侧大脑中动脉有微细血流通过，似存在"细小大脑中动脉"。但仔细阅片可发现常规大脑中动脉供血区域造影剂染色明显缺失、浅淡，术者如果时刻保持"水中月、镜中花"的脑血管变异意识，可能就会联想到变异并针对性予以关注。

（5）时间就是大脑：缺血区和核心梗死区的不匹配程度越大，患者救治恢复的机会就越高。该患者最后预后差，可能与开通时间较长有关，也缺乏翔实的术前多模影像学评估。磁共振 MRI 序列显示的急性脑梗死病灶并非一定完全不可逆，但 DWI 序列上已经明确显影大面积脑梗死的患者，临床还是应该在总体趋于保守的前提下个体化选择。

（6）重视术后管理：积极、强有力、全面的术后管理，甚至较早的开颅去骨瓣减压是增加取栓术后患者存活率、减少残疾的重要手段。

许　可　川北医学院附属医院

【案例 18】重复大脑中动脉非急性期闭塞介入开通 1 例

【病情摘要】

患者男性，60 岁，因"言语不清右侧肢体活动不灵 5 天"入院。

既往史：既往患高血压，1 年内两次同侧卒中，院外长期使用双联抗血小板治疗及他汀类药物。

专科查体：高级皮层功能无异常，构音不良，右侧轻度面舌瘫，右侧肢体肌力 4+ 级，NIHSS 评分 2 分。

术前重要评估：头颅 MRI：左侧皮层下分水岭梗死（图 7-18-1）；MRA：左侧大脑中动脉闭塞，走行下方似乎可见一细小分支并行（图 7-18-2）。头颈部 CTA：左侧大脑中动脉闭塞（图 7-18-3），CTP：左侧半球脑血流量（cerebral blood flow，CBF）明显降低，脑血容量（cerebral blood volume，CBV）轻度降低，达峰时间（time to peak，TTP）延长，最大时间（time to top，T_{max}）明显延长（图 7-18-4）。

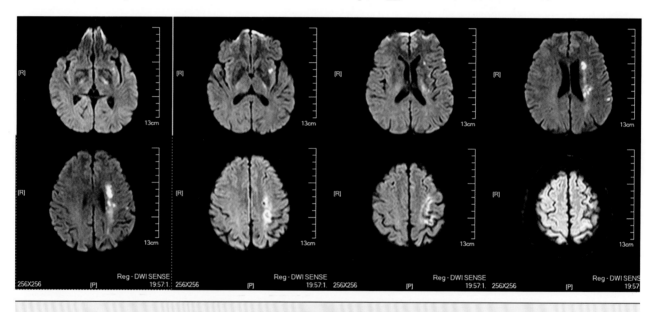

图7-18-1　头颅MRI提示左侧皮层下分水岭脑梗死

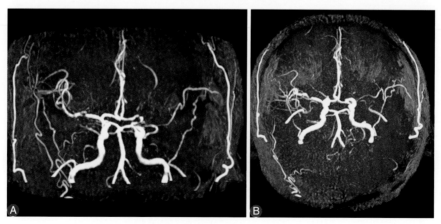

MRA提示左侧大脑中动脉闭塞，似可见一细小分支。

图7-18-2　头颅MRA

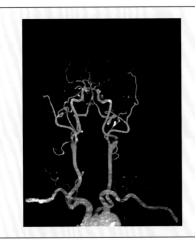

图7-18-3　头颈部CTA提示左侧大脑中动脉闭塞

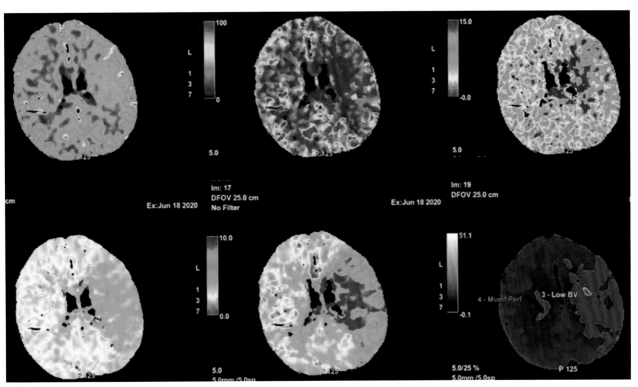

CTP显示左侧半球CBF明显降低，CBV轻度降低，TTP延长，T_{max}明显延长。提示左侧大脑中动脉供血区域大面积低灌注。

图7-18-4　术前头颅CTP

【诊疗经过】

一、主要诊断

①急性脑梗死（左侧皮层下内分水岭）；②左侧大脑中动脉闭塞；③高血压病3级（极高危）。

二、术前讨论

（1）患者系症状性颅内动脉粥样硬化闭塞，按目前指南应首选标准药物治疗（双抗+他汀至少3个月）。

（2）该患者明确左侧大脑中动脉闭塞，反复多次脑梗死，药物治疗无效，CTP存在明显低灌注，有介入治疗指征。

（3）强化药物治疗1周，拟行全脑血管造影+左侧大脑中动脉闭塞开通术。

三、手术器械准备

6 F Neuron Max 长鞘、0.014 in×200 cm Traxcess 微导丝、0.014 in×300 cm Transend 微导丝，Headway 17 微导管、Prowerler Plus 微导管、1.5 mm×9 mm GateWay 球囊、4.5 mm×28 mm EP 支架。

四、手术过程

（1）术前造影：左侧大脑中动脉 M1 段闭塞，中动脉走行区可见一细小分支，似重复大脑中动脉，放大造影及 3D 显示更清晰（图7-18-5）。

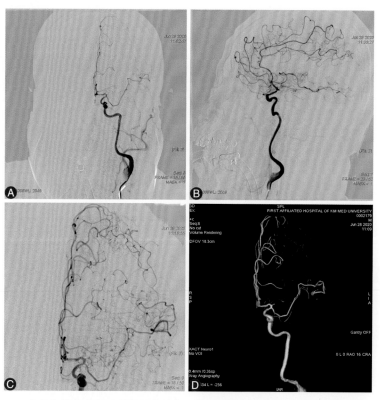

左侧大脑中动脉M1段起始部闭塞，下段可见细小重复大脑中动脉。

图7-18-5　术前造影

（2）通路建立：采用右股入路，125 cm 单弯带 Neuron Max 长鞘置于左侧颈内动脉 C2 段远端。

（3）球囊扩张+支架成形术：在路径图指引下，0.014 in×200 cm Traxcess 微导丝带 Headway 17 微导管反复调整小心通过 M1 段闭塞病变处，微导管造影证实在左侧大脑中动脉 M2 段真腔，交换 0.014 in×300 cm Transend 导丝到达 M3 段（图 7-18-6），使用 1.5 mm×9 mm GateWay 球囊由近及远，在 6 ~ 8 atm 缓慢分段扩张，造影显示血管再通，残余中度狭窄（图 7-18-7）。交换支架微导管后植入 4.5 mm×28 mm EP 支架一枚，复查造影显示前向血流恢复，局部残余狭窄约 20%（图 7-18-8），无栓塞及痉挛等并发症，拔管、拔鞘，封堵穿刺点，结束手术。

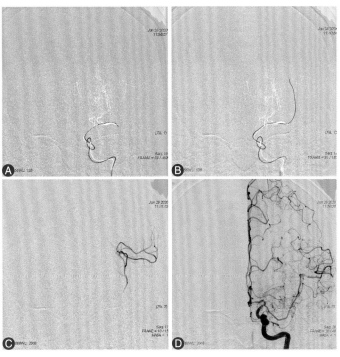

微导丝带微导管小心通过M1段闭塞病变到达M3段（A、B）；微导管造影证实在大脑中动脉M2段真腔，交换300 cm Transend微导丝到达M3段（C、D）。

图7-18-6 手术过程造影

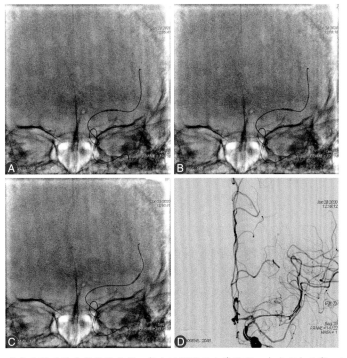

1.5 mm×9 mm GateWay球囊由近及远分段缓慢球扩，复查造影显示血管再通，中度残余狭窄，但前向血流恢复良好。

图7-18-7 球囊扩张造影

第七章

临床实例解析

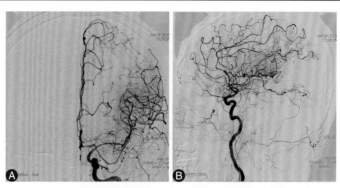

植入4.5 mm×28 mm EP支架，复查正侧位造影显示前向血流恢复，远端灌注良好，局部残余狭窄约20%。

图7-18-8　术后造影

五、术后管理

（1）麻醉清醒后生命体征正常，神经系统无新阳性体征。

（2）术后坚持双抗＋他汀强化药物治疗，并严格控制血压。

（3）出院时 NIHSS 评分 0 分，mRS 分级 0 级。

【案例述评】

（1）大脑中动脉血管变异前述病例已有详述，在此只再强调一点，即副大脑中动脉和双大脑中动脉（也称重复大脑中动脉）的主要区别。副大脑中动脉和重复大脑中动脉都是指同时存在 2 条大脑中动脉，另一条大脑中动脉起源于大脑前动脉 A1 段，称为副大脑中动脉，发生率为 0.3% ~ 2.7%；另一条大脑中动脉起源于颈内动脉末段则称为双大脑中动脉或重复大脑中动脉，发生率为 0.7% ~ 2.9%。他们的形成有多种理论假设，可能由大脑中动脉早期的异常分支发育而来，也可能是树枝状动脉丛融合时出现了异常导致两条血管主干出现。其发生率低，临床上可能容易忽略这个变异，因此术中仔细观察影像是发现变异的主要方法。

（2）我们强调了副大脑中动脉和重复大脑中动脉两者定义的区别，这在临床上有无特别的意义呢？该书笔者认为，两者在血流动力学等方面可能并无太大区别，临床也无更多实际意义，但可能需要在介入尤其是取栓手术过程中稍加区别。如果是副大脑中动脉，其起源于大脑前动脉，那么大脑中动脉取栓时，将副大脑中动脉在形式上作为大脑前的一个分支对待即可；如果是重复大脑中动脉，其起源于颈内动脉末端，那么大脑中动脉取栓，尤其是血栓在颈内动脉末端靠近大脑中动脉开口时，则要特别注意对重复大脑中动脉的保护。

（3）虽然在此我们重点讨论了副大脑中动脉和重复大脑中动脉两者的区别，但无论是副大脑中动脉还是重复大脑中动脉，我们不能忽略这样的变异存在，尤其是病变同时累及两个分支的情况，若开通了其中一个分支而忽略了另外一个分支，同样是令人惋惜的灾难性结果。

（4）另外，识别重复大脑中动脉及副大脑中动脉等变异，在脑梗死急性期取栓及非急性期闭塞介入开通实践中具有重要意义，参考对侧正常大脑中动脉走行可避免导丝、导管穿破等并发症。该患者术前影像学明确显示左侧大脑中动脉闭塞，同时发现在大脑中动脉走行区域下方一条纤细血管，提示重复大脑中动脉可能，并行 3D 重建清晰显示左侧大脑中动脉主干 M1 段闭塞遗留的小残端，相对较好分辨；如无残端时，则需要仔细查看头颅 CTA 原始图或者通过高分辨 MRI 进一步观察分叉、开口等结构。

（5）该患者系反复发作的症状性左侧大脑中动脉闭塞，药物治疗无效，且经充分影像学评估，虽然存在重复大脑中动脉，但其重复大脑中动脉纤细，供血区域较少，闭塞的大脑中动脉为左侧前循环主要供血动脉。故予以血管内介入治疗，并获得了良好的临床预后，说明个体化诊疗至关重要。

（6）该病例因为闭塞主干有少量残端，在微导丝、微导管配合下小心尝试，比较顺利地通过闭塞段进入远端真腔，使得本例闭塞开通顺利进行。如果没有残端或残端很短可能大大增加治疗难度，这时候需要将中间导管接近病变，配合微导丝、微导管同轴或者使用球囊部分锚定作用等增加支撑。

陈　纯　常小龙　张仕飞　昆明医科大学第一附属医院

【案例19】主动脉弓反位合并基底动脉狭窄支架成形术1例

【病情摘要】

患者男性，64岁，主诉"言语不清，右侧肢体活动不灵3天"入院。

既往史：高血压史5年，最高血压180/110 mmHg。

专科查体：血压168/102 mmHg。神志清楚，轻度构音不良，右侧鼻唇沟浅，伸舌偏右，右侧上、下肢肌力4+级，左侧巴宾斯基征阳性。NIHSS评分3分。

术前重要评估：头颅MRI：左侧脑桥脑梗死（图7-19-1）。头颈部CTA：主动脉反弓畸形伴降主动脉瘤（图7-19-2），基底动脉中上段极重度狭窄（图7-19-3）。胸腹部CT：心脏、肝脏等内脏器官未发生转位（图7-19-4）。

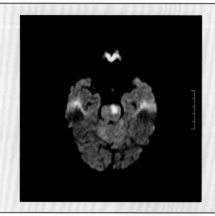

DWI序列示左侧脑桥弥散受限。

图7-19-1　术前头颅MRI

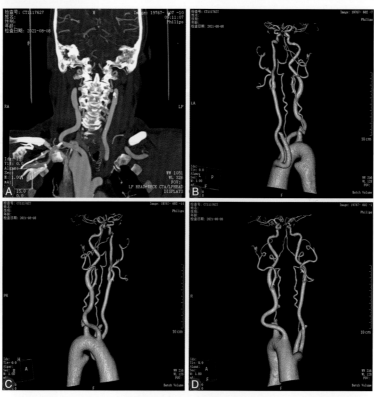

图7-19-2　主动脉反弓畸形伴降主动脉瘤

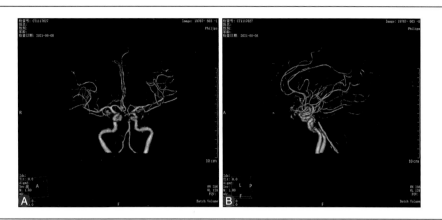

图7-19-3 基底动脉中上段极重度狭窄

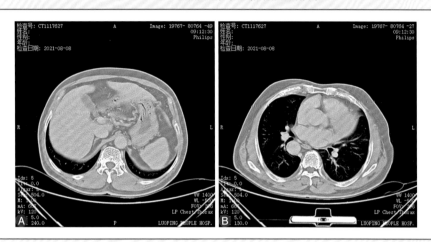

图7-19-4 胸部CT显示内脏器官未发生转位

【诊疗经过】

一、主要诊断

①急性脑梗死（左侧脑桥）；②基底动脉重度狭窄；③主动脉弓反位伴降主动脉瘤；④高血压病3级（极高危）。

二、术前讨论

（1）患者系症状性基底动脉重度狭窄，有介入治疗指针。

（2）经过强化药物治疗1周，拟行全脑血管造影+基底动脉支架成形术。

（3）降主动脉瘤体相对较小、形态规则，经血管外科会诊暂不予处理，观察随访。

三、手术器械准备

6 F Neuron Max 长鞘、5 F 115 cm Sofia 中间管、0.014 in × 200 cm Traxcess 微导丝、0.014 in × 300 cm Transend 微导丝、Headway 17 微导管、Prowerler Plus 微导管、2.5 mm × 10 mm Sino 球囊、4.5 mm × 22 mm EP 支架等。

四、手术过程

（1）术前造影：主动脉弓反位，降主动脉瘤，右侧椎动脉起始段迂曲（图7-19-5）。基底动脉中上段次全闭塞（图7-19-6）。

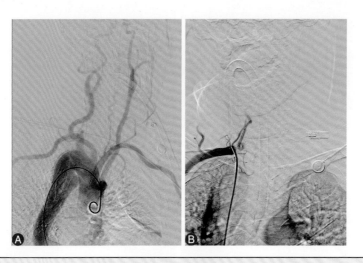

图7-19-5　主动脉弓反位，降主动脉瘤，右侧椎动脉起始段迂曲

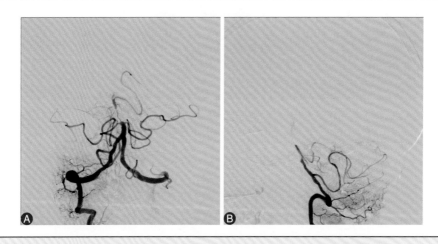

图7-19-6　后循环正、侧位造影显示基底动脉中上段次全闭塞

（2）通路建立：采用右股入路，考虑弓形直接采用了 125 cm 多功能管带 Neuron Max 长鞘小心抵达右侧椎动脉开口处，反复调整后 Neuron Max 进入右侧椎动脉 V1 段，使用微导丝、微导管 +Sofia 中间管，采用同轴技术将中间管置于右侧椎动脉 V4 段，同时将长鞘同轴适当探入跟进增加支撑及稳定，并且避免痉挛（图 7-19-7）。注：术前认为弓转位可能会给入路带来极大困难，在实际操作中也分别直接采用了 125 cm 长单弯带 Neuron Max 长鞘、Sofia 中间管等，虽经历波折，但比实际想象难度小。

（3）球囊扩张 + 支架成形术：在路径图指引下，微导丝带微导管小心通过基底动脉中段狭窄病变到达右侧大脑后动脉 P1 段，微导管造影证实在右侧大脑后动脉 P1 段真腔（图 7-19-8），交换 300 cm Transend 导丝，使用 2.5 mm × 10 mm Sino 球囊 6 atm 缓慢扩张狭窄处（图 7-19-9），造影显示狭窄明显改善（图 7-19-10 A），交换支架导管后植入 4.5 mm × 22 mm EP 支架一枚（图 7-19-10 B），复查造影显示前向血流恢复，局部残余狭窄约 30%（图 7-19-11），无栓塞、痉挛等并发症，拔管、拔鞘，封堵穿刺点，结束手术。

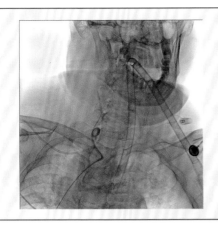

Neuron Max长鞘置于右侧椎动脉V1段，Sofia中间管置于右侧椎动脉V4段。

图7-19-7 手术过程

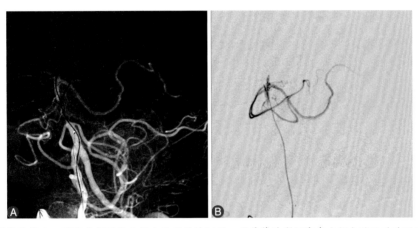

微导丝带微导管小心通过病变到达右侧大脑后动脉P1段，微导管造影证实在右侧大脑后动脉P1段真腔。

图7-19-8 微导管造影

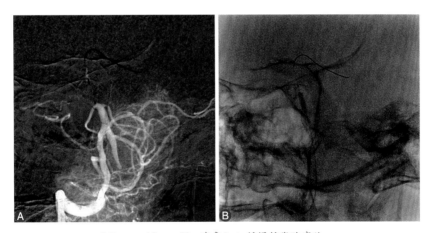

2.5 mm×10 mm Sino球囊6 atm缓慢扩张狭窄处。

图7-19-9 球囊扩张成形

五、术后管理

（1）麻醉清醒后查体：患者生命体征平稳，无新发神经系统阳性体征。

（2）术后继续双抗＋他汀强化药物治疗，并严格控制血压。

（3）出院时NIHSS评分1分，mRS分级0级。

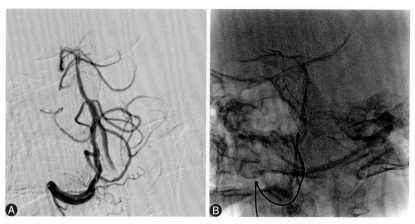

球囊扩张后造影显示狭窄明显改善，植入 4.5 mm×22 mm EP 支架一枚。

图 7-19-10　支架植入

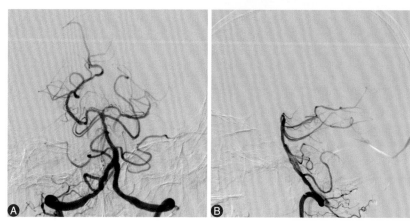

复查造影显示前向血流恢复，局部残余狭窄约 30%。

图 7-19-11　术后造影

【案例述评】

一、术者体会

（1）主动脉弓变异较多，主动脉弓反位的相对少见，部分伴有全内脏转位（该例患者未发现）。重视并掌握主动脉弓的血管变异有助于选择合适手术策略。

（2）在该例治疗预案中，我们提前充分考虑到了路径建立困难及支撑力不足等问题，直接选用了 6 F Neuron Max 长鞘 +5 F 115 cm Sofia 中间管的 "豪华套餐"，但即使如此，过程中困难仍不小。主要在于对此路径建立的难度估计仍不足，我们使用同轴技术反复尝试才建立起相对稳定的通路，困难路径病变通路建立中同轴步进非常重要。

（3）事后分析发现，如果该例患者采用右侧桡动脉入路，路径建立可能会轻松许多。目前经桡动脉等上肢入路神经介入诊断与治疗正在逐渐成为热点，经桡动脉入路相对于经股动脉入路有穿刺相关并发症低、患者舒适度高等优点。此外，对于后循环病变，特别是合并主动脉变异或复杂困难弓及弓上血管起始部迂曲等情况，传统经股动脉入路困难较大，而经桡动脉入路则事半功倍，对于大多数后循环病变可以作为首选入路。

（4）该患者的治疗过程提示了术前进行全面影像学评估的重要性。一方面可充分了解血管的畸形、变异等，另一方面可根据无创性影像学特征进行良好的术前设计包括入路、术式设计和器械选择等。

二、专家点评

（1）术者的经验已经较为翔实，主动脉弓反位确实是比较少见的变异，尤其会给手术路径建立带来困难。可以通过泥鳅导丝塑形、特殊造影管、交换技术等将导引导管送至靶血管。对于弓变异患者我们一般倾向于选择柔顺性更佳的长鞘导引导管，例如该例患者所使用的NeuroMax。

（2）对于后循环病变，经桡动脉入路也是一个比较好的选择。椎动脉开口与锁骨下动脉成钝角是经桡入路的最佳情况。但若椎动脉开口低，与锁骨下动脉成角小于45°，经桡动脉入路同样可能会存在困难。

（3）综上所述，一个介入中心除了材料要尽可能齐全外，技术手段可以有自己的主流手段，但技术必须全面，比如极端情况下的颈动脉穿刺、颈动脉切开等。

撰写：陈　纯　杨龙成　昆明医科大学第一附属医院

陈卫星　罗平县人民医院

点评：陈文伙　福建省漳州市医院

第七章

临床实例解析

【案例 20】大脑中动脉开窗取栓合并颈内动脉蹼支架植入术 1 例

【病情摘要】

患者女性，57 岁，主诉"突发右侧肢体无力 1 小时"。患者入院 1 小时前无明显诱因突发右侧肢体无力，伴言语障碍，理解无障碍，呕吐胃内容物 1 次。

既往史：脑梗死病史 3 年，3 年前和 1 年前均因"右侧肢体无力"入院诊断为"脑梗死"，药物保守治疗，恢复好，本次发病前 mRS 分级 0 级，长期规律口服阿司匹林肠溶片。

专科查体：血压 140/80 mmHg。NIHSS 评分 15 分，神志清楚，运动性失语，双眼瞳孔等大、等圆，直径 3.0 mm，对光反射灵敏，右侧鼻唇沟变浅，伸舌偏右，心律齐，各瓣膜区未闻及病理性杂音，右侧肢体肌力 0 级，左侧肢体肌力 5 级，右侧病理征阳性。

术前重要评估：头颅 CT 平扫颅内未见明确脑梗死病灶或出血灶，ASPECT 评分 7 分（图 7-20-1）。CTA：左侧大脑中动脉闭塞；CTP：核心梗死体积 38 mL，缺血半暗带 113 mL（图 7-20-2）。

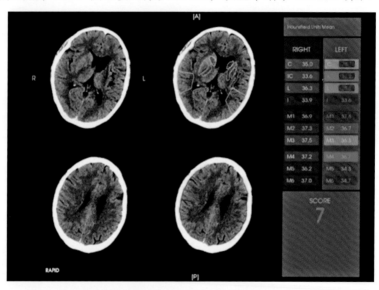

颅内未见明确脑梗死病灶或出血灶，ASPECT评分7分。

图7-20-1　术前头颅CT

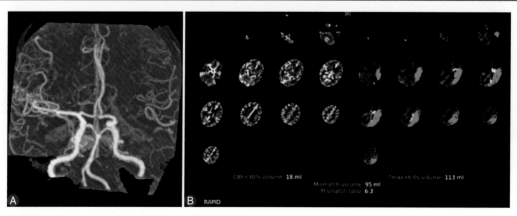

术前CTA（A）显示左侧大脑中动脉闭塞；术前CTP（B）显示核心梗死体积38 mL，缺血半暗带113 mL。

图7-20-2　术前头颅CTA和CTP

【诊疗经过】

一、主要诊断

①急性脑梗死（左侧前循环）；②左侧大脑中动脉闭塞。

二、术前讨论

拟行大脑中动脉闭塞开通术。

三、手术器械准备

6 F 长鞘、4 mm×20 mm 取栓支架、Rebar 27 微导管、Synchro 2 微导丝等。

四、手术过程

（1）术前造影（图 7-20-3）：右侧颈内动脉、大脑中动脉正常发育，血流通畅；左侧大脑中动脉闭塞，左侧颈内动脉起始部局部造影剂充盈缺损。

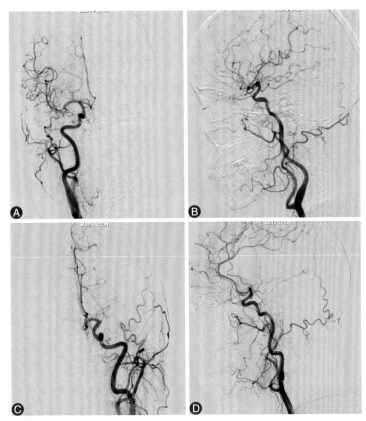

术前右侧前循环正位造影图（A）及右侧前循环侧位造影图（B）显示右侧颈内动脉、大脑中动脉正常发育，血流通畅；左侧前循环正位造影图（C）及左侧前循环侧位造影图（D）显示左侧大脑中动脉闭塞，左侧颈内动脉起始部局部造影剂充盈缺损。

图7-20-3　术前造影

（2）第一次取栓过程：微导丝通过闭塞处到达大脑中动脉 M2 段，微导管首过效应阴性；支架释放后造影提示血流部分再通，前向血流差，发病机制仍判断困难；支架取栓后造影示左侧大脑中动脉血流部分恢复，前向血流差，大脑中动脉 M1 段近端局限性狭窄可能，血栓可能（图 7-20-4）。

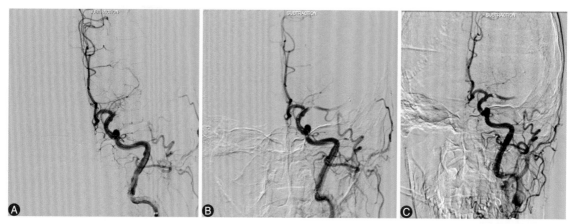

第一次取栓，微导丝通过闭塞处到达 M2 段，微导管首过效应阴性（A）；第一次支架释放后正位造影提示血流部分再通，前向血流差，发病机制仍判断困难（B）；第一次支架取栓后造影示左侧大脑中动脉血流部分恢复，前向血流差，M1 段近端局限性狭窄可能，血栓可能（C）。

图7-20-4　第一次取栓过程

（3）第二次取栓过程：大脑中动脉 M1 段近端局部充盈缺损（狭窄？血栓？），确切机制不明确，按常规流程再次取栓。第二次支架取栓后大脑中动脉完全再通，mTICI 分级 3 级，左侧大脑中动脉近端开窗畸形（图 7-20-5 A，图 7-20-5 B）。左侧颈内动脉起始段内膜瓣征，提示颈动脉蹼（图 7-20-5 C，图 7-20-5 D）。暂不予特殊处置。

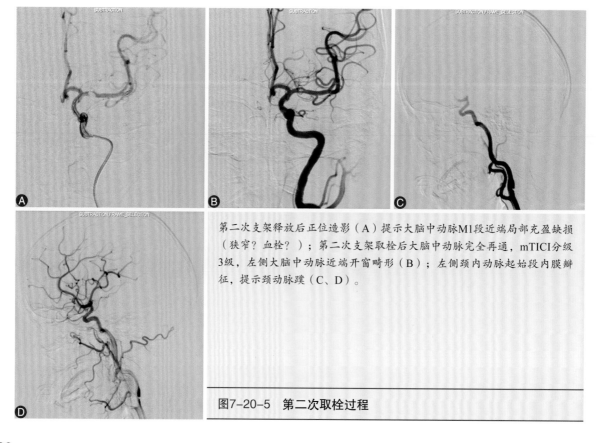

第二次支架释放后正位造影（A）提示大脑中动脉 M1 段近端局部充盈缺损（狭窄？血栓？）；第二次支架取栓后大脑中动脉完全再通，mTICI 分级 3 级，左侧大脑中动脉近端开窗畸形（B）；左侧颈内动脉起始段内膜瓣征，提示颈动脉蹼（C、D）。

图7-20-5　第二次取栓过程

（4）术后复查：头颅CT平扫（图7-20-6）左侧脑室旁陈旧性梗死灶，未见明确出血及大面积梗死征象。

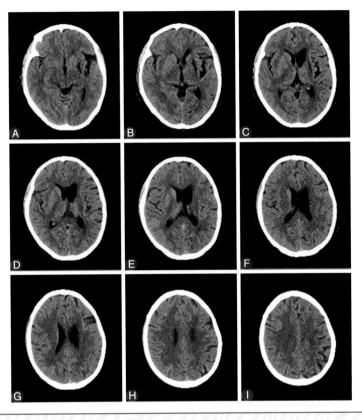

图7-20-6　术后头颅CT见左侧脑室旁陈旧性梗死灶

五、术后管理

（1）术后颅脑 MRI+MRA（图 7-20-7）：左侧颞叶、顶叶散在急性脑梗死病灶；左侧大脑中动脉血流通畅。

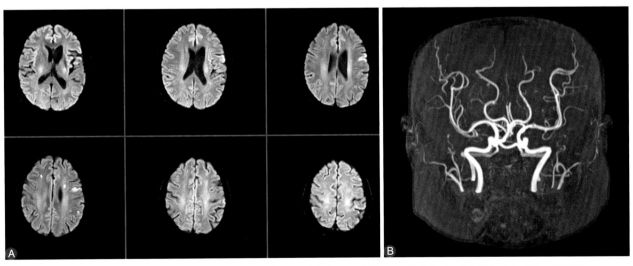

术后头颅MRI-DWI序列（A）示左侧颞、顶叶散在点状弥散受限；头颅MRA序列（B）示左侧大脑中动脉血流通畅。

图7-20-7　术后头颅MRI

（2）确定栓子来源：

1）无脑血管病高危影响因素，DSA 示血管光滑，无动脉粥样硬化机制证据；TCD+ 发泡试验阴性，心脏超声无结构性改变与心肌动度改变，24 小时动态心电图仅捕捉到房性期前收缩 2 个，无反常栓塞和心源性栓塞证据。

2）3 年前和 1 年前发作症状相似，考虑左侧颈内动脉起始部内膜瓣为责任病变可能。

3）患者及家属拒绝内膜剥脱术，无法经病理诊断证实。

4）颈动脉 CTA 断层成像进一步证实为左侧颈动脉蹼（图 7-20-8）。

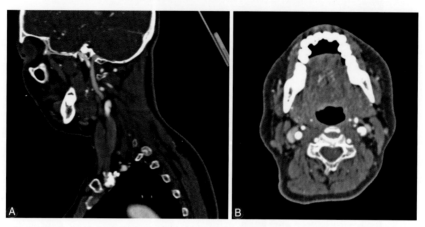

术后矢状位（A）与轴状位（B）CTA 断层影像示左侧颈内动脉内膜片向腔内延伸。

图7-20-8　术后颈动脉断层成像

（3）出院时 NIHSS 评分 4 分，mRS 分级 1 级。

（4）常规颈内动脉支架植入术在此不再赘述。左侧颈内动脉支架植入术后 1 个月造影显示内膜瓣被压闭，左侧颈内动脉起始无明显狭窄，远端血流良好（图 7-20-9）。

（5）随访 9 个月，未再发病；mRS 分级 0 级。

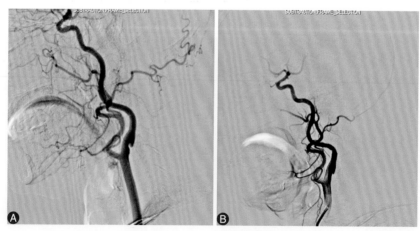

左侧颈内动脉支架植入术前侧位造影（A）显示左侧颈内动脉起始内膜瓣征；左侧颈内动脉支架植入术后侧位造影（B）示内膜瓣被压闭。

图7-20-9　支架植入

【案例述评】

一、术者体会

（1）大脑动脉开窗畸形是一种罕见的先天性异常，脑血管造影显示其发生率为 0.3%~1%，其主要病理改变为部分中膜缺失的内膜内衬双腔重复通道。大脑中动脉 M1 段开窗畸形可能与动脉瘤的形成有关，但极少引发缺血事件。

（2）本例可能是颈内动脉蹼处血液流变学改变所致的血栓形成，血栓脱落导致大脑中动脉栓塞，血栓骑跨性栓塞在大脑中动脉 M1 段开窗畸形的两个通道。术者体会如下。

1）路径建立需保护颈内动脉蹼。颈内动脉蹼是一种双层内膜折叠形成的船帆样或帐篷样结构，长鞘或指引导管头端通过时因"窗台效应"可能会造成动脉蹼撕裂，进而导致动脉夹层。因此，指引导管或长鞘在通过颈内动脉蹼处时，建议使用 125 cm 单弯管或中间导管，采用同轴技术辅助通过。

2）开窗畸形特性决定微导管的选择。在开窗畸形中两个重复通道的内径及与主干血管的角度，决定了微导管通过时的难易程度。因此，若明确开窗畸形，可选择头端外径小、相对柔软且有塑形小弯的微导管，以增加通过性并减少"窗台效应"的阻碍。若取栓术中无法准确判断闭塞血管性质是否为开窗畸形，如微导丝通过顺利而微导管通过困难，需考虑进入夹层或开窗的可能；若微导丝在闭塞以远摆动和前进均顺利，则考虑为开窗畸形可能性更大，可更换外径小且有塑形小弯的微导管再试。

3）抽吸导管也可能会损伤开窗畸形。本例采用单纯支架取栓的方式，第一次取栓的支架上附着少量血栓，让术者坚信闭塞性质为栓塞，通过第二次取栓实现血管完全再通。若采用 ADAPT 技术或 SWIM 技术可能会更快地实现血管再通，但抽吸/抽拉过程中导管头端的过度前行也可能造成开窗畸形处血管壁的损伤，甚至出现动脉夹层或破裂出血。因此，使用抽吸导管/中间导管处理闭塞时，要注意保护，不要过度操作。试想，如果在不明确有开窗的情况下，贸然跟进中间导管，特别是在支架锚定后，很有可能造成灾难性后果。

①球囊扩张可能是开窗畸形的禁忌。开窗畸形根据其开窗程度分为完全性（两通道分别有独立的管壁）和不完全性（两通道共享中间的分隔）两类，其中膜结构均异于正常，相对脆弱。球囊扩张导致开窗血管破裂出血的实例并不罕见，开窗血管不可盲目使用球囊扩张。本例患者既往有左侧大脑半球卒中史，本次基线头颅 CT 示左侧基底节陈旧性梗死灶伴左侧颞叶萎缩，因此，左侧大脑中动脉 M1 段闭塞的病因更像是动脉粥样硬化性狭窄引起的闭塞（intracranial atherosclerosis，ICAS）继发的血栓形成，更容易让术者选择球囊扩张术治疗，一旦如此，后果不堪设想。本例中，通过微导管"首过效应"、支架打开造影形态、取栓后支架上血栓判断其栓塞性质，有效地避免了盲目使用球囊扩张带来的风险。

②急诊手术带给我们介入医师更大的挑战在于匆忙上台后远端的一切都处于未知状态，在那一瞬间的决策可能直接决定这个患者的生命，医师的经验、知识结构，以及对血管病变的理解和认知尤为重要。所以，脑子里一定要有各种变异血管的意识，及时发现，及时纠正，及时止损。

二、专家点评

虽然大脑中动脉开窗畸形少见，但是开窗变异特殊手术更少见，这个案例可以给我们一些启示。

（1）这个病例存在大脑中动脉开窗畸形，在取栓前因血管闭塞难以判断原始血管形态，即使放入取栓支架，如其置于直径较细的畸形支，支架不能充分展开，易误诊为斑块狭窄性病变；如按常规球囊直径选择标准，易挤破血管发生灾难性并发症。该病例较幸运，开窗血管直径相似，取栓 2 次血管再通明确开窗畸形。然而仔细观察第一次取栓后造影（大脑中动脉闭塞处近端正常管径隆起），此时应该考虑有夹层或变异存在，需仔细探讨进一步取栓策略。

（2）该病例合并颈动脉蹼，如开窗畸形的血管直径差异大，血液涡流容易致血栓形成，此患者开窗血管直径相似，取栓后血管光滑，考虑血栓不是原位开窗血管引起。术后仔细寻找栓子来源，抽丝剥茧，结合多次相似症状发作病史，确定栓子来源于左侧颈动脉蹼，支架植入后症状未再发作，亦证明颈动脉蹼为致病病因。这提示脑栓塞患者的管理不能局限于闭塞血管再通，明确发病机制对卒中二级预防至关重要。

撰写：陈　旺　王贤军　临沂市人民医院

点评：范　进　中国人民解放军西部战区总医院

【案例 21】永存三叉动脉急性闭塞血管内治疗术 1 例

【病情摘要】

患者女性，94 岁，因"突发意识障碍 3.5 小时"入院。患者入院当日约 18:30 在家中无明显诱因突发意识障碍，不省人事，四肢活动不能，无肢体抽搐，无口吐白沫，无大小便失禁等。

既往史：既往有慢性支气管炎、肺气肿及左股骨头置换术病史，生活不能自理，mRS 分级 3 级。

专科查体：血压 140/70 mmHg。昏睡状，构音障碍，双侧瞳孔等大、等圆，直径约 1.0 mm，对光反射迟钝，双眼球固定，伸舌不能，右上肢肌力 0 级，右下肢肌力 2 级，左侧肢体肌力 4 级，双侧巴宾斯基征阳性。NIHSS 评分 27 分（意识水平 2 分，意识水平提问 2 分，意识水平指令 2 分，凝视 2 分，视野 3 分，面瘫 2 分，左上肢 1 分，右上肢 4 分，左下肢 1 分，右下肢 3 分，语言 3 分，构音障碍 2 分）。

术前重要评估：头颅 CT 平扫（图 7-21-1）：双侧基底节、放射冠区及脑脑桥梗死，脑白质稀疏，脑萎缩。ASPECT 评分 10 分。头颈部 CTA（图 7-21-2）：Ⅱ 型弓，弓上血管迂曲，右侧颈内动脉壶腹部重度狭窄，双侧椎动脉 V4 段、基底动脉起始段闭塞。

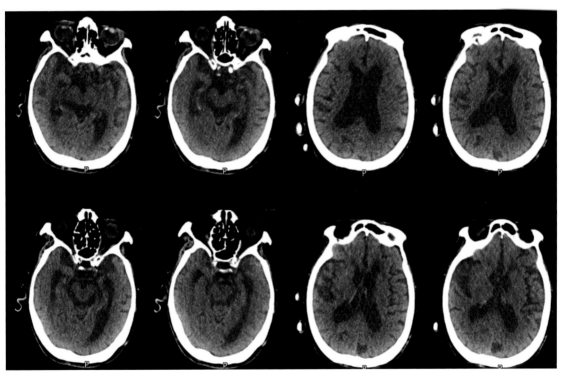

头颅CT平扫显示双侧基底节、放射冠区及脑脑桥梗死，脑白质稀疏，脑萎缩。

图7-21-1　术前头颅CT平扫

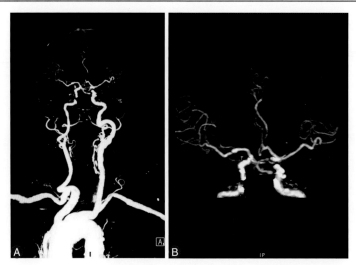

头颈部CTA显示Ⅱ型弓，弓上血管迂曲，右侧颈内动脉起始部重度狭窄，双侧椎动脉V4段、基底动脉起始段闭塞。

图7-21-2　术前头颈部CTA

【诊疗经过】

一、主要诊断

急性脑梗死；基底动脉闭塞。

二、术前讨论

（1）患者因意识障碍起病，血管检查证实为基底动脉闭塞，病情重，死亡率、致残率极高，尽早开通基底动脉价值巨大。

（2）发病时间尚短，ASPECT 评分高，患者有可能获得良好预后。

（3）手术预案：拟行全脑血管造影术＋基底动脉闭塞再通术。

（4）虽行无创影像学血管筛查，但后循环大血管情况信息不全。需在 DSA 脑血管造影时进一步把握，综合考虑后再行血管内治疗。

三、手术器械准备

8 F Envoy 指引导管 +125 cm 多功能管，0.036 in×180 cm 造影导丝，0.014 in×205 cm Transend+0.014 in×300 cm Transend 微导丝，Trevo Pro-18 微导管，0.070 in×125 cm 抽吸导管，4 mm×20 mm Solitaire AB 支架，2.25 mm×9 mm Gateway 球囊等。

四、手术过程

（1）术中造影：右侧椎动脉未见显影（图 7-21-3 A）。右侧颈内动脉窦部重度狭窄，右侧大脑前动脉未见显影，后交通动脉未见开放（图 7-21-3 B，图 7-21-3 C）。左侧椎动脉纤细，V4段闭塞（图 7-21-3 D）。

左侧颈内动脉、左侧大脑中动脉、左侧大脑前动脉未见明显狭窄，前交通动脉开放，双侧大脑前动脉显影良好；永存三叉动脉闭塞（图 7-21-3 E ～ 图 7-21-3 G）。

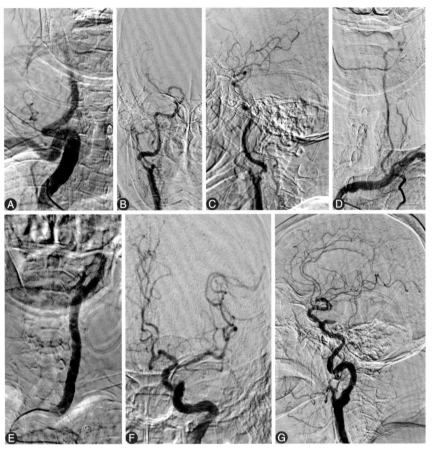

头臂干造影（A）示右侧椎动脉未见显影。右侧颈总动脉正位（B）及侧位（C）造影示右侧颈内动脉窦部重度狭窄，右侧大脑前动脉未见显影，后交通动脉未见开放。左侧锁骨下动脉造影（D）示左侧椎动脉纤细，V4段闭塞。左侧颈内动脉、左侧大脑中动脉、左侧大脑前动脉未见明显狭窄，前交通动脉开放，双侧大脑前动脉显影良好；永存三叉动脉闭塞（E～G）。

图7-21-3　术中造影

（2）具体操作：

1）125 cm 多功能管引导下 8 F Envoy 指引导管置于左侧颈内动脉，造影示永存粗大三叉动脉，起始处发生闭塞（图 7-21-4）；左侧颈内动脉造影（侧位）示左侧永存三叉动脉闭塞。

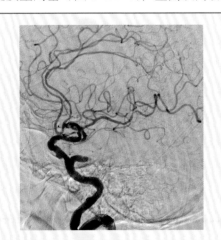

左侧颈内动脉造影（侧位）：左侧永存三叉动脉闭塞。

图7-21-4　左侧颈内动脉造影

2）0.070 in×125 cm 抽吸导管跟进，微导丝、微导管通过闭塞段，到达基底动脉远端，造影示基底动脉末端及双侧大脑后动脉显影正常（图 7-21-5）。

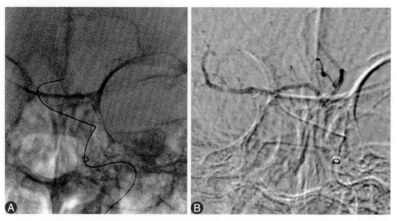

微导丝、微导管通过闭塞段，到达基底动脉远端（A）。微导管造影（B）示基底动脉末端及双侧大脑后动脉显影正常。

图7-21-5　术后造影

3）4 mm×20 mm 取栓支架锚定，0.070 in×125 cm 抽吸导管跟进到达闭塞段行抽吸（图 7-21-6 A），抽吸后复查造影：永存三叉动脉闭塞处未再通（图 7-21-6 B）。

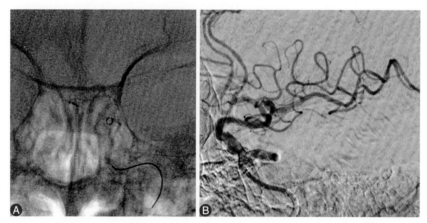

4 mm×20 mm Solitaire AB支架锚定，6 F Sofia导管到达闭塞段行抽吸（A）。抽吸后复查造影（B）显示永存三叉动脉闭塞处未再通。

图7-21-6　抽吸过程

4）4 mm×20 mm Solitaire AB 支架释放后造影：基底动脉中段重度狭窄（图 7-21-7），动脉内给予 0.25 mg 替罗非班。

5）支架打开后于 10 分钟（图 7-21-8 A）、30 分钟造影（图 7-21-8 B）：基底动脉中段重度狭窄，前向血流缓慢，无法维持。

6）撤出取栓支架，微导丝再次到位后，送入 2.25 mm ×9 mm Gateway 球囊扩张（图 7-21-9）。

7）球囊扩张后 30 分钟造影：基底动脉中段中度狭窄，残余狭窄约 50%，血流维持好，持续替罗非班泵入（图 7-21-10）。

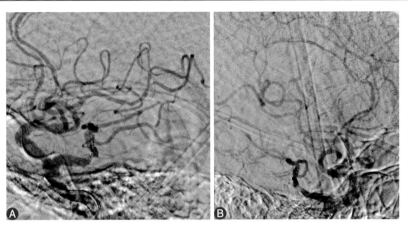

4 mm×20 mm Solitaire AB支架释放后造影（左45°）（A）显示基底动脉中段重度狭窄。4 mm ×20 mm Solitaire AB支架打开后造影（右45°）（B）显示基底动脉中段重度狭窄。

图7-21-7　支架释放后造影

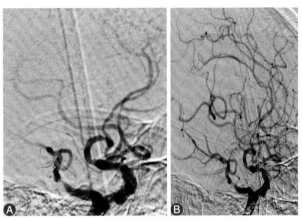

取栓支架打开后10分钟造影（右45°）（A）显示基底动脉中段重度狭窄，前向血流缓慢，无法维持。支架打开后30分钟造影（右45°）（B）显示基底动脉中段重度狭窄，前向血流缓慢，无法维持。

图7-21-8　支架打开后造影

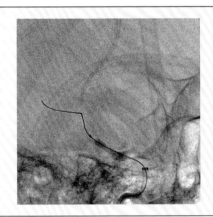

撤出支架，微导丝到位后送入2.25 mm×9 mm球囊在命名压下扩张成形。

图7-21-9　球囊扩张成形

第七章　临床实例解析

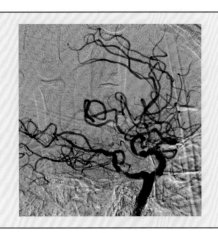

球囊扩张后30分钟造影（右45°）：基底动脉中段中度狭窄，残余狭窄约50%，血流维持好。

图7-21-10　术后造影

五、术后管理

（1）术后即刻头颅 CT（图 7-21-11）：部分脑沟及静脉窦密度增高，考虑造影剂滞留，双侧基底节、放射冠区及脑脑桥梗死，脑白质稀疏，脑萎缩。

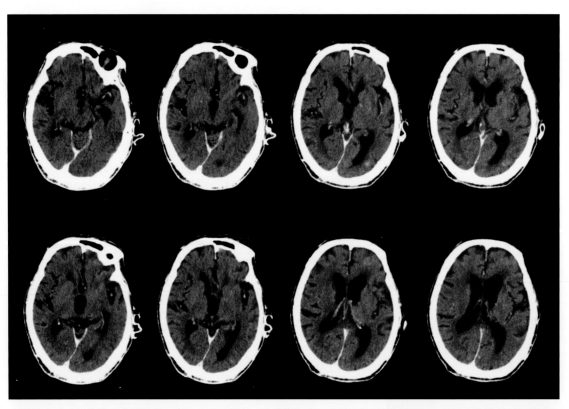

显示部分脑沟及静脉窦密度增高，考虑造影剂滞留，双侧基底节、放射冠区及脑脑桥梗死，脑白质稀疏，脑萎缩。

图7-21-11　术后即刻头颅CT

（2）药物：替罗非班 0.2 mg/h 维持 24 小时，血压控制在 120/80 mmHg 左右。

（3）术后 11 小时复查头颅 CT（图 7-21-12）：原脑沟及静脉窦密度增高影消失，双侧基底节、放射冠区及脑脑桥梗死，脑白质稀疏，脑萎缩，脑动脉硬化。

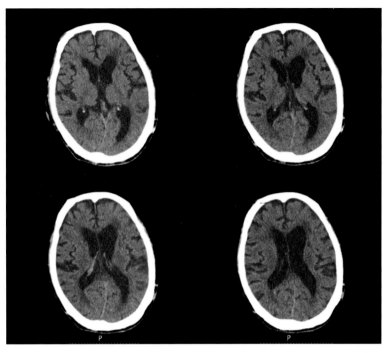

原脑沟及静脉窦密度增高影消失，双侧基底节、放射冠区及脑脑桥梗死，脑白质稀疏，脑萎缩，脑动脉硬化。

图7-21-12　术后11小时头颅CT

六、临床预后

患者精神好，言语好转，四肢活动改善。神志清楚，构音障碍，双侧瞳孔等大、等圆，直径约2.5 mm，对光反射灵敏，双眼球活动正常，双侧鼻唇沟对称，伸舌居中，右上肢肌力2级，右下肢肌力4级，左侧肢体肌力5级。NIHSS评分7分。mRS分级3级。

【案例述评】

（1）永存三叉动脉是胚胎颈动脉与成对的背侧纵神经动脉间的、胚胎性吻合血管。永存三叉动脉（PTA）是4种原始颈动脉-基底动脉吻合中最常见的一种异常，发生率为0.02%~0.6%。永存三叉动脉的解剖路径不定，可详见永存三叉动脉的解剖图解（图7-21-13）。侧位示PTA（图7-21-13 A，箭头）自颈内动脉海绵窦段发出处形成典型的三叉戟式外形。图7-21-13 B及图7-21-13 C为轴位显示PTA两种可能的行程。PTA可与三叉神经并行，并绕鞍背向后外行（图7-21-13 C，箭头）。另一种变异是PTA向后内行（图7-21-13 B，箭头）穿透鞍背，与基底动脉吻合。

（2）该病例高龄，双侧椎动脉颅内段、基底动脉闭塞，术前经头颈部CTA及造影及时发现了存在的变异血管——永存三叉动脉，而不是盲目地从左侧椎动脉入路，这是手术成功的最关键一步。

（3）该患者首选局部抽吸取栓后球囊扩张成形术，而非直接支架取栓。因为患者无高血压、糖尿病、高血脂等病史，心电图无心房颤动，病因支持大动脉粥样硬化可能性大。针对大动脉粥样硬化基础上急性闭塞的患者，目前主流的方式还是主张先局部抽吸，尽量暴露具体病因后再行下一步治疗方案。

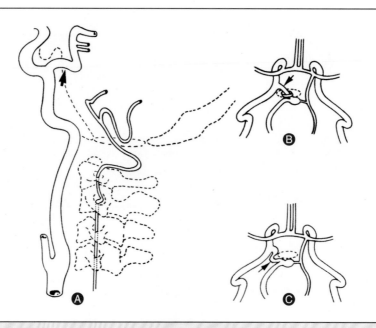

图7-21-13　永存三叉动脉的解剖图解

（来源：脑血管造影诊断学，Anne G.Osborn 著）

（4）清除局部大部分血栓，再行球囊扩张观察血流是否能维持，急诊支架植入后期用药可能会比较难抉择，要兼顾抗血小板作用与出血风险，可球囊扩张后观察，血流能维持住，尽量避免植入支架，该例患者高龄，采取的就是这种方式。所以，支架成形常作为最终的补救方案。当然，若血栓负荷小，可直接球囊扩张，必要时行支架成形补救。牢记"见好就收"，不追求影像学上的完美。

　　　　　　　　　　　　　　　　　　　　　　　　　　　张　敏　广东省茂名市中医院

【案例22】合并永存寰前节间动脉的基底动脉闭塞取栓术1例

【病情摘要】

患者男性，74岁，主诉"头晕伴双下肢乏力半天"入院。

既往史：高血压史5年；既往脑梗死，遗留右上肢乏力（肌力4级）。

专科查体：体温36.5℃，脉搏88次/分，呼吸21次/分，血压136/86 mmHg，心律齐。颅神经查体未见明确阳性体征，右上肢肌力4级，左上肢肌力5级，双下肢肌力4+级，病理征未引出。NIHSS评分3分。

术前重要评估：头颅CT：双侧放射冠及基底节区腔隙性脑梗死；脑白质疏松症，脑萎缩；脑动脉硬化。颈部超声：双侧颈动脉粥样硬化并双侧多发斑块形成，左侧颈内动脉起始段狭窄为70%～99%。DSA显示：右侧颈内动脉起始部动脉粥样硬化形成，轻度狭窄，颅内大脑前动脉及大脑中动脉轻度粥样硬化，远端显影良好（图7-22-1 A）。左侧颈内动脉起始部重度狭窄，程度约80%，永存寰前节间动脉存在（图7-22-1 B）。后循环造影可见右侧椎动脉及基底动脉显影良好，后交通动脉开放，向左侧前循环代偿性供血；左侧椎动脉由寰前节间动脉供血（图7-22-1 C，图7-22-1 D）。

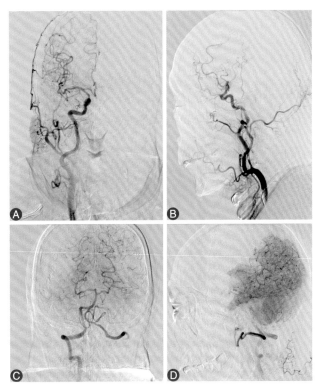

右侧颈总动脉造影（A）显示右侧颈内动脉起始部动脉粥样硬化形成，轻度狭窄，颅内大脑前及大脑中动脉轻度粥样硬化，远端显影良好。左侧颈总动脉造影（B）显示左侧颈内动脉起始部重度狭窄，程度约80%，永存寰前节间动脉存在。右侧椎动脉造影（C、D）显示右侧椎动脉及基底动脉显影良好，后交通动脉开放，向左侧前循环代偿性供血；左侧椎动脉由寰前节间动脉逆向供血。

图7-22-1 术前造影

【诊疗经过】

一、主要诊断

急性脑梗死（后循环）；左侧颈内动脉起始处重度狭窄。

二、术前讨论

（1）患者头晕伴双下肢乏力，临床首先考虑定位在后循环病变。

（2）实际血管情况：左侧颈内动脉起始部重度狭窄，合并永存寰前节间动脉存在，发病机制可能是左侧颈内动脉起始处重度狭窄导致的低血流动力学状态，栓子可能经永存寰前节间动脉栓塞至基底动脉及其分支。

（3）左侧颈内动脉起始部狭窄大于 80%，有明确手术指征。

（4）家属拒绝内膜剥脱手术，拟行介入支架术。

（5）手术需注意的问题：①远端保护装置必须置于颈内动脉永存寰前节间动脉发出之前，才能同时对颈内动脉和永存寰前节间动脉起到有效保护；②患者斑块负荷重，需要选择尽可能大的保护伞，降低栓子逃逸及堵伞的可能；③狭窄处距永存寰前节间动脉发出处距离较短，需要选择较短的保护伞，以避免支架压伞；④选择闭环支架，收伞时尽可能顺畅、简单，避免支架挂伞。

三、手术器械准备

结合狭窄病变情况准备目前常用保护伞，选择的支架及特性如下（图 7-22-2）：8 F 指引导管，7.2 mm NAV6 保护伞，Sterling-5-30 mm，9 mm × 40 mm Wallstent 自膨式支架。

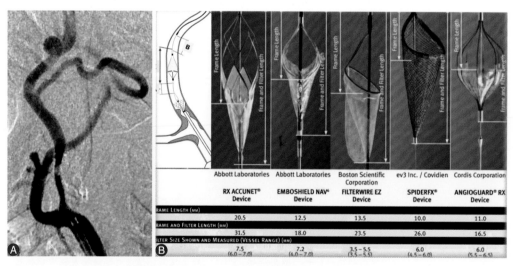

狭窄病变情况（A）；目前常用保护伞特性（B）。

图7-22-2　病变情况及常用保护伞特性

四、手术过程

（1）采用同轴技术 125 cm 单弯导管带 8 F 指引导管到达颈总动脉末端，送入 7.2 mm NAV6 保护伞在颈内动脉 C1 段寰前节间动脉下方释放，造影见保护伞打开良好（图 7-22-3 A），送入 5 mm×30 mm Sterling 球囊在命名压下进行预扩，复查造影见狭窄明显改善，残余狭窄约 40%（图 7-22-3 B）。送入 9 mm×40 mm Wallstent 自膨式支架，定位准确后释放，复查造影见狭窄部覆盖满意，残余狭窄约 20%，远端无栓塞事件，寰前节间动脉显影良好，回收保护伞，3D 造影显示支架贴壁良好，结束手术（图 7-22-3 C~ 图 7-22-3 F）。术后保护伞内可见较多脂质斑块（图 7-22-3 G）。

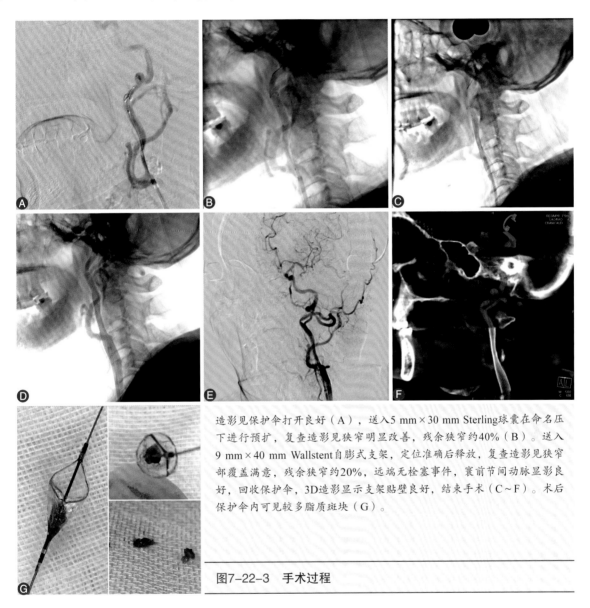

造影见保护伞打开良好（A），送入 5 mm×30 mm Sterling 球囊在命名压下进行预扩，复查造影见狭窄明显改善，残余狭窄约 40%（B）。送入 9 mm×40 mm Wallstent 自膨式支架，定位准确后释放，复查造影见狭窄部覆盖满意，残余狭窄约 20%，远端无栓塞事件，寰前节间动脉显影良好，回收保护伞，3D 造影显示支架贴壁良好，结束手术（C~F）。术后保护伞内可见较多脂质斑块（G）。

图 7-22-3　手术过程

（2）术后严格控制血压，患者恢复良好，头晕消失，双下肢肌力 5 级。术后 4 天出院，随访无复发。

【案例述评】

（1）该患者并存寰前节间动脉变异，永存寰前节间动脉属于比较罕见的永存颈动脉 - 基底动脉吻合的一种。依据起源不同分为两型：Ⅰ型起源于 C2、C3 水平颈内动脉背侧，向上、向外走行，不经过横突孔，与椎动脉 V3 段水平部汇合，经枕骨大孔入颅；Ⅱ型起源于颈外动脉，向后上方走行，在 C1 平面与椎动脉汇合，然后经过寰椎横突孔入颅。PIA 发生率位于三叉动脉和舌下动脉之后，约为 0.023%（1/4400）。

（2）该案例的情况类似于案例 6，但与案例 6 的不同之处在于，案例 6 寰前节间动脉开口位于颈内动脉开口处，而该例患者位于 C1 段，为保护伞的放置留有一定的空间。

（3）判断该变异的临床机制较为困难，但庆幸术前很快完善了脑血管检查予以明确，让术者提前做好了充分的手术应对策略。

（4）该患者的栓塞保护尤其重要，一旦发生栓塞，可能同时发生左侧颈内动脉和后循环的栓塞，后果不堪设想，支架后保护伞内的血栓也证实，该例患者正确的保护措施避免了灾难性后果。该例患者保护伞的选择重点把握以下两个方面：一是测量直径与长度后，针对性地选择直径较大的 6 mm 保护伞；二是保护伞务必放置于颈内动脉的寰前节间动脉发出之前，确保能同时保护前、后循环；三是在同时保护前、后循环的前提下，尽量注意保护伞下端与支架距离，避免保护伞挂支架情况。

（5）患者狭窄程度重，栓子负荷可能较大，同时需要保护前、后循环，为尽可能地减少术后栓塞，选择密网编织支架相对来说更为合理。

乔宏宇　暨南大学附属第一医院

【案例23】右侧大脑中动脉闭塞并同侧原始三叉动脉变异取栓1例

【病情摘要】

患者男性，84岁，主诉"突发左侧肢体无力3小时"入院。

既往史：心律失常（心房纤颤），未抗凝治疗。

专科查体：151/58 mmHg。神志清楚，言语流利，查体合作，右侧肢体肌力5级，左侧上肢近端肌力3级、远端肌力3级，左侧下肢近端肌力4级、远端肌力4级，左侧偏身痛觉减退，左侧病理征阳性。NIHSS评分8分。

术前重要评估：心电图：心房纤颤。头颅CT平扫（图7-23-1）：右侧大脑中动脉高密度影，双侧额叶、颞叶硬膜下积液，脑实质未见明显高密度影及低密度影。头颅CTA（图7-23-2）：右侧颈内动脉末段及大脑中动脉近端闭塞，右侧大脑中动脉闭塞段以远于动脉晚期可见逆流显影。头颅CTP（图7-23-3）：右侧大脑中动脉供血区大面积灌注减低，可见散在片状灌注明显减低。

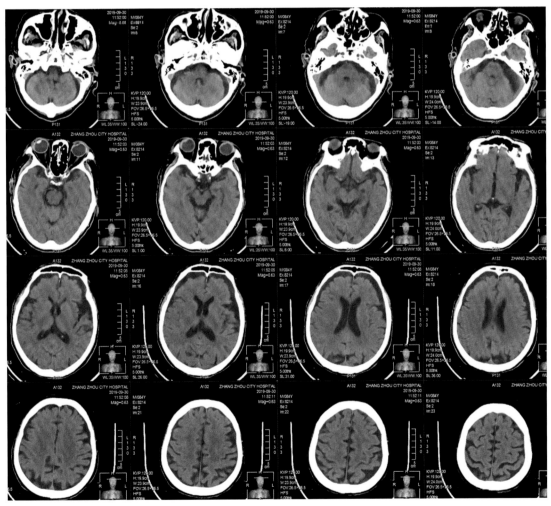

右侧大脑中动脉高密度影，脑实质未见明显高密度影及低密度影，脑室、脑沟受压不明显，双侧额叶、颞叶硬膜下低密度影，考虑硬膜下积液。

图7-23-1 术前头颅CT

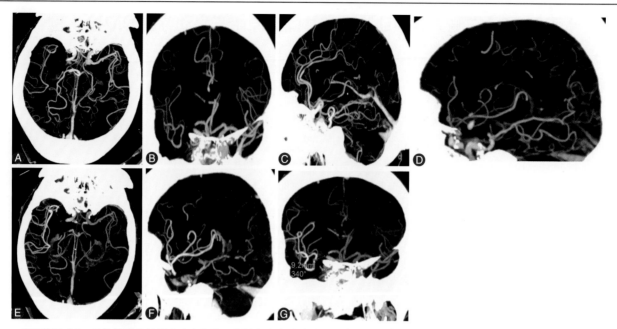

动脉早期（A~D）提示右侧颈内动脉末段、右侧大脑中动脉近端闭塞，代偿良好，双侧大脑前动脉可见显影，右侧大脑中动脉上、下干显影，染色较淡。动脉晚期（E~G）提示右侧大脑中动脉近端闭塞，代偿良好，大脑中动脉两干染色增强，提示逆向血流，血栓长度9.2 mm。

图7-23-2　术前头颅CTA

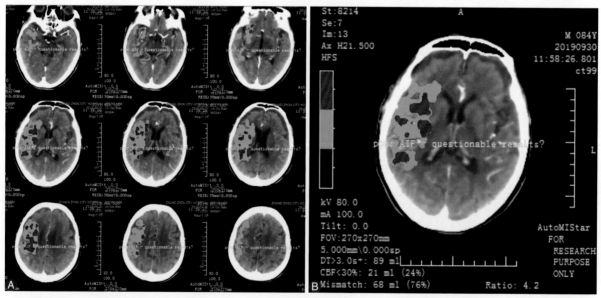

右侧大脑中动脉供血区大面积灌注减低，可见散在片状灌注明显减低。右侧大脑半球低灌注，核心梗死体积21 mL，不匹配区68 mL，比率4.2。

图7-23-3　术前头颅CTP

【诊疗经过】

一、主要诊断

急性脑梗死（右侧大脑中动脉闭塞）；心律失常（心房纤颤）。

二、急诊处理

予阿替普酶 36 mg 静脉溶栓治疗。

三、术前讨论

（1）综合症状、体征及影像学，考虑右侧大脑中动脉闭塞（栓塞可能性大），患者病情危重，死亡率极高，及时开通血管有利于挽救生命并争取更好的临床结局。

（2）大脑中动脉栓塞开通，首先采取抽吸与支架取栓相结合的方式，根据情况适时进行支架补救，或多种措施并举。

（3）拟行右侧大脑中动脉闭塞（栓塞可能）取栓术。

四、手术器械准备

8 F 导引导管、取栓导管（6 F Catalyst）、微导管（Catheter，Rebar™-18，2.4 F）、微导丝（Neuroscot，0.014″，205 cm）。

五、手术过程

（1）术中造影：右侧大脑中动脉起始段闭塞，右侧颈内动脉通过原始三叉动脉供应右侧大脑后动脉，右侧大脑前、后动脉通过脑膜支代偿右侧大脑中动脉供血区（图 7-23-4）。

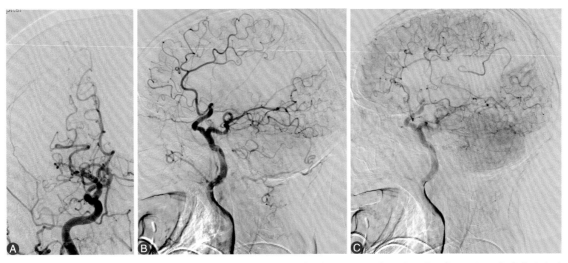

术中造影（A～C）提示右侧大脑中动脉起始段闭塞，右侧大脑前动脉及右侧颈内动脉显影正常。右侧颈内动脉通过原始三叉动脉供应右侧大脑后动脉，右侧大脑前、后动脉通过脑膜支代偿右侧大脑中动脉供血区。

图7-23-4 术中造影

（2）中间导管抽吸过程：在泥鳅导丝、4 F 多功能管的引导和路径图的辅助下，将 8 F 导引导管直接送入右颈内动脉颈段，微导管（Rebar18）在微导丝（Neuroscot）辅助下沿血管小心通过血栓闭塞段到大脑中动脉，6 F Catalyst 中间导管沿着微导管越过原始三叉动脉开口，最后送至右侧大脑中动脉闭塞段，接 20 mL 注射器持续负压抽吸 3 分钟左右后退，抽出一个栓子（图 7-23-5）。

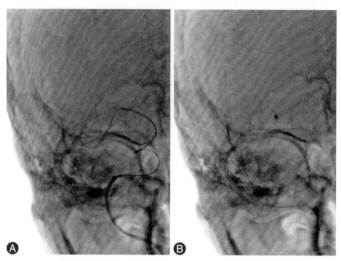

微导丝引导微导管通过右侧大脑中动脉闭塞段（A）。中间抽吸导管到达右侧大脑中动脉闭塞段近端（B）。

图7-23-5　中间导管抽吸过程

（3）术后造影：右侧大脑中动脉主干及其分支血流通畅，eTICI 3 级（图 7-23-6）。

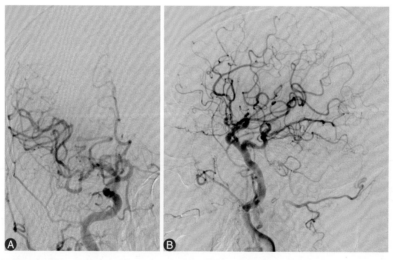

右侧颈内动脉、右侧大脑中动脉、右侧大脑前动脉及其显影正常，右侧颈内动脉通过原始三叉动脉供应右侧大脑后动脉，右侧大脑后动脉及其分支显影正常。

图7-23-6　术后造影

六、术后转归

术后 24 小时血压 159/52 mmHg，NIHSS 评分 2 分，神志清楚，构音清晰，言语流利，对答切题，反应灵敏，查体合作，双眼球无凝视，左侧鼻唇沟浅，左侧口角低，伸舌偏左，四肢肌力 5 级，四肢肌张力正常，左侧偏身痛觉减退，左侧病理征阳性。住院 4 天后出院，出院时 NIHSS 评分 0 分，mRS 分级 0 级。头颅 CT、头颅 MRI 见图 7-23-7。

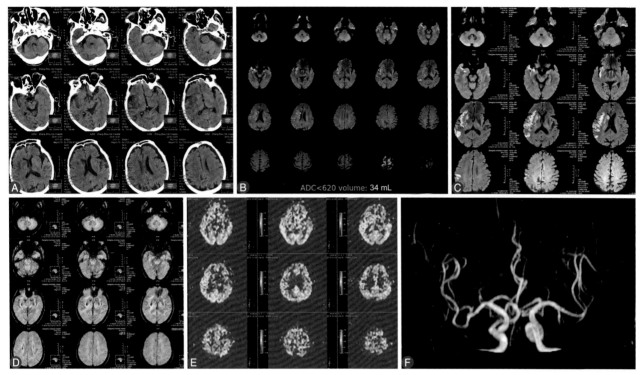

术后24小时CT（A）提示右侧基底节、颞叶脑梗死。术后头颅MRI-DWI序列（B、C）提示右侧颞叶、基底节、顶叶脑梗死，梗死体积34 mL。MRI-SWI序列（D～F）未见出血，头颅MRA提示血管通畅，ASL提示右侧大脑半球高灌注。

图7-23-7 术后头颅CT及MRI

【案例述评】

（1）原始三叉动脉是胚胎学关联颈内动脉系统与椎 - 基底动脉系统血管网中最常见的保留至成人的一种变异，其发生率为 0.1% ~ 0.76%。

（2）该例患者大脑中动脉取栓开通术似乎并无很大难度，也很顺利，变异血管似乎也没有产生什么惊心动魄的事件。但是，责任侧血管如果合并原始三叉动脉，进行血管内治疗时，应避免在取栓过程中栓子移位至原始三叉动脉而导致后循环栓塞的严重后果。此手术中，术者采用中间导管越过了原始三叉动脉开口，送至右侧大脑中动脉闭塞段近端，看似很细节的一个操作，其实是术者具有丰富的手术经验和时刻保护变异血管的意识，有效地避免了原始三叉动脉栓塞事件的发生。

（3）一般来说，对于脑栓塞事件，抽吸取栓较支架取栓可以发挥更快再通闭塞血管的优势。抽吸的成功率与血栓长度密切相关，血栓越短，抽吸成功的概率越高。对长度小于 1 cm 的血栓抽吸效果良好，而多时相 CTA 可以为我们提供血管闭塞部位、代偿情况及血栓长度的情况，对取栓策略起到重大的作用。

撰写：吴燕敏 易婷玉 福建省漳州市医院
点评：陈文伙 福建省漳州市医院

第七章
临床实例解析

【案例 24】牛角弓合并早发额支的颈内动脉颅内段闭塞开通术 1 例

【病情摘要】

患者女性，57 岁，主诉"突发右侧肢体无力 12 小时，加重 2 小时"急诊入院。

既往史：曾患风湿性心脏病：二尖瓣狭窄（重度）合并关闭不全（轻中度）；心律失常：阵发性心房纤颤，频发房性期前收缩，短阵房性心动过速，阵发性心房扑动 10 年余；规律服用华法林 3.125 mg 抗凝治疗。

专科查体：血压 164/83 mmHg，双肺呼吸音粗，双下肺闻及干、湿性啰音，心律齐，二尖瓣听诊区可闻及舒张期隆隆样杂音，余瓣膜听诊区未闻及病理性杂音。神志清楚，言语不利，右侧鼻唇沟浅，右侧口角低，伸舌偏右，右侧上肢近端肌力 1 级、远端肌力 1 级，右侧下肢近端肌力 3 级、远端肌力 3 级，左侧肢体肌力 5 级，右侧巴宾斯基征阳性。NIHSS 评分 10 分，发病前 mRS 分级 3 级。

术前重要评估：头颅 CT 平扫：左侧基底节区、侧脑室旁、尾状核头可见低密度影，ASPECT 评分 7 分（图 7-24-1）。头颅 CTA：左侧颈内动脉颅内段及左侧大脑中动脉闭塞，动脉晚期可见代偿逆流的大脑中动脉分支（图 7-24-2）。头颅 CT 灌注扫描：左侧大脑半球低灌注，核心梗死体积 0.7 mL，不匹配区 39.3 mL，比率 56.6（图 7-24-3）。

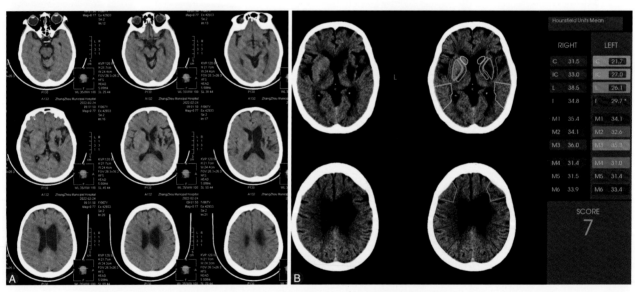

左侧基底节区、侧脑室旁、尾状核头可见低密度影，ASPECT评分7分。

图7-24-1　术前头颅CT

【诊疗经过】

一、主要诊断

急性脑梗死（左侧颈内动脉闭塞）；风湿性心脏病；心律失常（阵发性心房颤动、阵发性心房扑动）。

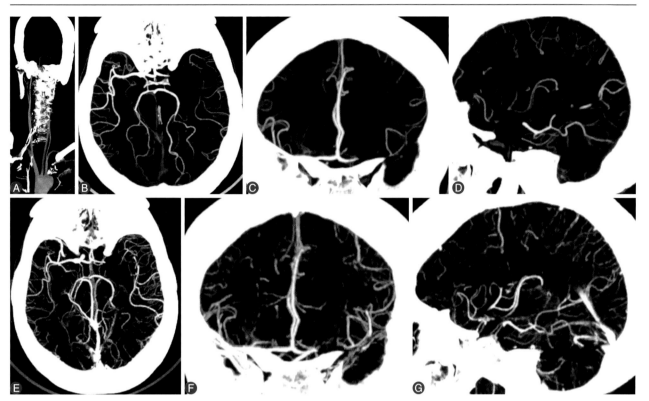

I型、牛角型主动脉弓（A）。左侧颈内动脉颅内段、左侧大脑中动脉闭塞，远端可见部分大脑中动脉分支（B～D）。代偿逆流的大脑中动脉分支，未逆流至主干，提示血栓累及分叉，可疑早发额支（E～G）。

图7-24-2　术前头颅CTA

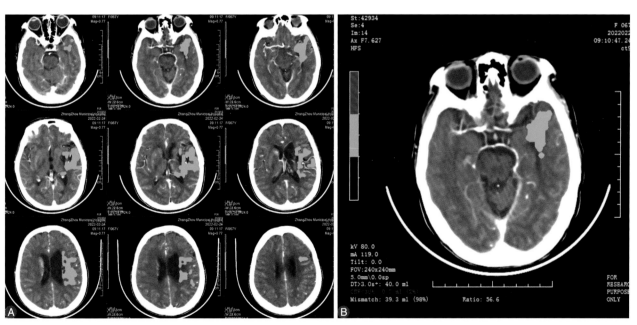

左侧大脑中动脉供血区较对侧灌注减低，小片状灌注明显减低。左侧大脑半球低灌注，核心梗死体积0.7 mL，不匹配区39.3 mL，比率56.6。

图7-24-3　术前头颅CTP

二、术前讨论

（1）综合症状、体征及影像学，考虑左侧颈内动脉闭塞性脑梗死（栓塞可能性大）。

（2）左侧颈内动脉闭塞开通，一般首先采取支架取栓联合抽吸，根据情况适时支架补救或多种措施并举。

（3）拟行左侧颈内动脉闭塞（栓塞可能）取栓术。

三、手术器械准备

8 F Flexstar 球囊导引导管、4 F 多功能导管、TracLine™4 F 血管内通路导管、Afentta™颅内血栓抽吸导管、取栓支架等。

四、手术过程

（1）术中造影：考虑牛角弓，直接选用 5 F VER 管在泥鳅辅助下送入左侧颈总动脉后退出泥鳅导丝，冒烟提示左侧颈内动脉海绵窦段以远闭塞。再取长泥鳅导丝送入左侧颈外动脉后交换出 VER，于路径图下使用 4 F 多功能导引导管辅助，将 8 F 球囊导引导管直接送入左侧颈内动脉颈段起始段，手推冒烟见左侧颈内动脉海绵窦段以远闭塞（图 7-24-4）。

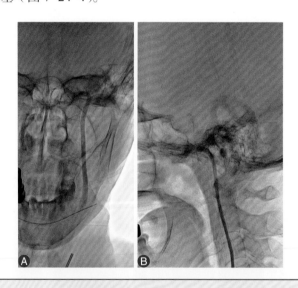

图 7-24-4　术中造影提示左侧颈内动脉海绵窦段以远闭塞

（2）取栓过程：在微导管辅助下，多次尝试将微导丝送至左侧大脑中动脉下干失败，撤出微导丝，回抽微导管未见回血，释放 5 ~ 30 mm 取栓支架，造影见左侧颈内动脉末端及大脑中动脉血栓影，支架所释放位置为可疑早发额支，大脑中动脉上、下干未显影（图 7-24-5 A，图 7-24-5 B）。在支架锚定下，将球囊导管高送至颈内动脉 C1 段末端，将中间导管送至颈内末端血栓近心端。取 0.6 mL 造影剂充盈导引导管球囊，支架到位 10 分钟后撤出微导管、支架及中间导管，此过程中 8 F 球囊导管予 50 mL 注射器保持负压抽吸血液，ACEA 68 中间导管在抽吸泵持续抽吸下进行，在取栓支架上拉出数个血栓，最大约 3 mm × 8 mm。8 F 球囊导管回血通畅，造影见左侧颈内动脉末段再通，左侧大脑中动脉发出额支后闭塞，微导管继续在微导丝辅助下送至左侧大脑中动脉 M2 段（上干），沿微导管送入 5 ~ 30 mm 取栓支架，造影见上干显影，下干未显影（图 7-24-5 C，图 7-24-5 D）。将中间导管沿微导管送至左侧大脑中动脉 M1 段 Y 远端之闭塞处，在负压抽吸下撤出支架，中间导管保持在大脑中动脉继续保持抽吸，5分钟后充盈导引导管球囊，撤出中间导管，取出血栓数枚，取出血栓最大者约3 mm×5 mm，冒烟提示左侧大脑中动脉主干及上、下干再通，大脑中动脉中段可见造影剂外渗（图7-24-5 E，图7-24-5 F）。

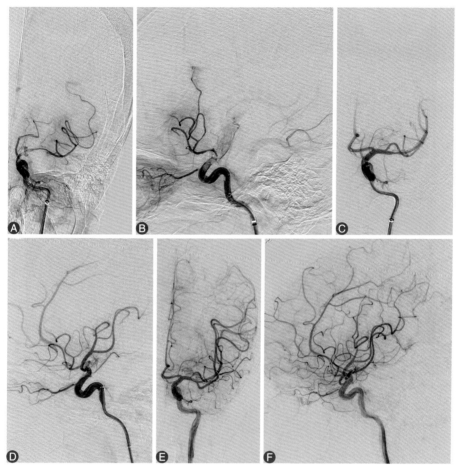

支架所释放位置为早发额支可能，左侧大脑中动脉上、下干未显影（A、B）。左侧大脑中动脉造影见上干显影，下干未显影，可见早发额支（C、D）。左侧大脑中动脉主干及上、下干再通，大脑中动脉中段可见造影剂外渗（E、F）。

图7-24-5　取栓过程造影

（3）术中 Dyna CT：见蛛网膜下腔出血（图7-24-6）。

（4）Solitaire 支架压迫止血：仔细阅片发现左侧大脑中动脉远端夹层，考虑夹层出血。立即将微导丝（Synchro14）及微导管（Pro18）在路径图下沿中间导管送入左侧大脑中动脉下干，退出微导丝后取 5 mL 注射器回抽微导管可见回血，改用 Solitaire 6～30 mm 沿微导管送至左侧大脑中动脉下干处，予小压力造影观察大脑中动脉主干及分支，显影清晰，无造影剂外渗表现。20 分钟后将中间导管撤退至颈内动脉C1段末端处，予小压力造影观察大脑中动脉主干及分支，显影清晰，无造影剂外渗表现，球囊导引导管球囊泄气后复查造影依然无造影剂渗出，予原位回收支架复查造影，依然无造影剂外渗表现。再观察 20 分钟，造影示大脑中动脉主干及分支显影清晰，无造影剂外渗表现（图7-24-7），再次行 Dyna CT 未见蛛网膜下腔出血量增加（图7-24-8）。

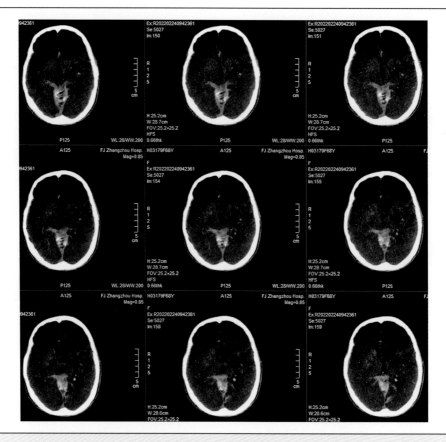

图7-24-6　Dyna CT显示蛛网膜下腔出血高密度灶

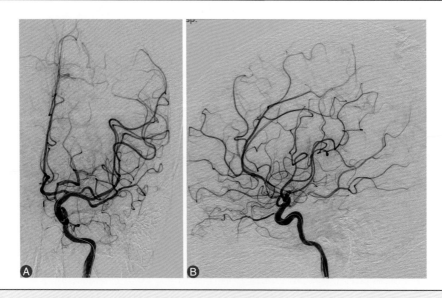

图7-24-7　大脑中动脉主干及分支显影清晰，无造影剂外渗表现

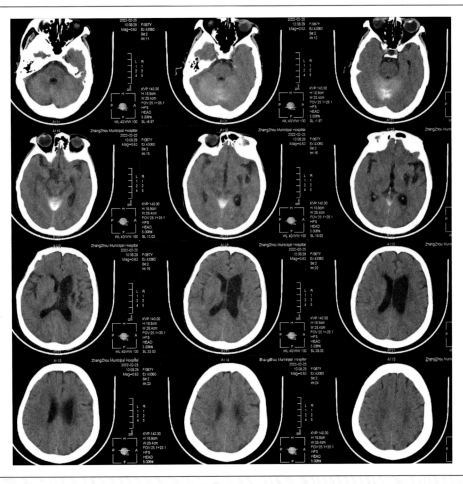

图7-24-8　再次行Dyna CT未见蛛网膜下腔出血量较前增加

五、术后管理及预后

术后 24 小时患者神志清楚，对答可，双侧瞳孔直径 2.0 mm，对光反射存在，右侧中枢性面舌瘫，右侧肢体无力较前好转（右侧肢体肌力 3 级，左侧肢体肌力 5 级）。术后 24 小时予华法林抗凝处理。术后复查头颅磁共振 DWI 及 SWI 序列未见明显急性梗死病灶和颅内出血（图 7-24-9）。

【案例述评】

（1）患者为牛角弓，虽然此变异在术中并未产生非常明显的影响，但牛角弓可能会增加介入路径的建立难度。因此术者直接使用了 5 F VER 管、4 F 多功能导管及交换技术，避免了因牛角弓变异导致的路径建立时间延长。

（2）重视术中特殊影像的识别，该例术中常规血管走行微导丝无法顺利通过闭塞病变时，应想到大脑中动脉变异的可能，如大脑中动脉开窗、重复大脑中动脉、副大脑中动脉等。本例血管变异为早发额支，早发额支约占大脑中动脉早分支的 2%，较多学者研究早发额支动脉瘤与豆纹动脉的关系，发现 86% 的早发额支发出豆纹动脉，因此在进行早发额支动脉瘤治疗时易出现豆纹动脉供血区的脑梗死。经血管造影证实，该患者术中第一次支架置入位置即早发额支，早发额支给取栓带来的困惑是当颈内动脉颅内段闭塞时，术前无法判断是否存在早发额支，如果微导丝进入早发额支，无论怎么操作都始终超选不到下干，若退而求其次地释放支架，那么可能导致支架未能覆盖大脑中动脉血栓主体，从而导致一次取栓再通的概率下降，如同本例。因此，若反复超选不到下干时，应冒烟；若只有额支，微导丝、微导管应后撤至大脑中动脉主干重新超选。

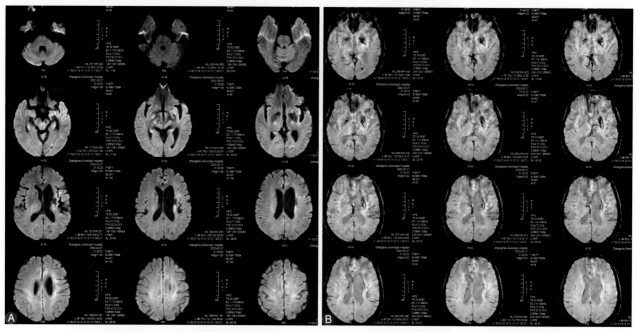

头颅磁共振DWI序列（A）未见明显弥散受限，SWI序列（B）提示未见颅内出血转化。

图7-24-9　术后头颅MRI

（3）颈内动脉末段 L 字部血栓，血栓负荷量大，取栓难度高，栓子脱落逃逸风险大，因此术中栓子减容及阻断颈内动脉近端血流可有效避免远端栓塞事件的发生，是手术的重中之重。BADDASS 技术的核心就是在应用球囊导引导管的同时，行大口径中间抽吸管抽吸及导引导管抽吸，该技术能最大限度地降低远端栓塞事件的发生风险。

（4）术前多时相 CTA 及 CTP 能有效提供血管闭塞部位、闭塞长度、血栓负荷量、侧支循环代偿、弓型及路径等信息，可最大限度地缩短手术再通时间。同时根据 CTA 及 CTP 提供的血管信息，术前即可对术中所需器械做到胸有成竹，有的放矢。

（5）如术中出现内膜损伤导致的出血时，应按以下方式处理：①直接行 Dyna CT，发现出血可节省抢救时间；②应用降压药控制血压；③鱼精蛋白中和肝素；④如滴注液内含有肝素，可改为生理盐水滴注，并减慢滴注速度；⑤上行中间导管进一步阻断血流；⑥如有球囊导管，优先快速充盈球囊，阻断前向血流；⑦选用球囊充盈压迫出血部位或阻断前向血流。本例释放支架将动脉夹层贴壁，就是解决问题的一种方法。

撰写：徐佳亮　辽宁省人民医院脑血管病诊治中心
　　　易婷玉　福建省漳州市医院
点评：陈文伙　福建省漳州市医院

【案例 25】双侧大脑前动脉同侧起源变异的颈内动脉闭塞开通术 1 例

【病情摘要】

患者男性，71 岁，主诉"发现右侧肢体无力 6 小时余"入院。

既往史：无特殊。

专科查体：血压 113/64 mmHg。神志昏睡，混合性失语，查体不合作，双眼球活动自如，无凝视，右侧鼻唇沟浅，右侧口角低，伸舌不能，双肺呼吸音粗，双肺可闻及干、湿性啰音，心律齐，各瓣膜听诊区未闻及病理性杂音，四肢肌力检查不配合，疼痛刺激左侧肢体可见活动，右侧肢体未见活动，共济运动检查不配合，浅感觉检查不配合，深感觉检查不配合，右侧巴宾斯基征阳性。NIHSS 评分 24 分。

术前重要评估：头颅 CT 平扫显示左侧大脑半球脑梗死，左侧大脑中动脉致密征，术前 ASPECT 评分 1 分（图 7-25-1）。头颅 CTA 显示左侧颈内动脉颅内段闭塞，左侧大脑中动脉闭塞（图 7-25-2）。头颅 CT 灌注显示右侧大脑半球低灌注，核心梗死体积 75 mL，不匹配区 196 mL，比率 3.6（图 7-25-3）。

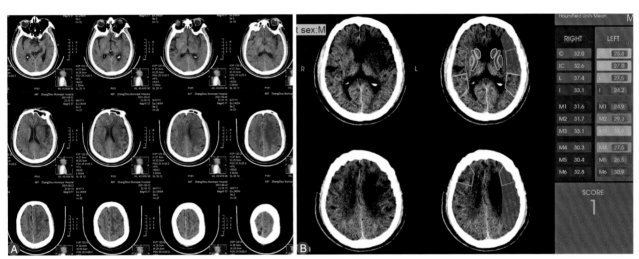

左侧侧脑室旁、左侧基底节区可见大片低密度影，未见明显高密度影，脑室未见明显受压，未见明显中线移位，ASPECT评分1分。

图7-25-1　术前头颅CT

【诊疗经过】

一、主要诊断

急性缺血性脑血管病（左侧颈内动脉颅内段闭塞）。

二、术前讨论

（1）患者为急性缺血性脑血管病、左侧颈内动脉闭塞，病情危重，死亡率极高，头颅 CT 灌注提示存在明显缺血半暗带，及时开通血管有利于挽救生命并争取更好的临床结局。

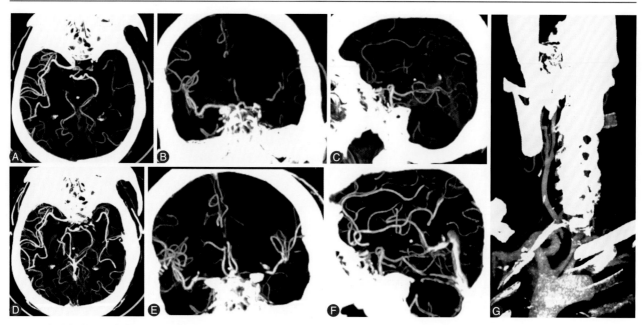

动脉早期（A~C）提示左侧颈内动脉颅内段闭塞，远端可见少部分大脑中动脉分支。动脉晚期（D~F）提示颈内动脉颅内段闭塞，可见逆流代偿的大脑中动脉分支，右侧大脑前动脉A1段缺如，双侧大脑前动脉显影，左侧大脑前动脉A1段未见显影。牛角型主动脉弓（G）。

图7-25-2　术前头颅CTA

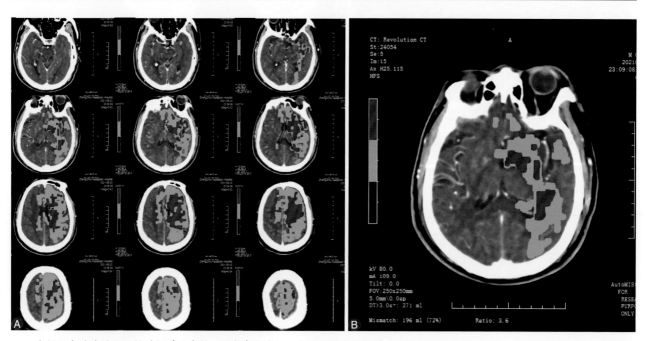

左侧颈内动脉供血区较对侧灌注减低，呈散在点片状。右侧大脑半球低灌注，核心梗死体积75 mL，不匹配区196 mL，比率3.6。

图7-25-3　术前头颅CTP

（2）左侧颈内动脉闭塞开通，血栓负荷一般较大，常规首先采取支架取栓联合抽吸，根据情况适时双支架取栓等可以提高取栓成功率。

（3）拟行左侧颈内动脉颅内段闭塞取栓术。

三、手术器械准备

8 F 球囊导引导管、微导管（Catheter，Rebar™-18，2.4 F）、微导丝（Syn，0.014″，205 cm）、取栓支架（Solitaire 6 mm × 30 mm、RECO 4 mm × 30 mm）等。

四、手术过程

（1）术中造影：将 8 F 球囊导引导管内衬多功能管直接送入左侧颈内动脉颈段末段，冒烟发现左侧颈内动脉末段闭塞，正位片可见大脑前动脉 A1 段血栓（图 7-25-4）。

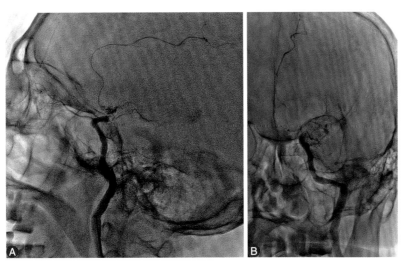

超选造影（A）提示左侧颈内动脉远端闭塞，以远动脉未见显影。正位片（B）可见大脑前动脉A1段血栓。

图7-25-4　术中造影

（2）取栓过程：微导管（Rebar18）在微导丝（Synchro）辅助下送至左侧大脑前动脉 A1 段，退出微导丝，利用上述方法将微导管（Plus）在微导丝（Synchro）辅助下送至左侧大脑前动脉 M1 段，退出微导丝，沿微导管（Plus）送入 Solitaire 6 ~ 30 mm 支架至左侧大脑中动脉 M1 段并完全覆盖血栓段后释放，沿微导管（Rebar18）送入 4 ~ 40 mm 取栓支架至左侧大脑中动脉 A1 段并完全覆盖血栓段后释放，双支架打开满意，约 8 分钟后，先将 8 F 球囊导管用 0.8 mL 造影剂完全充盈球囊，后同步撤出双支架及微导管，此过程中用 50 mL 注射器保持负压抽吸血液，拉出数个血栓，最大约 0.8 cm × 0.8 cm，但 8 F 球囊导管回血不畅，利用微导管（Plus）送入 Solitaire 6~30 mm 支架，在 8 F 球囊导管管口刮栓一次，后球囊导管回血通畅，复查造影提示左侧颈内动脉颅内段、大脑中动脉、大脑前主干及其分支血流通畅，eTICI 3 级（图 7-25-5）。

（3）术后复查头颅 MRI：MRI-DWI 序列提示左侧大脑半球大面积脑梗死，梗死面积约 182 mL。MRI-SWI 序列提示左侧基底节出血转化，H2 型。头颅 MRA 提示左侧颈内动脉颅内段、大脑中动脉、大脑前主干及其分支血流，双侧大脑前动脉起源于左侧颈内动脉（图 7-25-6）。

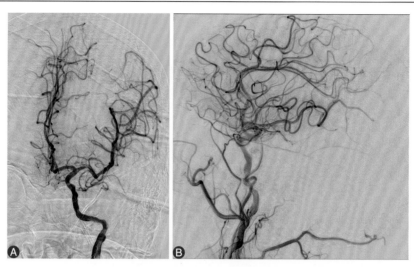

左侧颈内动脉颅内段、大脑中动脉、大脑前主干及其分支血流通畅，双侧大脑前动脉显影正常。

图7-25-5 取栓过程造影

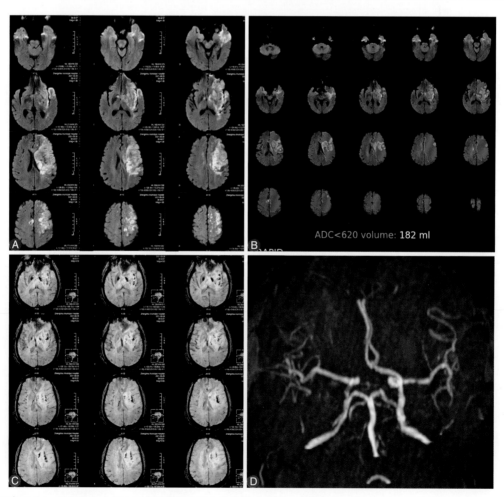

DWI序列（A、B）提示左侧大脑中动脉供血区大片状高信号影，考虑脑梗死急性期改变，体积为182 mL。SWI序列（C）提示左侧基底节区小片状低信号影，考虑脑梗死伴出血转化可能。MRA提示（D）双侧大脑前动脉起源于左侧颈内动脉，右侧大脑前动脉A1段缺如。

图7-25-6 术后复查头颅MRI

五、临床预后

出院查体：神志清楚，运动性失语，查体合作，双侧瞳孔等大、等圆，直径约 3.0 mm，双眼各方向活动可，右侧鼻唇沟浅，右侧口角低，伸舌不配合，右上肢肌力 2 级，右下肢肌力 3 级，左侧肢体可见自主活动，右侧病理征阳性。出院 NIHSS 评分 15 分。予利伐沙班 10 mg 抗凝。

【案例述评】

该患者看似是 1 例左侧颈内动脉末端闭塞取栓的普通案例，实则不然，其合并大脑前动脉变异，双侧大脑前动脉起源于责任侧大脑中动脉，还是会有一些需要我们注意的细节问题。

（1）颈内动脉 T 字部血栓，血栓负荷一般较重，开通难度大，血栓逃逸风险高。该患者合并大脑前动脉变异，双侧大脑前动脉责任侧起源，那么大脑前动脉 A1 段的血流甚至可能大于同侧大脑中动脉的血流，血栓卡在 A1 段且负荷量大的概率就会大幅度增加。如果采用常规大脑中动脉路径单支架取栓，大脑前动脉 A1 段的血栓有可能会被切断，向大脑前动脉远端血管移位。而并联双支架取栓（一支架置于大脑中动脉，另一支架置于大脑前动脉）可能有效解决这个问题，从而降低大脑前动脉血栓远端异位的风险。

（2）牛角弓变异有时会给手术通路的建立产生影响，但是该患者牛角弓并未对手术产生直接太大影响，所以在此不再赘述。

（3）低 ASPECT 评分患者能否从血管内治疗中获益目前仍无定论，目前研究认为低 ASPECT 评分患者能从血管内治疗中获益，包括某些关键部位病灶的回避，如基底节区回避、皮层 C6 豁免等。发病至血管再通的时间、术后管理等因素均会影响这些患者的预后，因此要在临床上个体化地谨慎选择。在开通速度上越快越好，但肯定远远比 6 小时时间窗内的患者要求更高。

撰写：林定来　易婷玉　福建省漳州市医院
点评：陈文伙　福建省漳州市医院

【案例 26】豆纹动脉共干起源于上干的大脑中动脉开通术 1 例

【病情摘要】

患者男性，36 岁，主诉"突发右侧肢体无力 3 小时"急诊入院。

既往史：无特殊。

专科查体：血压 132/80 mmHg。神志清楚，构音障碍，言语稍含糊，右侧鼻唇沟稍变浅，右侧上肢近端肌力 0 级、远端肌力 0 级，右侧下肢近端肌力 0 级、远端肌力 0 级，左侧上肢近端肌力 5 级、远端肌力 5 级，左侧下肢近端肌力 5 级、远端肌力 5 级，四肢肌张力正常，双侧巴宾斯基征未引出。NIHSS 评分 10 分。

术前重要评估：头颅 CT 平扫提示左侧基底节区及侧脑室旁可见大面积低密度影，术前 ASPECT 评分 8 分（图 7-26-1）。头颅 CTA 提示左侧大脑中动脉极重度狭窄，次全闭塞（图 7-26-2）。头颅 CT 灌注提示左侧大脑半球低灌注，核心梗死体积 6 mL，不匹配区 69 mL，比率 12.5（图 7-26-3）。

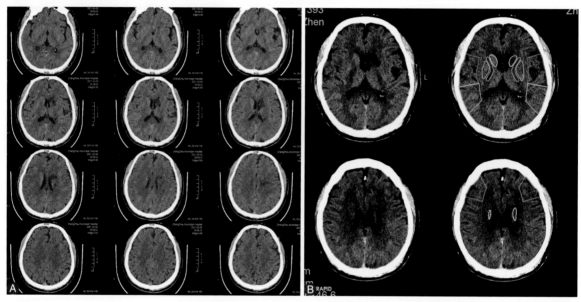

左侧侧脑室旁、左侧基底节区可见大面积低密度影，未见明显高密度影，脑室未见明显受压，未见明显中线移位，ASPECT评分8分。

图7-26-1　术前头颅CT

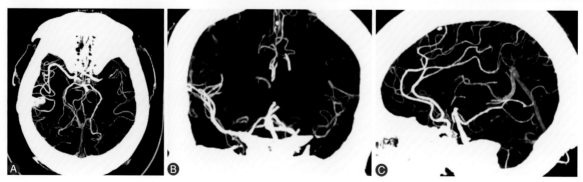

动脉早期提示左侧大脑中动脉极重度狭窄，次全闭塞，左侧豆纹动脉明显比右侧少，双侧大脑前动脉未见明显异常。

图7-26-2　术前头颅CTA

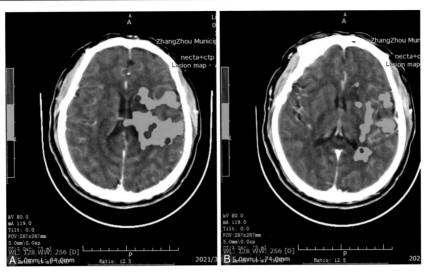

左侧大脑中动脉供血区较对侧灌注减低，呈散在点状灌注。左侧大脑半球低灌注，核心梗死体积6 mL，不匹配区69 mL，比率12.5。

图7-26-3　术前头颅CTP

【诊疗经过】

一、主要诊断

急性左侧大脑半球脑梗死；左侧大脑中动脉闭塞（M1段）。

二、术前讨论

（1）左侧大脑中动脉次全闭塞，患者病情危重，死亡率高，及时开通血管有利于挽救生命并争取更好的临床结局。

（2）左侧大脑中动脉次全闭塞（合并原位狭窄），一般首先采取抽吸，继而采取球囊扩张，根据情况适时采用支架植入维持血流及灌注。

（3）拟行左侧大脑中动脉次全闭塞抽吸及成形术。

三、手术器械准备

8 F 导引导管、中间抽吸导管、微导管（Pro18）、微导丝（Syn，0.014″）、球囊（Mariker 2.5～1.5 mm）。

四、手术过程

（1）术中造影：8 F 导引导管行脑血管造影示左侧大脑中动脉 M1 段次全闭塞，见极浅淡前向血流（图 7-26-4）。

（2）手术过程：微导管在微导丝辅助下送入大脑中动脉上干，沿微导管送入 Revive SE 4.5～22 mm，予替罗非班 0.75 mg，后予 0.4 mg/h 持续泵入。停留时间约 8 分钟，撤出支架及微导管，此过程中用 50 mL 注射器保持负压抽吸血液，未拉出血栓，复查造影示左侧大脑中动脉显影尚可，大脑中动脉 M1 段重度狭

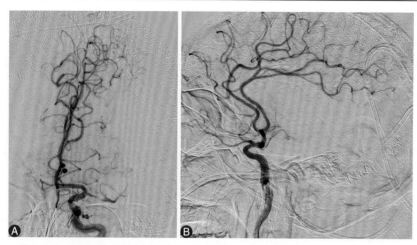

超选造影提示左侧大脑中动脉M1段次全闭塞，远端见极浅淡前向血流。双侧大脑前动脉显影正常。

图7-26-4　术中造影

窄；10分钟后复查造影可见左侧大脑中动脉血流较前明显变慢，将替罗非班调整至 0.65 mg/h 持续泵入，再次将微导丝送至左侧大脑中动脉 M2 段，沿导丝送入 Mariker 2.5 ~ 1.5 mm 球囊，在左侧大脑中动脉 M1 段狭窄处予 6 atm 球囊缓慢扩张 5 分钟，复查造影可见大脑中动脉 M1 段狭窄较前好转，左侧大脑中动脉显影尚可；继续观察 15 分钟后再次复查造影，可见大脑中动脉 M1 段狭窄无回缩，左侧大脑中动脉主干及其分支血流通畅（图 7-26-5）。

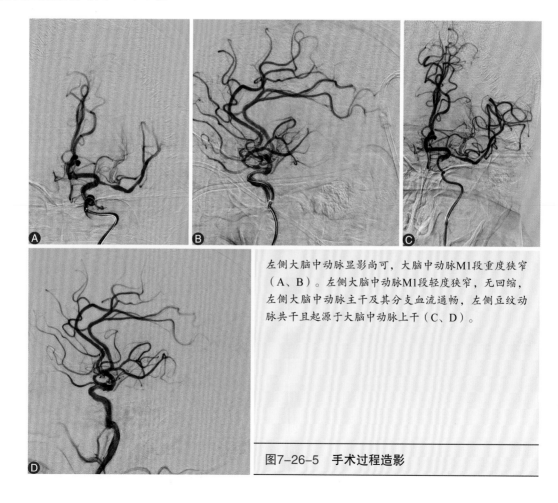

左侧大脑中动脉显影尚可，大脑中动脉M1段重度狭窄（A、B）。左侧大脑中动脉M1段轻度狭窄，无回缩，左侧大脑中动脉主干及其分支血流通畅，左侧豆纹动脉共干且起源于大脑中动脉上干（C、D）。

图7-26-5　手术过程造影

（3）术后复查头颅MRI：MRI-DWI序列提示左侧基底节、侧脑室旁脑梗死。SWI序列提示未见出血转化（图7-26-6）。

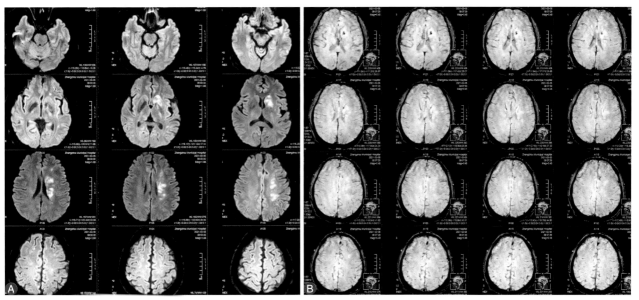

DWI序列（A）提示左侧大脑中动脉供血区小片状高信号，考虑脑梗死急性期改变。SWI序列（B）提示未见明显异常信号影。

图7-26-6　术后复查头颅MRI

五、临床预后

患者术后神志清楚，言语不利，双眼球活动自如，右侧鼻唇沟稍浅，右侧口角稍低，双侧瞳孔等大、等圆，直径2.0 mm，对光反射稍迟钝，右侧肢体无力较前好转，右上肢肌力3级，右下肢肌力3级，病理征未引出。NIHSS评分4分。

【案例述评】

该例患者左侧大脑中动脉M1段闭塞，同时伴有豆纹动脉共干且起源于大脑中动脉上干。该患者此次手术与变异本身关系并不大，但我们仍需要关注以下几点。

（1）术前血管评估至关重要，比如CTA不仅可以提供血栓的位置、长度，还可以大致了解豆纹动脉及其他变异的情况，提醒血管内治疗过程中是否需要特别注意穿支动脉的保护等。

（2）豆纹动脉通常呈一组排列，分别起源于大脑中动脉M1段。当M1段血管发生斑块或栓塞等病变时，可能影响豆纹动脉中的一部分血管，介入治疗时就需要关注斑块偏向血管壁的位置、球囊型号选择及压力选择等，尽量避免因操作导致斑块挤压而引起豆纹动脉的闭塞或牵拉出血。而该患者豆纹动脉全部共干，并起于大脑中动脉M1段，如果操作导致豆纹动脉主干闭塞，就会引起全组豆纹动脉的缺血，发生灾难性的后果，应该更加注意。

（3）该患者豆纹动脉全部共干起于大脑中动脉M1段，开口位于闭塞的远端，那么就可能存在豆纹动脉共干低灌注导致的基底节梗死，这也是一种特殊的低灌注状态，即豆纹动脉共干低灌注（图7-26-7），也许这可为神经介入专家提供新的治疗视野。快速开通该患者闭塞的血管，可有效改善基底节区供血，即使基底节有病灶，患者的神经功能依然是有可能改善的。

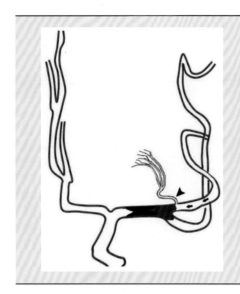

图7-26-7　豆纹动脉共干低灌注示意

（4）最后，在血管内治疗时应注意穿支动脉的抢救，对于常规的大脑中动脉闭塞模型，大部分是下干优势，因此将取栓支架释放于下干一般是首选。但当患者的上干有豆纹动脉或共干时，支架释放应优先释放于上干，以保证豆纹动脉的复通。

撰写：林晓辉　易婷玉　福建省漳州市医院
点评：陈文伙　福建省漳州市医院

【案例 27】大脑中动脉闭塞并大脑前动脉同侧起源、三干变异取栓术 1 例

【病情摘要】

患者男性，64 岁，主诉"突发左侧肢体无力 9 小时余"入院。

既往史：发现高血压及糖尿病 5 年余，最高血压不详，未系统监测及调控血压、血糖。

专科查体：血压 127/64 mmHg，体重 67 kg。神志清楚，构音清晰，言语不利，对答切题，双眼球活动自如，左侧鼻唇沟浅，伸舌居中，双肺呼吸音粗，双肺未闻及干、湿性啰音，右侧肢体肌力 5 级，左侧肢体肌力 4 级，左侧指鼻试验欠合作，四肢肌张力正常，双侧病理征未引出。NIHSS 评分 5 分。发病前 mRS 分级 0 级。

术前重要评估：头颅 CT 平扫：右侧颞叶似可见点片状低密度影。ASPECT 评分 7 分（图 7-27-1）。头颅 CTA：右侧大脑中动脉似可见一细小分支，其供血区分支血管明显减少（图 7-27-2）。头颅 CTP 灌注：右侧大脑半球存在大面积缺血半暗带（图 7-27-3）。

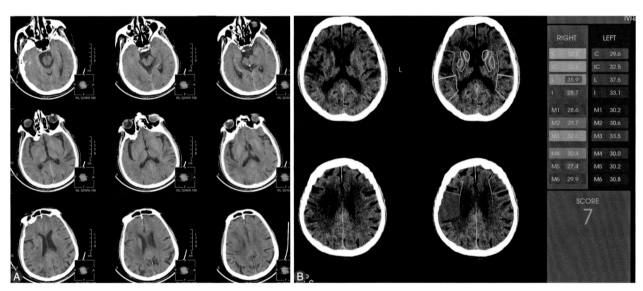

头颅CT平扫（A）显示右侧颞叶似可见点片状低密度影。ASPECT评分7分（B）。

图7-27-1　术前头颅CT

【诊疗经过】

一、主要诊断

急性脑梗死（右侧大脑中动脉闭塞）。

二、手术过程

（1）术前造影：5 F 椎动脉管行全脑血管造影示右侧大脑中动脉 M1 段闭塞，右侧大脑前动脉由右侧颈内动脉供应，右侧大脑前动脉可见三干变异，右侧大脑前动脉向右侧大脑中动脉供血区部分代偿（图 7-27-4）。

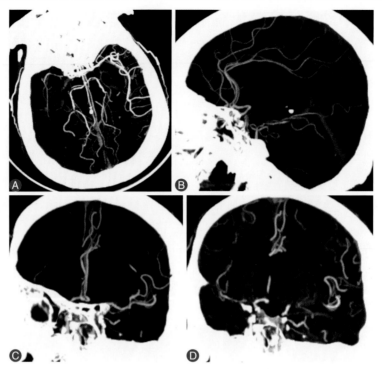

头颅CTA显示右侧大脑中动脉似可见一细小分支，其供血区分支血管明显减少。

图7-27-2　术前头颅CTA

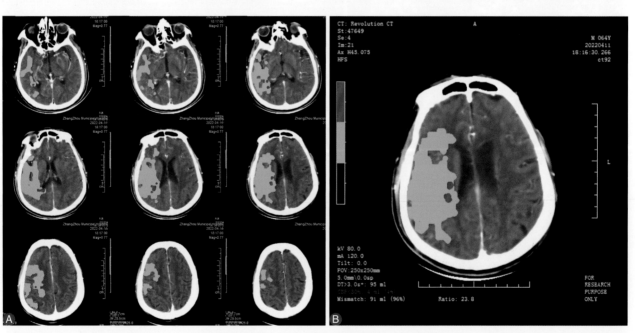

术前CTP显示右侧大脑半球低灌注，核心梗死体积75 mL，不匹配区92 mL，比率2.2

图7-27-3　术前头颅CTP

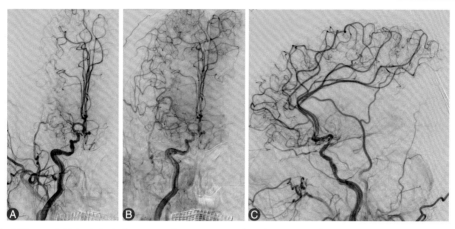

右侧颈内动脉造影显示右侧大脑中动脉M1段闭塞，右侧大脑前动脉由右侧颈内动脉供应，右侧大脑前动脉可见三干变异，右侧大脑前动脉向右侧大脑中动脉供血区部分代偿。

图7-27-4　术前造影

（2）在泥鳅导丝导引、路径图辅助下，8 F导引导管直接进入右侧颈内动脉C1段，取6 F中间导管（Catalyst）沿右侧颈内动脉岩骨段。将微导丝（Synchro 3 m）在微导管（Plus）辅助下小心通过右侧大脑中动脉狭窄段至大脑中动脉M2段，保留微导丝向后退出微导管至狭窄近端并造影（微导管首过效应），见右侧大脑中动脉显影，但双侧大脑前动脉血流缓慢，左侧明显，予替罗非班0.5 mg静脉负荷剂量应用，0.35 mg/h静脉泵入（图7-27-5）。

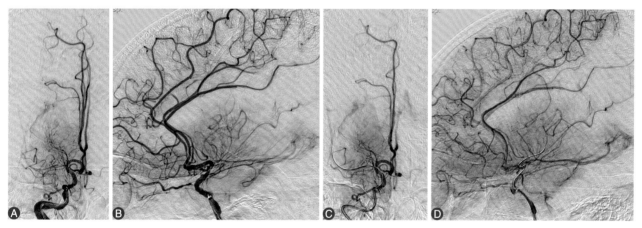

8 F导引导管直接进入右侧颈内动脉C1段，6 F中间导管置于右侧颈内动脉岩骨段（A、B）。微导管（Plus）在微导丝辅助下小心通过右侧大脑中动脉狭窄段至大脑中动脉M2段，保留微导丝向后退出微导管至狭窄近端并造影（微导管首过效应），见右侧大脑中动脉显影，但双侧大脑前动脉血流缓慢，左侧明显（C、D）。双侧大脑前动脉血流缓慢进一步减慢，左侧明显，大脑前动脉A1处隐可见血栓影。

图7-27-5　手术过程造影

（3）在路径图下，保留微导丝于右侧大脑中动脉M2处，Maverick球囊（2.0 mm×15 mm）以6 atm缓慢扩张狭窄段，回撤球囊，多次造影见大脑中动脉M1狭窄段有所改善，远端血流有改善（图7-27-6）。

（4）将微导丝（Synchro 3 m）在微导管（Plus）辅助下小心通过右侧大脑前动脉A2段，冒烟造影见胼缘动脉血流缓慢向前至远端，胼周动脉可见血流对冲征象，考虑血栓位于大脑前动脉A2近段（图7-27-7）。

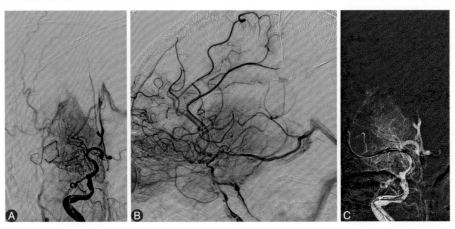

保留微导丝于右侧大脑中动脉M2处，交换技术退出微导管（Plus）。沿微导丝送入Maverick球囊（2.0 mm×15 mm），经冒烟造影确认完全覆盖大脑中动脉M1狭窄段，接压力泵，以6 atm缓慢扩张狭窄段，回撤球囊，多次造影见大脑中动脉M1狭窄段有所改善，远端血流有改善。

图7-27-6　手术过程造影

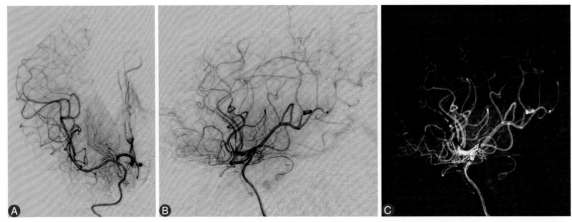

将微导丝（Synchro 3 m）在微导管（plus）辅助下小心通过右侧大脑前动脉A2段，冒烟造影见胼缘动脉血流缓慢向前至远端，胼周动脉可见血流对冲征象，考虑血栓位于大脑前动脉A2近段。

图7-27-7　手术过程造影

（5）4～20 mm取栓支架送至右侧大脑前动脉 A2 段并完全覆盖血栓段后释放，右侧大脑前动脉三干显影，左侧大脑前动脉血流较为缓慢，约 3 分钟后撤出支架及微导管，此过程中，中间导管用 50 mL 注射器保持负压抽吸血液，取出一个 0.2 cm×0.2 cm 的小血栓，复查造影提示右侧大脑前动脉未显影，其余两干大脑前动脉血流改善（图 7-27-8）。

（6）经中间导管造影：右侧大脑中动脉、大脑前动脉主干及各分支显影，血流速度可（图 7-27-9）。

（7）5 分钟后复查，将 8 F 导引导管退至右侧颈总动脉造影见右侧大脑中动脉、大脑前动脉主干及各分支显影，血流速度良好（图 7-27-10）。

三、术后管理

（1）术后查体：术后患者左侧肢体无力较前好转，血压 133/50 mmHg，NIHSS 评分 3 分，神志清楚，双侧瞳孔直径 2.0 mm，左上肢肌力 4+ 级，左下肢肌力 4+ 级，右侧肢体肌力 5 级。

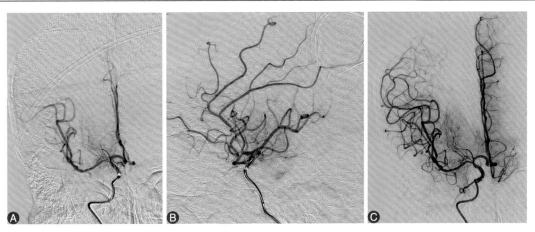

Solitaire 4～20 mm支架送至右侧大脑前动脉A2段并完全覆盖血栓段后释放，支架打开满意，右侧大脑中动脉远端显影佳，右侧大脑前动脉三干显影，左侧大脑前动脉血流较为缓慢，约3分钟后撤出支架及微导管，此过程中，中间导管用50 mL注射器保持负压抽吸血液，取出一个0.2 cm×0.2 cm的小血栓，复查造影提示右侧大脑前动脉未显影，其余两干大脑前动脉血流改善。

图7-27-8　支架过程

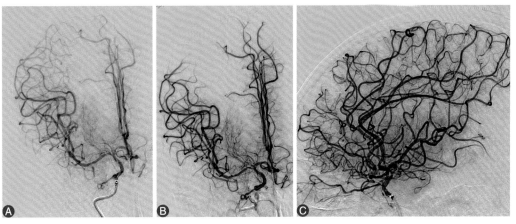

显示右侧大脑中动脉、大脑前动脉主干及各分支显影，血流速度可。

图7-27-9　中间导管造影

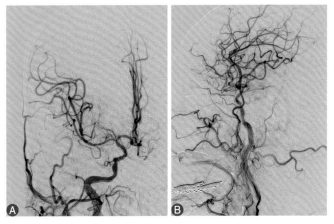

显示右侧大脑中动脉、大脑前动脉主干及各分支显影，血流速度良好。

图7-27-10　8 F导引导管造影

（2）术后头颅 CT 未见出血灶及明显的梗死灶（图 7-27-11 A），头颅 CTA 提示右侧大脑中动脉中度狭窄，右侧大脑前动脉三干变异，均起源于右侧颈内动脉（图 7-27-11 B）。将静脉注射替罗非班改为口服阿司匹林、氯吡格雷。

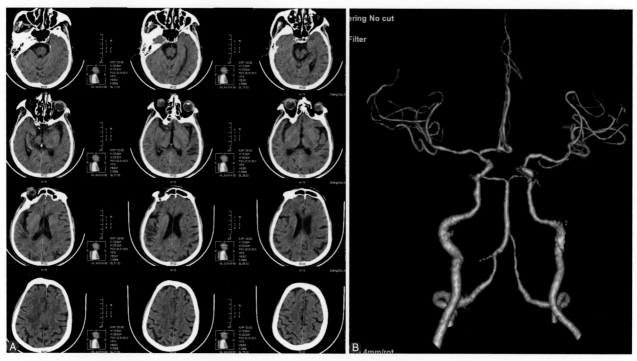

头颅CT平扫（A）未见出血灶及明显的梗死灶。头颅CTA（B）显示右侧大脑中动脉中度狭窄，右侧大脑前动脉三干变异并均起源于右侧颈内动脉。

图7-27-11　术后头颅CT及CTA

（3）MRI-DWI 序列提示右侧额叶、颞叶、顶叶少量散在点状脑梗死；MRI-SWI 序列提示脑桥有微出血灶，头颅 MRA 提示右侧大脑中动脉重度狭窄（图 7-27-12）。

【案例述评】

（1）该例患者大脑前动脉三干变异并全部起源于右侧颈内动脉，在进行大脑中动脉取栓开通术过程中，需要特别注意对大脑前动脉的保护，否则发生栓子逃逸将会导致两侧大脑前动脉供血区脑组织血供减少，后果严重。该患者术中就出现了大脑前动脉栓塞的情况，所幸通过取栓实现了再通。

（2）对于多发动脉血管狭窄的患者，在建立路径时注意用同轴技术，尽量避免"裸奔"中间导管，注意不要直接越过动脉硬化明显的部位，有可能引起斑块脱落从而导致远端血管栓塞。

（3）该患者右侧大脑中动脉起始处闭塞，闭塞位置毗邻大脑前动脉开口处，常规情况下我们选择中间导管越过大脑前动脉开口形成分支保护。但该患者存在首过效应，因此考虑后续球囊成形术，我们主张中间导管应首先抵近闭塞近端抽吸，争取暴露闭塞"冰山水面下的真面目"，同时利用中间导管尽量靠近大脑中动脉闭塞位置形成对大脑前动脉的有效保护，这样也许就不会出现该案例中大脑前动脉栓塞的后果。

（4）低 NIHSS 评分患者是否行血管内治疗，目前尚无明确定论，但研究表明低灌注区域越大其加重的可能性越大，因此对于存在较大范围低灌区的低 NIHSS 评分患者进行血管内治疗可能是可行的。

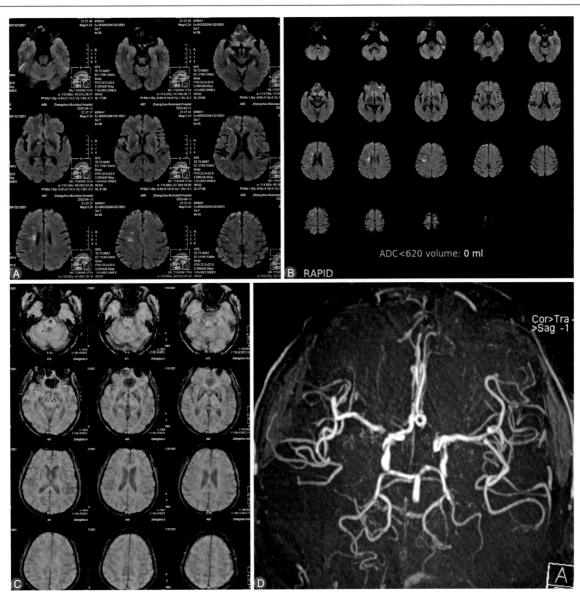

MRI-DWI序列（A、B）显示右侧额叶、颞叶、顶叶少量散在点状脑梗死；MRI-SWI序列（C）提示脑桥有微出血灶。头颅MRA（D）提示右侧大脑中动脉重度狭窄，大脑前动脉血流通畅，左侧大脑前动脉A1段缺如。

图7-27-12　术后MRI及MRA

（5）此患者在建立路径时出现了大脑前动脉血流变慢，而且一次造影比一次造影慢，结合路径上动脉硬化，考虑可能是通路斑块脱落至大脑前动脉造成的栓塞，而此时微导丝已在大脑中动脉中，且微导管首过效应提示无明显栓子，因此面对这种情况，应该快速再通大脑中动脉，后续再处理大脑前动脉。

（6）根据栓子位置推测，患者可能合并大脑前动脉A1段左侧缺如或发育不良，三干大脑前动脉右侧起源，当大脑前动脉出现栓塞事件时，左侧发育不良的大脑前动脉A1段可能开始发挥作用，左侧大脑前动脉应该有部分血栓，而栓子去往右侧大脑前动脉的概率更高。

（7）术中根据微导管冒烟、造影剂的流向和浓度判断，栓子位于右侧大脑前动脉A1～A2段，从而有利于复通闭塞血管。

撰写：潘志南　易婷玉　福建省漳州市医院
点评：陈文伙　福建省漳州市医院

【案例 28】合并早发颞支的大脑中动脉分叉部艰难取栓术 1 例

【病情摘要】

患者男性，53 岁，主诉"突发左侧肢体无力半小时余"。

既往史：10 余年前于外院行二尖瓣瓣膜（机械瓣）置换术后，平素口服"华法林半片，qd"，未规律监测凝血功能。

专科查体：血压 108/75 mmHg。体重 95 kg。NIHSS 评分 19 分，神志嗜睡，构音稍含糊，运动性失语，反应稍迟钝，查体部分合作，全身皮肤未见明显瘢痕，双侧瞳孔呈圆形，左侧直径约 3.0 mm，右侧直径约 3.0 mm，对光反射灵敏，双眼球向右侧凝视，左侧鼻唇沟浅，右侧正常，左侧口角低，右侧正常，伸舌偏左，颈部无抵抗，双肺呼吸音粗，双肺可闻及干、湿性啰音，心律绝对不齐，心音强弱不等，各瓣膜听诊区未闻及病理性杂音，右侧上肢近端肌力 5 级、远端肌力 5 级，右侧下肢近端肌力 5 级、远端肌力 5 级，左侧上肢近端肌力 0 级、远端肌力 0 级，左侧下肢近端肌力 0 级、远端肌力 0 级，浅感觉检查欠合作，深感觉检查欠合作，布鲁金斯征阴性，凯尔尼格征阴性，左侧巴宾斯基征阳性。

术前重要评估：头颅 CT 未见明显出血，右侧基底节及颞叶、顶叶可见稍等低密度影，右侧大脑中动脉高密度影；ASPECT 评分 6 分（图 7-28-1）。头颅 CTA 示右侧大脑中动脉起始段闭塞；左侧大脑前动脉 A1 段发育不良；右侧大脑中动脉起始段闭塞；双侧大脑前动脉、大脑后动脉未见明显异常；右侧大脑中动脉起始段闭塞，呈杯口状，代偿差，大脑中动脉见少部分分支；右侧大脑中动脉起始段闭塞，呈杯口状，代偿差，大脑中动脉见少部分分支；右侧代偿差，大脑中动脉见少部分分支；右侧大脑中动脉起始段闭塞，呈杯口状，代偿差，大脑中动脉见部分分支；右侧代偿差，可见大脑中动脉上、下干显影。（图 7-28-2）。右侧大脑半球低灌注，核心梗死体积 75 mL，不匹配区 92 mL，比率 2.2（图 7-28-3）。

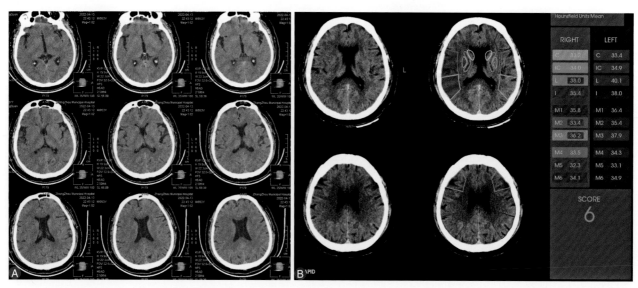

头颅 CT 平扫（A）未见明显出血及占位，右侧基底节及颞叶、顶叶可见稍等低密度影，右侧大脑中动脉高密度影；ASPECT 评分 6 分（B）。

图 7-28-1　术前头颅 CT

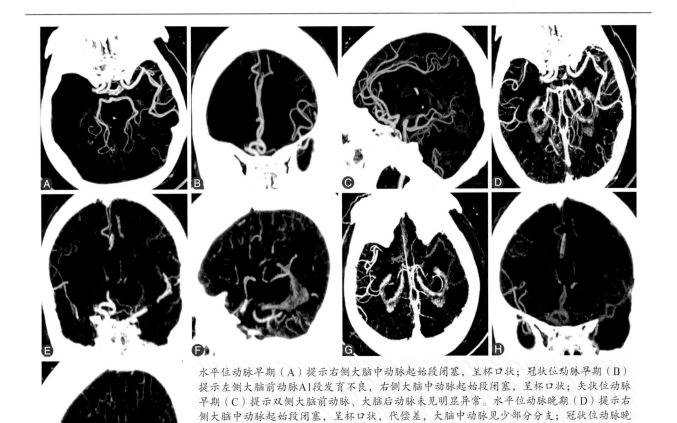

水平位动脉早期（A）提示右侧大脑中动脉起始段闭塞，呈杯口状；冠状位动脉早期（B）提示左侧大脑前动脉A1段发育不良，右侧大脑中动脉起始段闭塞，呈杯口状；矢状位动脉早期（C）提示双侧大脑前动脉、大脑后动脉未见明显异常。水平位动脉晚期（D）提示右侧大脑中动脉起始段闭塞，呈杯口状，代偿差，大脑中动脉见少部分分支；冠状位动脉晚期（E）提示右侧大脑中动脉起始段闭塞，呈杯口状，代偿差，大脑中动脉见少部分分支。矢状位动脉晚期（F）提示右侧代偿差，大脑中动脉见少部分分支。水平位静脉早期（G）及冠状位静脉早期（H）提示右侧大脑中动脉起始段闭塞，呈杯口状，代偿差，大脑中动脉见部分分支；矢状位静脉早期（I）提示右侧代偿差，可见大脑中动脉上、下干显影。

图7-28-2　术前头颅CTA

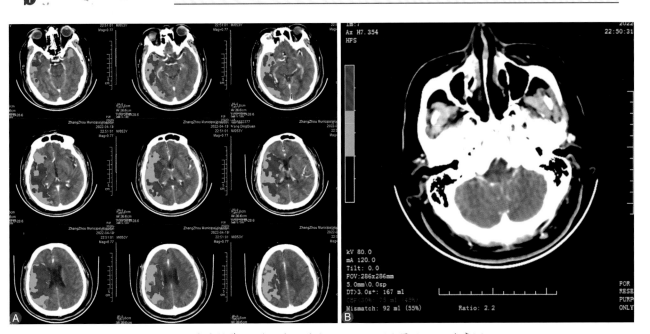

右侧大脑半球低灌注，核心梗死体积75 mL，不匹配区92 mL，比率2.2。

图7-28-3　术前头颅CTP

【诊疗经过】

一、主要诊断

急性脑梗死；右侧大脑中动脉闭塞；二尖瓣瓣膜机械瓣置换术后；心房颤动。

二、手术过程

（1）将 8 F 球囊导引导管直接送入右颈内动脉颈段末段，造影发现右侧大脑中动脉闭塞，大脑前动脉通过脑膜支代偿右侧大脑中动脉供血区，代偿差（图 7-28-4）。

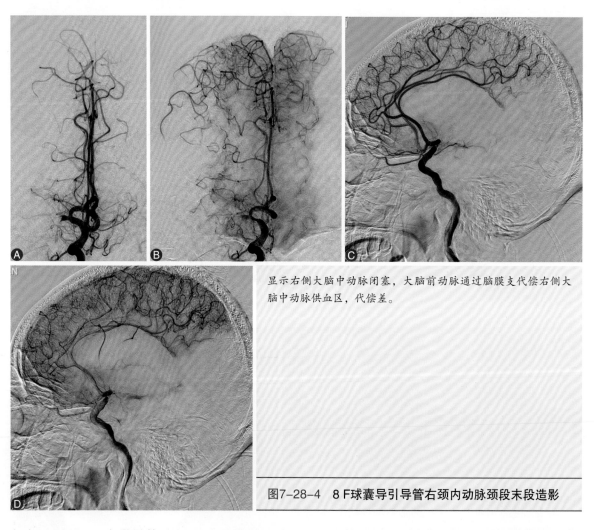

显示右侧大脑中动脉闭塞，大脑前动脉通过脑膜支代偿右侧大脑中动脉供血区，代偿差。

图 7-28-4　8 F 球囊导引导管右颈内动脉颈段末段造影

（2）REACT 68 在微导管（Pro 18）及微导丝（Synchro）辅助下送至右侧颈内动脉海绵窦段，微导管在微导丝辅助下送至大脑中动脉 M2 段，退出微导丝，微导管回血通畅，沿微导管送入试验用机械取栓系统 ENVI 5 ~ 40 mm 支架至右侧大脑中动脉 M2 段并完全覆盖血栓段后释放，支架打开满意，造影示支架完全覆盖血栓，血栓质地韧，支架未能撑开，支架形态类似狭窄（图 7-28-5）。

（3）约 5 分钟后，先将 8 F 球囊导管用 0.7 mL 造影剂完全充盈球囊，REACT 68 管靠近血栓，接负压注射器保持负压抽吸 1 分钟后，撤出支架及微导管、REACT 68 中间导管，此过程中用 50 mL 注射器接 8 F 球囊导引导管保持负压抽吸血液，未取出血栓，球囊导管回血通畅，冒烟示右侧大脑中动脉仍闭塞，遂行第二次支架取栓，采用上次方法再次将支架释放于右侧大脑中动脉上干，支架未能撑开，支架形态类似狭窄（图7-28-6）。

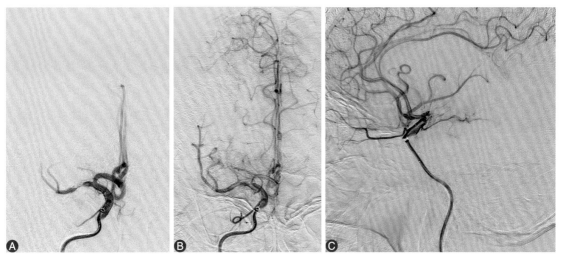

REACT 68送至右侧颈内动脉海绵窦段，微导管送至大脑中动脉M2段，送入试验用机械取栓系统ENVI 5～40 mm支架完全覆盖血栓段后释放，血栓质地韧，支架未能撑开，支架形态类似狭窄。

图7-28-5　第一次支架取栓

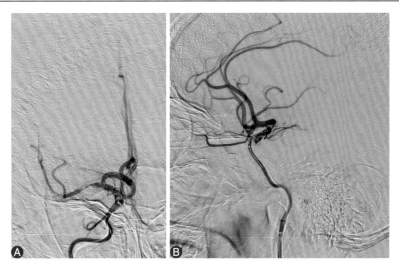

支架完全覆盖血栓段后释放，血栓质地韧，支架仍未能完全撑开，形态类似狭窄。

图7-28-6　第二次支架取栓

（4）约5分钟后，再次使REACT 68中间导管靠近血栓，并启动负压持续抽吸，后通过8 F球囊导管用0.7 mL造影剂完全充盈球囊，REACT 68中间导管位于大脑中动脉并保持负压抽吸，予撤出支架及微导管，未取出栓子，冒烟提示右侧大脑中动脉仍闭塞，采用类似方法进行第3次取栓失败，改用Solitaire AB 6～30 mm取栓支架，支架释放后仍未能打开，类似狭窄（图7-28-7）。

（5）再次将REACT 68中间导管靠近血栓，并启动负压持续抽吸，后通过8 F球囊导管用0.7 mL造影剂完全充盈球囊，REACT 68中间导管位于大脑中动脉并保持负压抽吸，撤出支架及微导管，未取出栓子，冒烟提示右侧大脑中动脉仍闭塞，拟改用抽吸技术，REACT 68中间导管在微导管、微导丝辅助下送至右侧大脑中动脉，嵌入血栓，并保持负压抽吸 3 分钟后通过将 8 F 球囊导管用 0.7 mL 造影剂完全充盈球囊，后缓慢后撤 REACT 68 中间导管至回血通畅，未取出血栓，冒烟提示仍闭塞，拟改用大腔抽吸导管（图 7-28-8）。

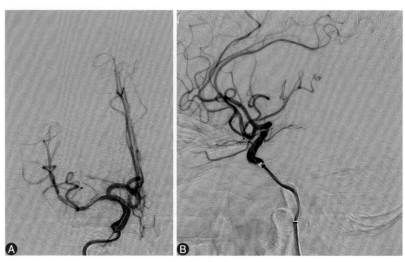

改用 Solitaire AB 6~30 mm 取栓支架，支架释放后仍未能打开，类似狭窄。

图7-28-7　第三次支架取栓

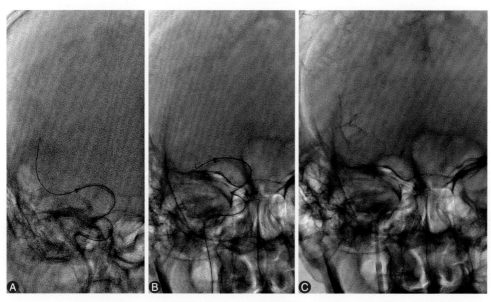

改用 REACT 68 中间导管抽吸，仍未取出血栓，冒烟提示仍闭塞。

图7-28-8　中间导管抽吸

（6）微导管在微导丝辅助下送至右侧大脑中动脉，沿微导管送入 Solitaire 6 ~ 30 mm 取栓支架至右侧大脑中动脉 M2 段，造影示血栓位置轻度前移，支架完全覆盖血栓，支架未能撑开，支架形态类似狭窄，上干的额支未见显影（图 7-28-9）。

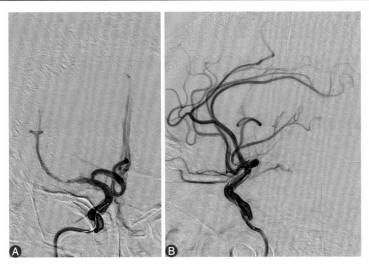

Solitaire 6~30 mm取栓支架释放造影：血栓位置轻度前移，支架完全覆盖血栓，支架未能撑开，支架形态类似狭窄，上干的额支未见显影。

图7-28-9　取栓支架释放

（7）约5分钟后 ICE 71 管靠近血栓，并接负压注射器保持负压抽吸 1 分钟后，撤出支架及微导管，此过程中用 50 mL 注射器接 ICE 71 管保持负压抽吸，抽吸导管回血不通畅，使用支架微导管复合体将微导管送至中间导管头端约 0.5 cm 后释放并撤出微导管及支架，取出一大小约 2 cm、质地韧的血栓，复查造影显示右侧大脑中主干及血流通畅，mTICI 3 级（图 7-28-10）。

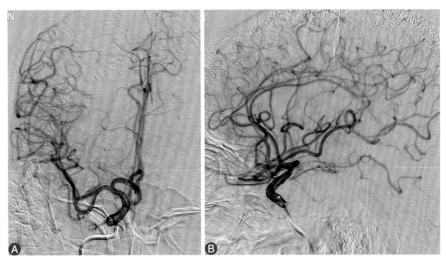

ICE 71管负压抽吸，使用支架微导管复合体将微导管送至中间导管头端约0.5 cm后释放，并撤出微导管及支架，取出一大小约2 cm、质地韧的血栓，造影显示右侧大脑中主干及血流通畅，mTICI 3级。

图7-28-10　ICE 71管负压抽吸

三、术后管理

（1）术后查体：患者左侧肢体无力较前好转，NIHSS 评分 3 分，神志清楚，双侧瞳孔直径 2.0 mm，左侧鼻唇沟浅，左侧上肢肌力 3 级，左侧下肢肌力 3 级，右侧肢体肌力 5 级。

（2）术后头颅 CT 平扫：右侧颞叶、基底节、额叶、顶叶脑梗死，ASPECT 评分 1 分（图 7-28-11）；术后 24 小时去碘 CT 图未见高密度灶。

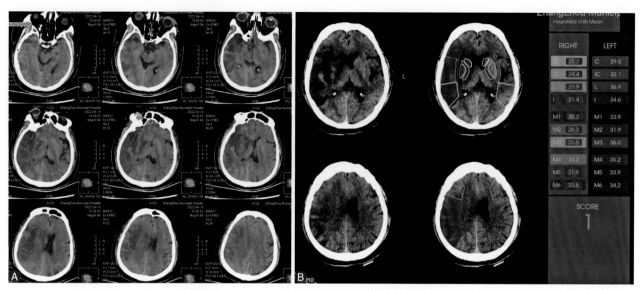

右侧颞叶、基底节、额叶、顶叶脑梗死，ASPECT评分1分。

图7-28-11　术后头颅CT平扫

【案例述评】

（1）若取栓患者有心脏瓣膜病且服用抗凝药后发生栓塞，栓子的质地一般是韧的，血栓一般不易嵌入支架，因此对于这种血栓采用支架取栓术的效率低，对于这种栓子应该选择大抽吸导管进行抽吸，但是最困难的取栓是栓子质地韧且卡在分叉处，如同本例，最佳的方法可能就是双支架取栓。

（2）支架释放效应阴性在血管内治疗中的意义：支架释放效应阴性往往提示血栓位于分叉部，机制一般是栓塞，见图 7-28-12。

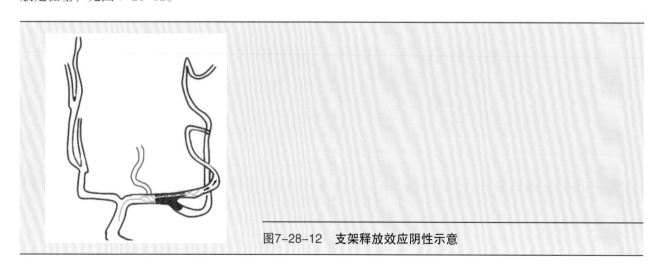

图7-28-12　支架释放效应阴性示意

（3）早发颞支是大脑中动脉早分支最常见的类型，约占 62%，早发颞支可分为 3 型，分别为 A 型、B 型、C 型。A 型是由大脑中动脉 M1 近端发出的，直径较粗大；B 型是大脑中动脉 M1 远端发出的，直径较细；C 型是分叉前发出的多支颞前动脉（图 7-28-13）。

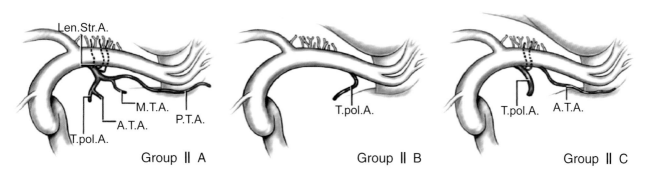

Len.Str.A豆纹动脉；T.pol.A.颞极动脉；A.T.A.颞前动脉；M.T.A.颞中动脉；P.T.A.颞后动脉。

图7-28-13 早发颞支分型

（4）A 型早发颞支给血管内治疗带来的难点在于：当血管闭塞时，无法判断是否存在早发颞支，以及这个颞支的直径大小，会存在颞支直径不粗的固定思维，即使微导丝进入颞支也不会选择微导管跟进，将支架释放于颞支。

（5）此患者最终获得成功再通应归功于用大的抽吸导管将分叉部的血栓往前推挤了一点，血栓从颞支被挤到大脑中动脉主干，因此支架释放时引起双重支架释放效应阴性（早发颞支、上干不显影），最后用0.071 inch 的抽吸导管将血栓抽出来。

撰写：曾立三 易婷玉 福建省漳州市医院
点评：陈文伙 福建省漳州市医院

【案例 29】颈内动脉闭塞开通合并同侧副大脑中动脉取栓术 1 例

【病情摘要】

患者男性，60 岁，主诉"右肢无力 10 小时，加重伴意识不清 3.5 小时"。患者入院 10 小时前自觉右侧肢体无力，行走、站立不稳，尚可抬举，不能持物，精细动作完成困难。3.5 小时前右侧肢体无力加重，随后出现意识不清，无抽搐，急送当地医院，行头颅 CT 显示"未见脑出血"。1 小时前转至我院，当时意识不清，言语障碍，右侧肢体不能活动。

既往史：否认高血压、糖尿病病史，否认脑卒中及短暂性脑缺血发作病史。

专科查体：体温 36.7 ℃，脉搏 61 次/分，呼吸 20 次/分，血压 165/107 mmHg。意识昏睡，双眼向左侧凝视，右侧鼻唇沟浅，伸舌偏右，右侧肢体肌力 0~1 级，左侧肢体可自主活动，腱反射对称，左侧巴宾斯基征阳性。NIHSS 评分 25 分，改良 Rankin 评分 5 分。

术前重要评估：头颅 CT 平扫显示无明显梗死或出血，ASPECT 评分 6 分。头颅 CTA 提示左侧颈内动脉闭塞；头颅 CTP 提示核心梗死区 20 mL，缺血半暗带 116 mL（图 7-29-1）。

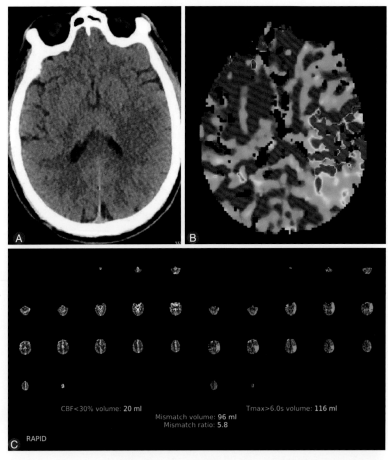

头颅CT平扫（A）显示无明显梗死或出血，ASPECT评分6分。头颅CTP（B、C）提示核心梗死区20 mL，缺血半暗带116 mL。

图7-29-1　术前头颅CTA及CTP

【诊疗经过】

一、主要诊断

急性大面积脑梗死（左侧颈内动脉闭塞）。

二、术前讨论

拟行急诊全麻脑动脉造影术 + 左侧颈内动脉取栓术。

三、手术器械准备

8 F 导引导管、微导丝微导管、中间导管（6 F 125 cm）、球囊支架等。

四、手术过程

（1）股动脉穿刺：8 F 导引导管置入左侧颈总动脉造影显示左侧颈内动脉起始段闭塞，呈锥形，提示夹层可能性大（图 7-29-2）。

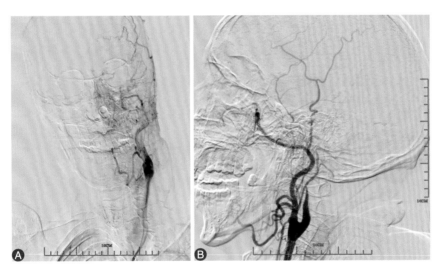

8 F 导引导管置入左侧颈总动脉造影显示左侧颈内动脉起始段闭塞，呈锥形，提示夹层可能性大。

图7-29-2 术前造影

（2）中间导管无法通过，采用顺行法，0.014 in 微导丝探查狭窄 - 闭塞处，找到血管真腔，微导管造影确认真腔后交换 0.014 in × 300 cm 微导丝（图 7-29-3）。

（3）随后使用 4 mm × 30 mm 球囊扩张狭窄处，颈动脉开通，残余部分夹层狭窄，远端血流良好，似见大脑中动脉区域两支血管存在，左侧大脑中动脉远端闭塞（图 7-29-4）。

（4）路径图远端似见两支大脑中动脉，一支起源于左侧颈内动脉，似见远端闭塞；另一支起源于左侧大脑前动脉（图 7-29-5）。

（5）确认大脑中动脉 M1 段闭塞，微导管配合微导丝探查闭塞处，中间导管 6 F 125 到位，导管头端接近闭塞处，使用 ADAPT 抽吸取栓技术，抽吸开通闭塞节段（图 7-29-6）。

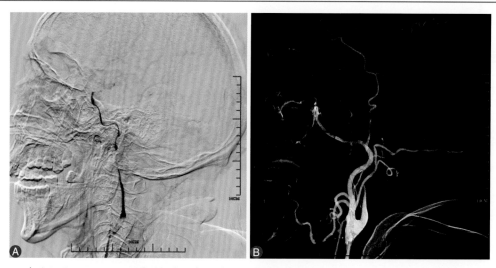

在路径图下用0.014 in微导丝探查狭窄-闭塞处，找到血管真腔，交换0.014 in×300 cm微导丝。

图7-29-3　微导丝探查狭窄-闭塞处

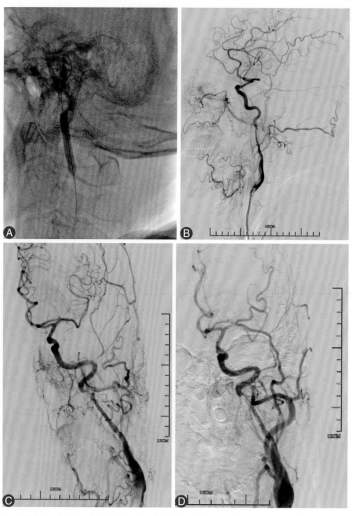

4 mm×30 mm球囊扩张后造影提示左侧颈内动脉再通，残余部分夹层狭窄，远端血流良好（A、B）；似见大脑中动脉区域两支血管存在，左侧大脑中动脉远端闭塞（C、D）。

图7-29-4　球囊扩张后造影

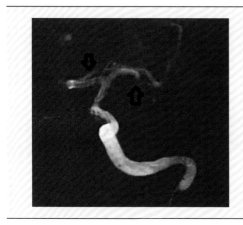

路径图远端似见两支大脑中动脉，一支起源于左侧颈内动脉，似见远端闭塞；另一支起源于左侧大脑前动脉。

图7-29-5　路径图

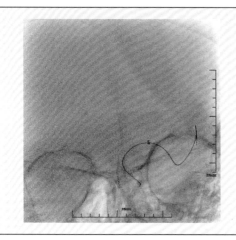

微导管配合微导丝探查闭塞处，中间导管6 F 125到位，导管头端接近闭塞处，ADAPT抽吸取栓。

图7-29-6　抽吸取栓

（6）ADAPT抽吸取栓后造影：见大脑中动脉血流良好，mTICI 3 级。颈内动脉夹层残余部分狭窄，狭窄明显改善，术中观察前向血流维持尚可（图 7-29-7）。二期手术处理夹层。

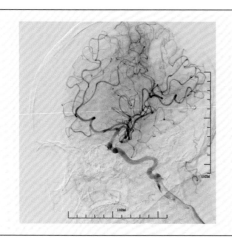

开通后侧位造影显示大脑中动脉血流良好，mTICI 3级。颈内动脉夹层残余部分狭窄，狭窄明显改善，术中观察前向血流维持尚可。

图7-29-7　开通后造影

五、术后管理及预后

（1）术后2小时复查头颅双能量CT：左侧脑室旁见少量造影剂渗出，未见大面积梗死征象（图7-29-8）。

头颅双能量CT显示左侧脑室旁见少量造影剂渗出，未见大面积梗死征象。

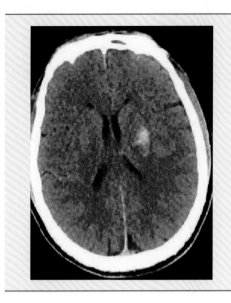

图7-29-8　术后2小时头颅双能量CT

（2）术后第1天：患者意识清楚，混合性失语，对光反射灵敏，伸舌右偏，右侧肢体肌力0级，右下肢肌力2级，肌张力下降，左侧肢体可见自主活动，右侧巴宾斯基征阳性，左侧巴宾斯基征阴性。颈软，凯尔尼格征阴性。NIHSS评分19分。复查头颅CT：左侧颞叶片状低密度灶，造影剂明显吸收（图7-29-9）。

头颅CT提示左侧颞叶片状低密度灶，造影剂明显吸收。

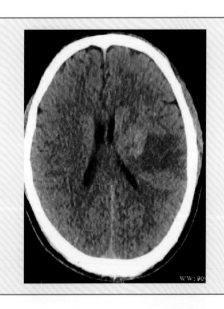

图7-29-9　术后1天头颅CT

（3）术后第7天：患者意识清楚，运动性失语，对光反射灵敏，未见眼震，右侧鼻唇沟变浅，伸舌右偏，右上肢肌力1～2级，右下肢肌力3级，肌张力下降，左侧肢体可自主活动。NIHSS评分11分。复查头颅CT：左侧颞叶片状低密度梗死灶（图7-29-10）；CTA重建：左侧可见两支血管向大脑中动脉区域供血，一支起源于左侧颈内动脉分支；另一支起源于左侧大脑前动脉（图7-29-11）。

（4）术后30天：患者意识清楚，言语欠清，对光反射灵敏，未见眼震，鼻唇沟基本对称，伸舌基本居中，右上肢肌力4级，右下肢肌力4+级，肌张力正常，左侧肢体肌力5级。NIHSS评分4分。

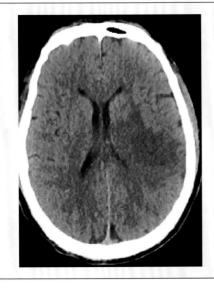

左侧颞叶片状低密度梗死灶，较前无扩大。

图7-29-10　术后7天头颅CT

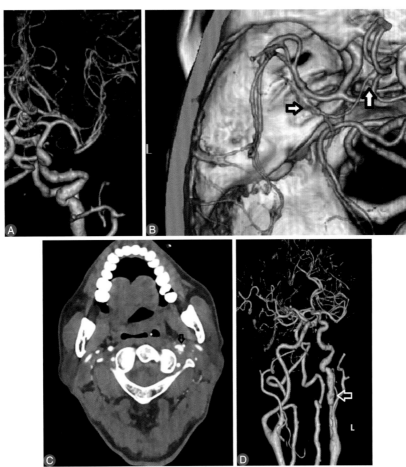

左侧可见两支血管向大脑中动脉区域供血，一支起源于左侧颈内动脉分支；另一支起源于左侧大脑前动脉。左侧颈内动脉C1段局部迂曲、增宽，瘤样突出，可见内膜分离。

图7-29-11　术后7天头颅CTA

【案例述评】

（1）副大脑中动脉是一种罕见的解剖变异，目前认为胚胎期树枝状动脉丛融合异常、大脑中动脉早期的异常分支发育是其可能的机制。1908 年，Blackburn 通过尸检实践最早对一条起源于大脑前动脉的变异血管进行了描述，但其供应部分大脑中动脉皮层区域的逆行血管。1961 年 Crompton 等在 *Lancet* 上报道，并将 AMCA 定义为"起源于大脑前动脉水平部分的异常血管"。1973 年美国学者 Teal 等鉴别了其他大脑中动脉变异，正式总结并提出了 AMCA 的概念。随着 CTA/MRA 等影像技术的进步，副大脑中动脉现象逐渐被临床所知。近年来，随着大动脉闭塞性血管内治疗时代的到来，AMCA 相关的血管内治疗亦时见报道，但因其较低的发现率，目前尚缺乏大容量的临床研究。副大脑中动脉相关的血管内治疗相对少见，合并颈动脉夹层的复杂情况更是罕见，本例作为 1 例极为罕见、也较为成功的左侧颈动脉夹层闭塞合并伴有左侧副大脑中动脉存在的左侧大脑中动脉闭塞的复杂取栓病例，是对 AMCA 相关的血管内治疗的有益探索。

（2）合并副大脑中动脉的大脑中动脉取栓是临床一大难点，须额外注意对闭塞血管的判断，需要特别耐心，从多角度展开，准确判断闭塞部位，否则可能导致手术失败。该患者两支大脑中动脉部分节段，尤其是闭塞部分走行接近，甚至重叠，暴露困难，结合患者症状，考虑大脑中动脉 M1 闭塞，大脑副中动脉通畅。

（3）总体来说，本例患者发病时间长、发病症状重，术前灌注已经出现部分梗死，核心梗死面积大，但术后恢复良好，实现了功能独立，这有赖于成功的血管再灌注。与常规大脑中动脉闭塞的取栓治疗不同，由于副大脑中动脉中、远端常与大脑中动脉走行接近、伴行，甚至在影像上重叠，副大脑中动脉相关的血管内治疗必须额外注意对闭塞血管的判断，应尽可能地调整角度、充分暴露闭塞部位，并可将患者症状与低灌注功能区进行匹配以辅助判断。国外此前报道过副大脑中动脉患者因对闭塞血管的判断错误而导致取栓失败的病例。

（4）此外，本例患者出现了合并颈动脉夹层的复杂情况，这可能解释了患者的症状进展。目前，关于急性串联病变（大脑中动脉闭塞合并同侧颈动脉狭窄）的急诊取栓还存在"顺行法"与"逆行法"的争议，两种方法各有优劣。在本例中，患者颈动脉夹层导致重度狭窄，存在抽吸导管通过困难的问题，且若不解决夹层狭窄的问题而直接进管，存在进一步内膜损伤、夹层扩大，甚至破裂的风险。因此，采用"顺行法"快速进行球囊扩张解决狭窄问题可能是更好的选择。

蔡学礼　金哲宇　黄逸杰　浙江省丽水市中心医院

【案例 30】左侧大脑中动脉起始段重度狭窄介入治疗 1 例

【病情摘要】

患者女性，72 岁，主因"言语不利 3 个月，加重伴右侧肢体无力 1.5 个月"入院。患者于入院 3 个月前无明显诱因出现言语不利，表现为言语含糊不清，家人无法理解，与人交流困难，曾就诊于当地医院，行头颅 CT 未见出血等（因曾行膝关节置换术，当地医院未能给予磁共振检查）。

既往史：1 月余前患者曾出现上述类似症状，伴有右侧肢体无力，表现为右侧上肢持物不稳，右下肢站立不稳，于我院就诊。未行头部磁共振检查，DSA 检查提示（图 7-30-1）左侧大脑中动脉区域分支明显减少，大脑中动脉主干闭塞？似可见一细小分支。存在高血压、糖尿病、吸烟的脑血管病危险因素。

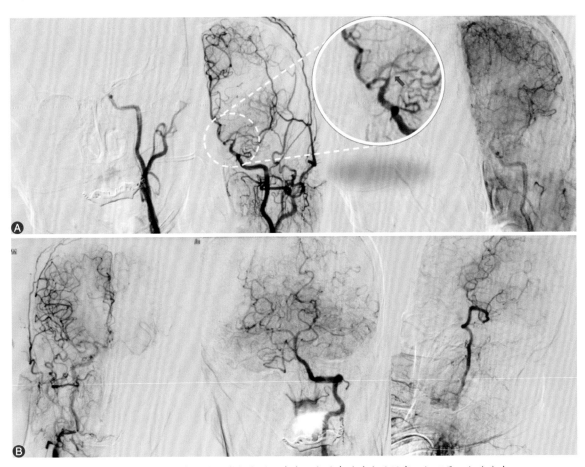

DSA检查显示左侧大脑中动脉区域分支明显减少，大脑中动脉主干闭塞？似可见一细小分支。

图7-30-1 术前DSA

专科查体：NIHSS 评分 3 分，mRS 评分 1 分。

术前重要评估：头颅 MRI（图 7-30-2）显示左侧侧脑室旁及顶叶急性梗死灶，左侧大脑中动脉起始处重度狭窄。灌注成像提示左侧颞叶、顶叶存在片状低灌注区域。

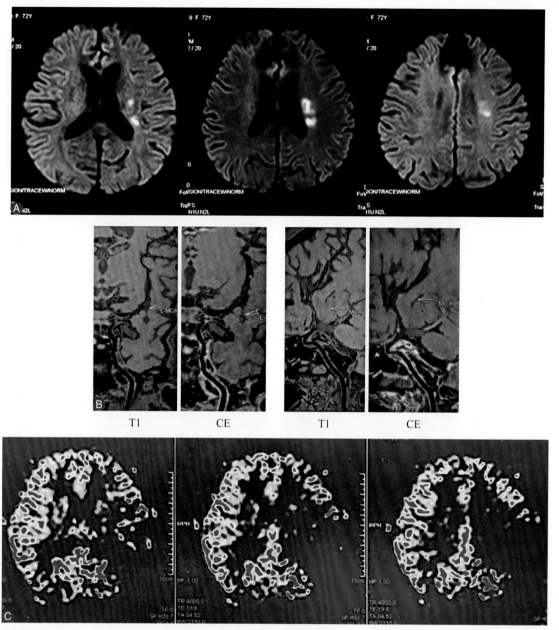

磁共振自旋标记灌注ASL

MRI平扫及高分辨（A、B）显示左侧侧脑室旁点状高信号梗死灶,左侧大脑中动脉起始处重度狭窄。磁共振自旋标记灌注成像（C）显示左侧颞叶、顶叶存在片状低灌注区域。

图7-30-2 术前头颅MRI

【诊疗经过】

一、主要诊断

急性脑梗死；左侧大脑中动脉起始段重度狭窄。

二、术前讨论

（1）手术适应证：患者为反复发作的颅内缺血症状，伴高血压、糖尿病、吸烟等动脉粥样硬化的危险因素。使用双重抗血小板聚集、强化降脂治疗后病情仍继续进展，有介入手术指征。

（2）左侧大脑中动脉起始段重度狭窄，但疑似有一伴行的细小副大脑中动脉，如何判定狭窄的大脑中动脉为新发梗死及左侧大脑低灌注的责任血管呢？为此，计划在血管内操作前，使用DSA进行3D CT融合成像，以判定责任血管。

（3）拟行左侧大脑中动脉起始段重度狭窄介入治疗。

三、手术过程

（1）术中造影：左侧颈内动脉起始处斑块形成，管腔轻度狭窄；左侧大脑中动脉起始段重度狭窄，可见一伴行的细小副大脑中动脉，左侧大脑前动脉和大脑中动脉交界供血区染色浅淡。右侧颈内动脉及其分支未见明显异常，前交通开放，左侧细小副大脑中动脉显影（图7-30-3）。

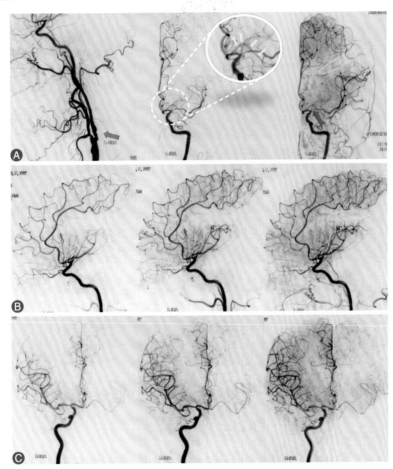

术中造影显示左侧颈内动脉起始处斑块形成，管腔轻度狭窄；左侧大脑中动脉起始段重度狭窄，可见一伴行的细小副大脑中动脉，左侧大脑前动脉和大脑中动脉交界供血区染色浅淡。右侧颈内动脉及其分支未见明显异常，前交通开放，左侧细小副大脑中动脉显影。A：左侧颈动脉正位造影；B：左侧颈动脉侧位造影；C：右侧颈动脉正位造影。

图7-30-3　术中造影

（2）判定责任血管：双兔傍地走，安能辨我是雄雌？

如前所述，为了判定狭窄的大脑中动脉为责任血管，而非副大脑中动脉，我们使用三维血管造影 CT 融合成像及 Mimics Research 21.0 血管重建软件观察新发梗死灶的位置与大脑中动脉、副大脑中动脉的远端血管关系。我们发现脑血管造影显示起源于大脑前动脉 A1 段的副大脑中动脉发出了明显的内侧和外侧两组豆纹动脉，而大脑中动脉 M1 段狭窄处未见明显穿支发出；另外，我们发现副大脑中动脉发自大脑前动脉 A1 远端，主要向额叶走行，侧面说明引起左侧大脑低灌注的责任血管为大脑中动脉（图 7-30-4）。

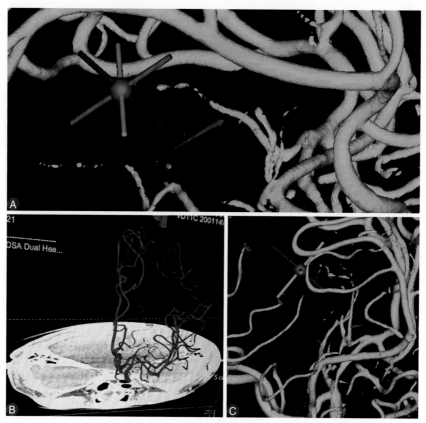

副大脑中动脉发出明显的内侧和外侧两组豆纹动脉，大脑中动脉 M1 段狭窄处未见明显穿支发出，副大脑中动脉发自大脑前动脉 A1 远端，主要向额叶走行。

图 7-30-4　三维血管造影 CT 融合成像

因此，综合推测：①左侧侧脑室新发梗死的责任血管为大脑中动脉，而非副大脑中动脉；②大脑中动脉 M1 段狭窄血管重建术发生穿支闭塞的可能性较小，安全性较高，因为该处未见明显穿支发出。

（3）具体步骤：

1）6 F Guiding 到达左侧颈内动脉 C2 段（图 7-30-5 A，图 7-30-5 B）。

2）在 Echelon10 微导管辅助下 Synchro 0.014 inch×200 cm 微导丝通过狭窄段到达左侧大脑中动脉 M2 段，撤出微导丝，微导管造影证实在真腔内（图 7-30-5 C，图 7-30-5 D）。

3）Transend 0.014 inch×300 cm 微导丝交换出微导管，沿微导丝上行 Gateway 1.5 mm×9 mm 球囊送达狭窄段，6 atm 扩张后造影示狭窄明显好转（图 7-30-5 E，图 7-30-5 J）。

4）术前、术后造影提示：大脑前动脉 - 大脑中动脉分水岭供血重新分布，缺血范围缩小（图 7-30-6）。

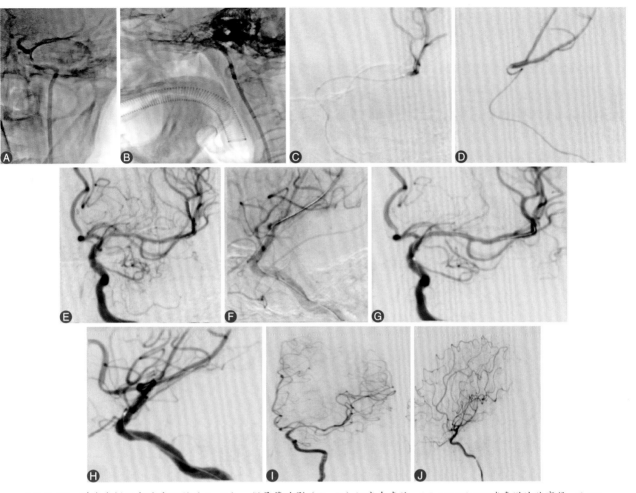

6 F Guiding到达左侧颈内动脉C2段（A、B）。微导管造影（C、D）证实在真腔。1.5 mm×9 mm球囊送达狭窄段，6 atm扩张后造影示狭窄明显好转（E～J）。

图7-30-5　手术过程造影

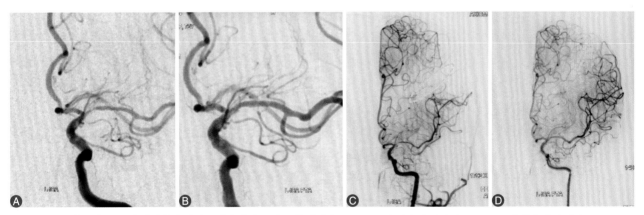

大脑前动脉-大脑中动脉分水岭供血重新分布，缺血范围缩小。A、B：术前与术后对比；C、D：术前与术后对比。

图7-30-6　术前与术后造影

四、术后管理

（1）术后复查磁共振扩散加权成像 DWI 序列较术前未见明显新发梗死灶（图 7-30-7）。

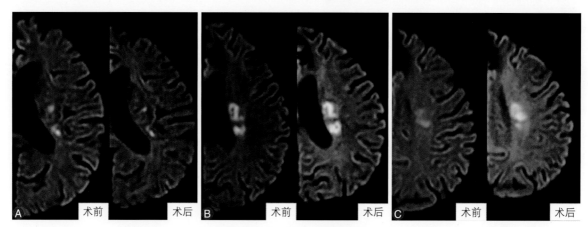

术前与术后磁共振扩散加权成像DWI对比。

图7-30-7 头颅MRI-DWI序列较术前未见明显新发梗死灶

（2）完善 CYP2C19 基因多态性监测，结果显示为 1×1、快代谢型。低密度脂蛋白胆固醇（LDL-C）为 1.69 mmol/L，术后规律药物治疗（拜阿司匹林肠溶片 100 mg/d，氢氯吡格雷片 75 mg/d，阿托伐他汀钙片 20 mg/ 晚）。

【案例述评】

（1）大脑中动脉解剖变异率小，其中副大脑中动脉、大脑中动脉开窗是最常见的变异。引起大脑中动脉狭窄的主要原因是大脑中动脉粥样硬化。研究表明，症状性大脑中动脉狭窄患者的年同侧卒中发生率高达 9.1%。回顾本病例，患者为反复发作的颅内缺血症状，伴有高血压、糖尿病、吸烟等动脉粥样硬化的危险因素，使用双重抗血小板聚集、强化降脂治疗后病情仍继续进展，左侧大脑中动脉起始段重度狭窄，因此本患者行左侧大脑中动脉血管成形术适应证明确，但患者在造影时发现，左侧大脑中动脉有一伴行的副大脑中动脉，为原本简单的颅内动脉血运重建带来了新的挑战。

（2）如何判定责任血管成为首要任务。我们所使用的脑血管造影三维重建联合 Mimics Research 血管重建软件的方法，可能为解决该类问题提供一定的思路。另外，我们认为在副大脑中动脉变异中，判定豆纹动脉的发出血管也很重要，可以在一定程度上预判手术出现穿支闭塞的可能性大小。

（3）了解脑血管解剖变异在诊断和治疗有脑梗死症状和体征的患者中起着重要作用，尤其是在缺血性卒中急性期。Jamie Cooke 报道了 1 例大脑中动脉未闭塞，但发生了急性大脑中动脉卒中的病例，其实就是副大脑中动脉参与其中，导致急性缺血症状与 CT 血管造影不相符，为此我们结合文献绘制了四种伴有副大脑中动脉的栓塞形式，旨在为伴有副大脑中动脉血管变异的患者在取栓时提供思路（图 7-30-8）。

（4）在血管变异的情况下，盲目地依据 CTA 等影像结果，而拒绝进一步介入血管治疗，可能会导致不良后果。应考虑更详细的脑血管造影评估，尤其是在患者可能存在大脑中动脉血管变异，并出现大脑中动脉缺血症状时。

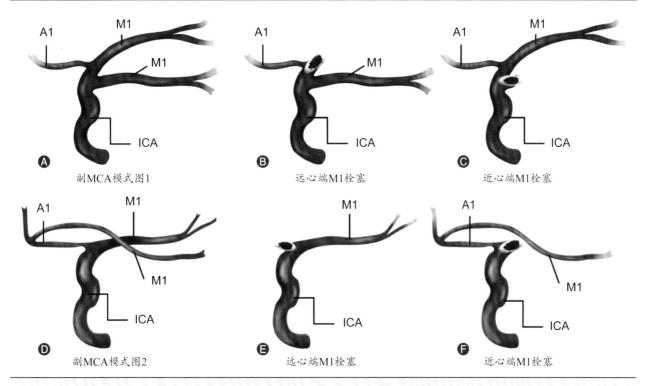

图7-30-8 四种伴有副大脑中动脉的栓塞形式

（5）下面我们再结合案例复习一下副大脑中动脉的前世今生。

1）副大脑中动脉的胚胎发育：

1962年，Crompton等首次报道副大脑中动脉及其解剖，关于副大脑中动脉的起源及其临床意义仍存在争议。从胚胎发育过程来讲，大脑中动脉可作为大脑前动脉的一个分支，在胚胎发育至 7～12 mm 时，原始大脑前动脉发出一组外侧豆纹动脉供应正在发育的端脑，随着新皮质的发育，此组动脉不断融合，外侧组发育成大脑中动脉，内侧组发育成 Heubner 回返动脉。此过程中任何原因导致的融合受阻均有可能出现副大脑中动脉。

图 7-30-9 为副大脑中动脉可能的几种来源：①内侧和外侧纹状动脉可有吻合。若大脑中动脉主干与大脑中动脉额支未形成吻合（图7-30-9 A，虚线），则可能形成副大脑中动脉。②如果大脑中动脉直接起源于颈内动脉，则称为重复大脑中动脉。若大脑中动脉直接起自大脑前动脉，则称为副大脑中动脉。③通过融合和退行改变，多发性网状动脉分支演化为单一的主干。

2）副大脑中动脉分型：

在血管造影和解剖研究中，副 MCA 的发生率为 0.3%～4.0%。1973年，Teal等提议使用术语"副大脑中动脉"来描述起源于大脑前动脉的异常动脉。副大脑中动脉的起点可以是近端或远端的大脑前动脉，大脑前动脉发出的血管随后与大脑中动脉的主干一起在侧裂中穿行，供应部分大脑中动脉的区域。根据血管起源不同，Manelfe 等将副大脑中动脉分为三个亚型（表 7-30-1）。

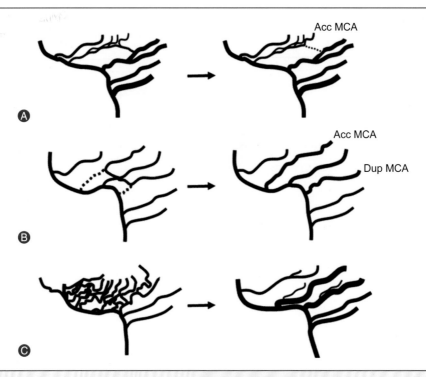

图7-30-9　副大脑中动脉可能的几种来源

表7-30-1　副大脑中动脉的分型

分型	特点
I	副大脑中动脉源自颈内动脉分叉近端（Teal分类中重复的MCA）
II	副大脑中动脉源自大脑前动脉A1段近端
III	副大脑中动脉源自大脑前动脉A1段远端

3）副大脑中动脉与 Heubner 回返动脉的关系：

Heubner 回返动脉（recurrent artery of Heubner，RAH）最早被 john Otto Leonhard Heubner 于 1872 年描述为起源于大脑前动脉的向尾状核头部提供血液的动脉。在来自墨西哥人群的 15 例人脑的解剖中，93%的大脑半球发现 RAH。在没有 RAH 的情况下，发现了副大脑中动脉，其分支供应 RAH 供血区域。有学者认为 RAH 和副大脑中动脉是两条不同的动脉，证据如下：穿通动脉很少发自副大脑中动脉；Heubner 回返动脉可与副大脑中动脉共存；二者供血区域不同。

但另有学者认为副大脑中动脉是 Heubner 回返动脉的一种变异形式，证据如下：具有相同的胚胎起源；可能提供相同的供血区域。

从本例患者的造影中可以发现其副大脑中动脉发出明显的内侧和外侧两组豆纹动脉，故我们认为，副大脑中动脉很可能只是 Heubner 回返动脉的一种变异形式。

Lasjaunias 等提出将副大脑中动脉分为近端型副大脑中动脉（Manelfe I 型和 II 型）和远端型副大脑中动脉（Manelfe III 型）。近端型副大脑中动脉（如更接近头端的血管）供血内侧和外侧纹状体区域，而大脑中动脉（近侧）仅供血皮层。Lasjaunias 也认为，远端型副大脑中动脉是一个增粗的起自大脑前动脉或接近前交通动脉的 RAH。

在这些案例中，大脑中动脉将不再仅供血皮层，也可能发出外侧穿支。本例患者为远端型，手术过程中需注意穿支闭塞。在造影过程中，我们发现该患者的大脑中动脉 M1 段狭窄处未见明显穿支发出，血管重建术发生穿支闭塞可能性较小，安全性较高。

4）副大脑中动脉的临床意义：

副大脑中动脉也可与许多疾病相关，如颅内动脉瘤、脑梗死和烟雾病。其中 Kou Tsuyama 等认为与副大脑中动脉相关的脑梗死，患者年龄较轻，梗死部位多种多样。特别是当患者有大脑中动脉缺血症状时，无论大脑中动脉是否闭塞，都要进行详细的血管情况评估。这些患者可能拥有重复 / 副大脑中动脉，一条动脉的闭塞可能只导致部分大脑中动脉的梗死。

综上所述，脑血管变异知识对于从事神经介入、神经病学和急救医学领域的临床医师非常重要。虽然不常见，但由于副大脑中动脉供血区域的临床重要性，了解该血管对疾病诊断和患者的神经外科或血管内治疗非常关键。

谌燕飞　焦力群　首都医科大学宣武医院

缩略词表

A

主动脉弓（aortic arch，AA）

大脑前动脉（anterior cerebral artery，ACA）

脉络膜前动脉（anterior choroidal artery，AchA）

前交通动脉（anterior communicating artery，ACoA）

小脑下前动脉（anterior inferior cerebellar artery，AICA）

副大脑中动脉（accessory middle cerebral artery，AMCA）

B

基底动脉（basilar artery，BA）

头臂干（brachiocephalic trunk，BT）

C

颈总动脉（common carotid artery，CCA）

计算机断层扫描（computed tomography，CT）

CT 血管造影（computed tomographic angiography，CTA）

CT 灌注（CT perfusion，CTP）

先天性心脏病（congenital heart disease，CHD）

冠状动脉（coronary artery，CA）

D

背主动脉（dorsal aorta，DA）

双主动脉弓（double aortic arch，DAA）

重复大脑中动脉（duplicated middle cerebral artery）

数字减影血管造影（digital subtraction angiography，DSA）

E

大脑中动脉过早分叉（early bifurcation of the middle cerebral artery）

颈外动脉（external carotid artery，ECA）

F

胚胎型大脑后动脉（fetal type posterior cerebral artery，FTP）

枕骨大孔（foramen magnum，FM）

G

格拉斯哥昏迷指数（glasgow coma scale，GCS）

H

舌下神经管（hypoglossal canal，HC）

后交通动脉（posterior communicating artery，PCoA）

I

颈内动脉（internal carotid artery，ICA）

主动脉弓中断（interruption of aortic arch，IAA）

M

大脑中动脉（middle cerebral artery，MCA）

多排螺旋计算机体层摄影（multi-detector spiral computer tomography，MDCT）

脑膜中动脉（middle meningeal artery，MMA）

磁共振血管成像（magnetic resonance angiography，MRA）

磁共振成像（magnetic resonance imaging，MRI）

N

非增强 CT（non-contrast computed tomography，NCCT）

O

眼动脉（ophthalmic artery，OA）

枕动脉（occipital artery，OA）

P

咽弓（pharyngeal arch，P）

大脑后动脉（posterior cerebral artery，PCA）

后交通动脉（posterior communicating artery，PCoA）

动脉导管未闭（patent ductus arteriosus，PDA）

正电子发射断层显像（positron emission tomography，PET）

永存舌下动脉（persistent hypoglossal artery，PHA）

小脑下后动脉（posterior inferior cerebellar artery，PICA）

永存耳动脉（persistent otic artery，POA）

原始三叉动脉（primitive trigeminal artery，PTA）

灌注加权成像（perfusion-weighted imaging，PWI）

寰前节间动脉（proatlantal intersegmental artery，PIA）

永存第 5 主动脉弓（persistent fifth aortic arch，PFAA）

S

小脑上动脉（superior cerebellar artery，SCA）

单光子发射计算机体层显像（single photon emission computed tomography，SPECT）

锁骨下动脉（subclavian artery，SA）

上腔静脉（superior vena cava，SVC）

T

经颅多普勒超声（transcranial Doppler，TCD）

法洛四联症（tetralogy of fallot，TOF）

V

椎动脉（vertebral artery，VA）

椎动脉优势（vertebral artery dominance，VAD）

椎 - 基底动脉扩张延长症（vertebrobasilar dolichoectasia，VBD）

室间隔缺损（ventricular septal defect，VSD）

参考文献

[1] ALBAYRAM S, GAILLOUD P, WASSERMAN B A. Bilateral arch origin of the vertebral arteries. AJNR Am J Neuroradiol, 2002, 23（3）: 455-458.

[2] SILVEIRA J V, JUNQUEIRA F P, SILVEIRA C G, et al. Kommerell diverticulum: right aortic arch with anomalous origin of left subclavian artery and duplicity of right vertebral artery in a 16-year-old girl. Am J Case Rep, 2019, 20: 228-232.

[3] AÇIKEL U, UĞURLU B, HAZAN E, et al. Cervical aortic arch. A case report. Angiology, 1997, 48（7）: 659-662.

[4] GUHA S, GROVER V, AIYER P, et al. A unique case of right cervical aortic arch with anomalous left common carotid artery and absent right common carotid artery. Ann Med Surg（Lond）, 2016, 9: 58-60.

[5] RAD E M. Goldenhar syndrome with right circumflex aortic arch, severe coarctation and vascular ring in a twin pregnancy. Ann Pediatr Cardiol, 2014, 7（3）: 217-220.

[6] POULTSIDES G A, LOLIS E D, VASQUEZ J, et al. Common origins of carotid and subclavian arterial systems: report of a rare aortic arch variant. Ann Vasc Surg, 2004, 18（5）: 597-600.

[7] AL-WAKEEL N, KELLE S, YIGITBASI M, et al. 4D-flow MRI of double aortic arch in a 14-year-old patient. Cardiovasc Diagn Ther, 2014, 4（1）: 44-46.

[8] XU J P, SHI J J, XIAO G D, et al. Endovascular Treatment of a Distal C1 Dissecting Aneurysm in a Patient with Double Aortic Arch. Chin Med J（Engl）, 2016, 129（1）: 112-113.

[9] SECCO G G, MARINO P N, CARRIERO A, et al. Silent double aortic arch coincidentally found during cardiac catheterization in elderly man. Congenit Heart Dis, 2011, 6（1）: 74-76.

[10] SUDA K, MATSUMURA M, MATSUMOTO M. Balloon dilation of the stenotic fifth aortic arch in a newborn with double lumen aortic arch. Heart, 2004, 90（3）: 245.

[11] JOHNSTON T, FARRA H. Double lumen aortic arch in association with tetralogy of fallot. Images Paediatr Cardiol, 2006, 8（1）: 5-7.

[12] PANKAJ B, MUNESH T, BHAN A. Dysphagia in an Adult Tetralogy of Fallot with Double aortic arch. Images Paediatr Cardiol, 2013, 15（3）: 6-13.

[13] BROUWER P A, SOUZA M P, AGID R, et al. A five-vessel aortic arch with an anomalous origin of both vertebral arteries and an aberrant right subclavian artery. Interv Neuroradiol, 2004, 10（4）: 309-314.

[14] MISHRA A, PENDHARKAR H, JAYADAEVAN E R, et al. Anomalous origins of bilateral vertebral arteries in a child with Down syndrome and Moyamoya disease. A case report. Interv Neuroradiol, 2012, 18（3）: 259-263.

[15] BERKO N S, JAIN V R, GODELMAN A, et al. Variants and anomalies of thoracic vasculature on computed tomographic angiography in adults. J Comput Assist Tomogr, 2009, 33（4）: 523-528.

[16] KAMRAN A, FRIEDMAN K G, JENNINGS R W, et al. Aortic uncrossing and tracheobronchopexy corrects tracheal compression and tracheobronchomalacia associated with circumflex aortic arch. J Thorac Cardiovasc Surg, 2020, 160（3）: 796-804.

[17] KHATRI R, MAUD A, RODRIGUEZ G J. Aberrant right subclavian artery and common carotid trunk. J

Vasc Interv Neurol，2010，3（1）：33-34.

[18] HAUGHTON V M，FELLOWS K E，ROSENBAUM A E. The cervical aortic arches. Radiology，1975，114（3）：675-681.

[19] IWASAKI S，YOKOYAMA K，FURUICHI K，et al. Obstacles encountered during transradial angiography from after Radial Artery puncture to the aortic arch. Springerplus，2013，2：365.

[20] UCHINO A. Bilateral brachiocephalic trunks. Surg Radiol Anat，2018，40（12）：1441-1442.

[21] AKHONDI A，RUEHM S G，TABIBIAZAR R，et al. Incidental diagnosis of a double aortic arch during an acute myocardial infarction. Tex Heart Inst J，2014，41（5）：564-566.

[22] ATAY Y，ENGIN C，POSACIOGLU H，et al. Surgical approaches to the aberrant right subclavian artery. Tex Heart Inst J，2006，33（4）：477-481.

[23] SANTORO G，CAIANIELLO G，BIGAZZI M C，et al. Images in cardiovascular medicine. Right-sided double aortic arch in tetralogy of fallot. Tex Heart Inst J，2002，29（3）：222-223.

[24] MCVADON D，SHAKTI D，KNUDSON J，et al. Isolated Left Subclavian Artery From the Pulmonary Artery Masked by Pulmonary Hypertension. World J Pediatr Congenit Heart Surg，2016，7（6）：765-768.

[25] SEN S，MOHANTY S，KULKARNI S，et al. Isolated Subclavian Artery：A Rare Entity Revisited. World J Pediatr Congenit Heart Surg，2016，7（6）：744-749.

[26] LEE M L. Diagnosis of the double aortic arch and its differentiation from the conotruncal malformations. Yonsei Med J，2007，48（5）：818-826.

[27] GOYAL S，SINHA A K. A rare case of absent left common carotid artery with bovine origin of the left external carotid artery. BMJ Case Rep，2016，2016：bcr2016012540.

[28] CHNG S M，ALVAREZ H，MARSOT-DUPUCH K，et al. "Duplicated" or "multiple" cervical internal carotid and vertebral arteries from fenestration，duplication and vasa vasorum to segmental rete. Interv Neuroradiol，2004，10（4）：301-307.

[29] CHEN P Y，LIU H Y，LIM K E，et al. Internal Carotid Artery Hypoplasia：Role of Color-Coded Carotid Duplex Sonography. J Ultrasound Med，2015，34（10）：1839-1851.

[30] OZ I I，SERIFOGLU I，YAZGAN O，et al. Congenital absence of internal carotid artery with intercavernous anastomosis：Case report and systematic review of the literature. Interv Neuroradiol，2016，22（4）：473-480.

[31] 张春燕，刘庆新，曹晓雨. 椎基底动脉延长扩张症进行性发展的危险因素. 国际脑血管病杂志，2018，26（6）：454-458.

[32] CHI H Y，CHEN K W，HSU C F，et al. Ultrasound findings disclose the mutual impact of vertebrobasilar dolichoectasia and vertebral artery hypoplasia. J Ultrasound Med，2019，38（11）：3037-3042.

[33] SAMIM M，GOLDSTEIN A，SCHINDLER J，et al. Multimodality imaging of vertebrobasilar dolichoectasia：clinical presentations and imaging spectrum. Radiographics，2016，36（4）：1129-1146.

[34] 谭莉平，李高忠，黄迪开. CT血管成像在诊断椎动脉变异中的价值. 广西医科大学学报，2012，29（2）：274-276.

[35] EINSTEIN E H，SONG L H，VILLELA N L，et al. Anomalous origin of the left vertebral artery from the aortic Arch. Aorta（Stamford），2016，4：64-67.

[36] CASE D，SEINFELD J，FOLZENLOGEN Z，et al. Anomalous right vertebral artery originating from the

aortic archdistal to the left subclavian artery: a case report and review of the literature. J VascInterv Neurol, 2015, 8（3）: 21-24.

[37] LAYTON K F, MILLER G M, KALINA P. Aberrant origin of the right vertebral artery from the right common carotid artery: depiction of a rare vascular anomaly on magnetic resonance angiography. J Vasc Interv Radiol, 2006, 17（6）: 1065-1067.

[38] 杨双双, 季燕, 宋波, 等. 椎动脉发育不全及其临床意义. 国际脑血管病杂志, 2015, 3: 209-213.

[39] 蒋朋钦, 陈晨, 侯迪, 等. 先天性单侧椎动脉缺如致小脑梗死 1 例. 神经损伤与功能重建, 2017, 12（4）: 371-372.

[40] FISHER C M, GORE I, OKABE N, et al. Atherosclerosis of the carotid and vertebral arteries: extracranial and intracranial. Journal of Neuropathology and Experimental Neurology, 1965, 24（3）: 455–476.

[41] DELCKER A, DIENER H. Die verschiedenen Ultraschallmethoden zur Untersuchung der Arteria vertebralis - eine vergleichende Wertung. Ultraschall in Der Medizin, 2008, 13（5）: 213–220.

[42] SCHÖNING M, WALTER J, SCHEEL P. Estimation of cerebral blood flow through color duplex sonography of the carotid and vertebral arteries in healthy adults. Stroke, 1994, 25（1）: 17–22.

[43] JENG J S, YIP P K. Evaluation of vertebral artery hypoplasia and asymmetry by color-coded duplex ultrasonography. Ultrasound in Medicine & Biology, 2004, 30（5）: 605–609.

[44] YAMAZAKI M, KODA M, ARAMOMI M A, et al. Anomalous vertebral artery at the extraosseous and intraosseous regions of the craniovertebral junction: analysis by three-dimensional computed tomography angiography. Spine, 2005, 30（21）: 2452-2457.

[45] RIEGER P, HUBER G. Fenestration and duplicate origin of the left vertebral artery in angiography. Report of three cases. Neuroradiology, 1983, 25（1）: 45-50.

[46] 樊俊, 黄胜平. 椎动脉窗式变异的成因及临床意义（附 1 例报道）. 第一军医大学学报, 2004, 24(4): 477-478.

[47] TRAN-DINH H D, SOO Y S, JAYASINGHE L S. Duplication of the vertebro-basilar system. Australas Radiol, 1991, 35（3）: 220-224.

[48] 贾丽娟, 丛志斌. 彩超诊断先天性椎动脉入横突孔位置异常. 中国超声诊断杂志, 2006, 7（4）: 289-291.

[49] COSAR M, YAMAN M, ESER O, et al. Basilar artery angulation and vertigo due to the hemodynamic effect of dominant vertebral artery. Medical Hypotheses, 2008, 70（5）: 941-943.

[50] 侯红玲, 闫福岭. 椎动脉优势及其研究进展. 现代医学, 2010, 38（4）: 438-440.

[51] HONG J M, CHUNG C S, BANG O Y, et al. Vertebral artery dominance contributes to basilar artery curvature and peri-vertebrobasilar junctional infarcts. Journal of Neurology, Neurosurgery & Psychiatry, 2009, 80（10）: 1087–1092.

[52] SMITH A S, BELLON J R. Parallel and spiral flow patterns of vertebral artery contributions to the basilar artery. AJNR Am J Neuroradiol, 1995, 16（8）: 1587-1591.

[53] 闫明, 王超, 王圣林. 正常椎动脉解剖特点及其变异概况. 中国脊柱脊髓杂志, 2012, 22（2）: 171-174.

[54] 唐贵超, 陈莉, 吕发金. 基底动脉走行和变异的容积 CT 数字减影血管成像研究. 重庆医学, 2013,

42（20）: 2332-2334，2336.

[55] BASKAYA M K，COSCARELLA E，JEA A，et al. Aneurysm of the anterior inferior cerebellar artery-posterior inferior cerebellar artery variant: case report with anatomical description in the cadaver. Neurosurgery，2006，58（2）: E388.

[56] 何雪阳，张晋宁，黄佳欣，等. 小脑前下动脉 - 小脑后下动脉共干复合体动脉瘤 2 例报告及文献复习. 临床神经外科杂志，2017，14（5）: 389-393.

[57] 张春燕，刘庆新，曹晓雨. 椎基底动脉延长扩张症进行性发展的危险因素. 国际脑血管病杂志. 2018，26（6）: 454-458.

[58] CHI H Y，CHEN K W，HSU C F，et al. Ultrasound findings disclose the mutual impact of vertebrobasilar dolichoectasia and vertebral artery hypoplasia. J Ultrasound Med，2019，38（11）: 3037-3042.

[59] 柏树令，应大君，王海杰. 等. 系统解剖学. 北京: 人民卫生出版社，2001: 458.

[60] 陈光平，陈吴兴. 人大脑动脉环的发生、组织结构和变异研究进展. 解剖学杂志，2011，34（5）: 710-712.

[61] CHUANG Y M，LIU C Y，PAN P J，et al. Posterior communicating artery hypoplasia as a risk factor for acute ischemic stroke in the absence of carotid artery occlusion. Journal of Clinical Neuroscience，2008，15（12）: 1376-1381.

[62] PADGET D. The development of the cranial arteries in the human embryo. Contrib Embryol，1948，32: 205-206.

[63] BAPTISTA A G. Studies of the arteries of the brain. II. The anteriorcerebral artery: some anatomic features and their clinicalimplications. Neurology，1963，13（5）: 825-835.

[64] UCHINO A，KATO A，TAKASE Y，et al. Middle cerebral artery variations detected by magnetic resonance angiography. European Radiology，2000，10（4）: 560–563.

[65] YASARGIL M G. Microneurosurgery. NewYork: Oeor Thieme Verig，1984: 60-66，131-151.

[66] RHOTON A L JR. The supratentorial arteries. Neurosurgery，2002，51（4）: S53-S120.

[67] VOLJEVICA A，KULENOVIC A，KAPUR E，et a1. Presentation of variations in the anterior part of the circle of Willis as a result of MRI—an raphy method. Med Arh，2004，58（6）: 327-330.

[68] 高长泰，周晟，梁丽琼. 左侧椎动脉起源异常并右侧大脑前动脉交通前段缺如 1 例. 中国现代医药杂志，2019，21（5）: 82-83.

[69] GIBO H，CARVER C C，RHOTON A L JR，et al. Microurgical anatomy of the middle cerebral artery. J Neurosurg，1981，54（2）: 151-169.

[70] CROMPTON M R. The pathology of ruptured middle-cerebral aneurysm with special reference to the differences between the sexes. Lancet，1962，2（7253）: 421-425.

[71] ABANOU A，LASJAUNIAS P，MANELFE C，et al. The accessory middle cerebral artery（AMCA）: diagnostic and therapeutic consequences. Anat Clin，1984，6（4）: 305-309.

[72] ITO J，MAEDA H，INOUE K，et al. Fenestration of the middle cerebral artery. Neuroradiology，1977，13（1）: 37-39.

[73] 叶莹莹，张伟国，陈蓉，等. 64 层螺旋 CTA 显示胚胎型大脑后动脉伴发 Willis 环多血管段变异的价值. 中国医学影像技术，2007，23（12）: 1773-1776.

[74] HAKIM A，GRALLA J，ROZEIK C，et al. Anomalies and Normal Variants of the Cerebral Arterial

Supply: A Comprehensive Pictorial Review with a Proposed Workflow for Classification and Significance. J Neuroimaging, 2018, 28 (1): 14-35.

[75] VAN RAAMT A F, MALI W P, VAN LAAR P J, et al. The fetal variant of the circle of Willis and its influence on the cerebral collateral circulation. Cerebrovascular Diseases, 2006, 22 (4): 217-224.

[76] KRZYŻEWSKI R M, TOMASZEWSKI K A, KOCHANA M, et al. Anatomical variations of the anterior communicating artery complex: gender relationship. Surg Radiol Anat, 2015, 37 (1): 81-86.

[77] MENSHAWI K, MOHR J P, GUTIERREZ J. A Functional Perspective on the Embryology and Anatomy of the Cerebral Blood Supply. J Stroke, 2015, 17 (2): 144-158.

[78] NAMBA K. Carotid-vertebrobasilar Anastomoses with Reference to Their Segmental Property. Neurol Med Chir (Tokyo), 2017, 57 (6): 267-277.

[79] UCHINO A. Carotid-vertebrobasilar anastomosis: magnetic resonance and computed tomographic angiographic demonstration. Jpn J Radiol, 2019, 37 (8): 565-578.

[80] ISHIHARA H, SAN MILLÁN RUÍZ D, ABDO G, et al. Combination of rare right arterial variation with anomalous origins of the vertebral artery, aberrant subclavian artery and persistent trigeminal artery. a case report. Interv Neuroradiol, 2011, 17 (3): 339-342.

[81] Arazińska A, Polguj M, Szymczyk K, et al. Right aortic arch analysis - Anatomical variant or serious vascular defect? BMC Cardiovasc Disord, 2017, 17 (1): 102.

[82] CHAUDHRY S R, BARRETO S, EZHAPILLI S R. Bilateral congenital absence of the internal carotid arteries a case report. Radiol Case Rep, 2018, 13 (6): 1146-1149.

[83] 张鹏, 郑雪平, 付伟伟, 等. 先天性颈内动脉缺如患者的影像学诊断. 中华神经科杂志, 2016, 49(2): 108-112.

[84] LI S, HOODA K, GUPTA N, et al. Internal carotid artery agenesis A case report and review of literature. Neuroradiol J, 2017, 30 (2): 186-191.

[85] AMER S. Rare case of congenital absence of left internal carotid artery. Ann Indian Acad Neurol, 2015, 18 (1): 128-129.

[86] 边洋, 韩晓琛, 姚生, 等. 成年发现的右位主动脉弓伴右颈内动脉先天缺如一例的影像特点. 中华老年心脑血管病杂志, 2019, 21 (11): 1209-1210.

[87] 严家川, 张猛, 王延江, 等, 颈内动脉缺如 1 例报道并文献复习. 重庆医学杂志. 2012, 41 (36): 3911-3912.

[88] ALURKAR A, KARANAM L S, OAK S, et al. Congenital Absence of Internal Carotid Artery with Rare Type of Intercav-ernous Anastamosis and Ruptured Cerebral Aneurysm. J Clin Diagn Res, 2016, 10 (4): TD03-04.

[89] CHEN J, RADEN M, LIN C. Congenital absence of the internal carotid artery with intercavernous anastomosis. Radiol Case Rep, 2019, 14 (8): 1021-1026.

[90] 严家川, 王延江, 张猛, 等. 永存舌下动脉一例. 中华医学杂志, 2015, 95 (37): 3070.

[91] ANDERSEN N D, WILLIAMS J B, HANNA J M, et al. Results with an algorithmic approach to hybrid repair of the aortic arch. J Vasc Surg, 2013, 57 (3): 655-667; discussion 666-667.

[92] HASAN T F, TODNEM N, GOPAL N, et al. Endovascular thrombectomy for acute ischemic stroke. Curr Cardiol Rep, 2019, 21 (10): 112.

[93] LIU Z S, ZHOU L J, SUN Y, et al. Thrombectomy using "clamping embolus with semi-retrieval" technique in acute ischemic stroke. J Stroke Cerebrovasc Dis, 2018, 27 (3): 733-739.

[94] VAN RAAMT A F, MALI W P, VAN LAAR P J, et al. The fetal variant of the circle of Willis and its influence on the cerebral collateral circulation. Cerebrovasc Dis, 2006, 22 (4): 217-224.

[95] SHABAN A, ALBRIGHT K C, BOEHME A K, et al. Circle of Willis Variants: Fetal PCA. Stroke Res Treat, 2013, 2013: 105937.

[96] 国家卫生健康委. 中国脑卒中防治指导规范（2021 年版）. 北京：国家卫生健康委办公厅，2021.

[97] 赵曰圆，吕福群，向伟楚，等. 支架取栓术治疗合并副大脑中动脉的急性大脑中动脉闭塞 1 例. 中国临床神经外科杂志，2021，26 (8): 655-656.

[98] GILGEN M D, KLIMEK D, LIESIROVA K T, et al. Younger stroke patients with large pretreatment diffusion-weighted imaging lesions may benefit from endovascular treatment. Stroke, 2015, 46 (9): 2510-2516.

[99] KAESMACHER J, CHALOULOS-IAKOVIDIS P, PANOS L, et al. Mechanical Thrombectomy in Ischemic Stroke Patients With Alberta Stroke Program Early Computed Tomography Score 0-5. Stroke, 2019, 50 (4): 880-888.

[100] ROMÁN L S, MENON B K, BLASCO J, et al. Imaging features and safety and efficacy of endovascular stroke treatment: a meta-analysis of individual patient-level data. Lancet Neurol, 2018, 17 (10): 895-904.

[101] ALMALLOUHI E, AL KASAB S, HUBBARD Z, et al. Outcomes of Mechanical Thrombectomy for Patients With Stroke Presenting With Low Alberta Stroke Program Early Computed Tomography Score in the Early and Extended Window. JAMA Netw Open, 2021, 4 (12): e2137708.

[102] HACEIN-BEY L, MUSZYNSKI C A, VARELAS P N. Saccular aneurysm associated with posterior cerebral artery fenestration manifesting as a subarachnoid hemorrhage in a child. AJNR Am J Neuroradiol, 2002, 23 (8): 1291-1294.

[103] SIM K B, LEE C S, PARK J C, et al. Cerebral aneurysm in the long fenestration at the middle portion of M1 segment. J Korean Neurosurg Soc, 2010, 48 (5): 434-437.

[104] JEONG S K, KWAK H S, CHO Y I. Middle cerebral artery fenestration in patients with cerebral ischemia. J Neurol Sci, 2008, 275 (1/2): 181-184.

致　谢

　　积力之所举，则无不胜也；众智之所为，则无不成也。我们广罗天下英才，凝聚知识力量，能为临床同仁带去些许帮助，最终受益于患者，则三生有幸！行文至此，本书的完成离不开大家的共同参与和努力，在此要特别感谢为本书出版贡献智慧和力量的工作者和单位（以下排名按姓氏笔画排序）。

姓名	单位
王　力	四川省自贡市第三人民医院
王　建	四川省雅安市人民医院
王　琰	四川省成都市第五人民医院
王　翮	四川省成都市第五人民医院
王志强	成都京东方医院
王虎清	西安交通大学第二附属医院
王贤军	山东省临沂市人民医院
王建红	四川省人民医院
王奎云	四川省金堂县第一人民医院
王朝华	四川大学华西医院
文　岚	四川大学华西医院博士后工作站
甘淑娟	福建省漳州市第二医院
叶　宇	广东省深圳市龙岗中心医院
叶　静	四川省成都市第六人民医院
叶瑞东	中国人民解放军东部战区总医院
代成波	广东省人民医院
白向东	宁夏回族自治区银川市第一人民医院
冯　祥	四川省成都市郫都区人民医院
冯贤荣	成都中医药大学附属医院
吕　明	首都医科大学附属北京天坛医院
朱敏真	广东省河源市人民医院
乔宏宇	暨南大学附属第一医院
刘　磊	成都医学院第一附属医院
刘天助	西南医科大学附属中医医院
刘文龙	四川省江油市人民医院
刘纪平	成都中医药大学附属医院
刘朝来	山东省济宁市第一人民医院
江　健	武汉大学人民医院
许　可	川北医学院附属医院
孙　邱	四川省大竹县人民医院
芮志凤	中国人民解放军西部战区总医院

苏凡凡	中国人民解放军联勤保障部队第九六七医院
李 江	广东省惠州市第三人民医院
李 波	四川省巴中市中心医院
李 威	海南医学院第一附属医院
李 敏	江苏省中医院
李 曦	中国人民解放军西部战区总医院
李光宗	四川省成都市第六人民医院
李经伦	西南医科大学附属医院
李肇坤	四川省绵阳市中心医院
杨 达	四川省资中县人民医院
杨 树	四川省人民医院
杨 潇	四川省峨眉山市人民医院
杨万生	成都中医药大学附属医院
杨龙成	昆明医科大学第一附属医院
杨志进	四川省达州市大竹县人民医院
杨新光	中山大学孙逸仙纪念医院
吴有林	四川省崇州市人民医院
吴燕敏	福建省漳州市医院
邱 峰	中国人民解放军总医院第八医学中心
何仲春	成都医学院第一附属医院
余鹏霄	中国人民解放军西部战区总医院
沈 杰	四川省成都市第二人民医院
张 波	四川省遂宁市第一人民医院
张 敏	广东省茂名市中医院
张文胜	广东省河源市人民医院
张仕飞	昆明医科大学第一附属医院
张红波	四川省成都市第五人民医院
陆云南	江苏省无锡市锡山人民医院
陈 纯	昆明医科大学第一附属医院
陈 卓	四川省绵竹市人民医院
陈 旺	山东省临沂市人民医院
陈 洪	四川省德阳市人民医院
陈卫星	云南省罗平县医院
陈文伙	福建省漳州市医院
陈红兵	中山大学附属第一医院
陈康宁	陆军军医大学西南医院
陈碧灿	云南省大理市第一人民医院
陈黎章	四川大学华西医院
范 进	中国人民解放军西部战区总医院

林　敏	福建省第二人民医院
林定来	福建省漳州市医院
林晓辉	福建省漳州市医院
欧阳梦琪	中国人民解放军西部战区总医院
易婷玉	福建省漳州市医院
罗　军	四川省绵阳市四〇四医院
罗根培	南方医科大学附属东莞医院（东莞市人民医院）
金哲宇	浙江省丽水市中心医院
周　立	四川省内江市第一人民医院
周　峰	江苏省南京市第一医院
周垂贤	山东省潍坊市中医院
郑　辉	四川省成都市第一人民医院
郑洪波	四川大学华西医院
孟伟男	四川省资阳市中医医院
赵文龙	福建医科大学附属第一医院
侯宇峰	四川省西昌市人民医院
施辉秋	广东省汕尾市第二人民医院
贺　超	四川省资中县人民医院
徐佳亮	辽宁省人民医院脑血管病诊治中心
高　峰	首都医科大学附属北京天坛医院
黄　鹂	中国人民解放军西部战区总医院
黄文国	广东省茂名市中医院
黄汉峰	广东省揭西县人民医院
黄家俊	四川省内江市第二人民医院
黄逸杰	浙江省丽水市中心医院
曹文英	广东省广州市番禺中心医院
常小龙	昆明医科大学第一附属医院
阎登富	成都医学院第一附属医院
谌燕飞	首都医科大学宣武医院
彭　淼	四川省德阳市人民医院
董　海	成都医学院第一附属医院
傅懋林	解放军联勤保障部队第九一〇医院
焦力群	首都医科大学宣武医院
曾立三	福建省漳州市医院
谢　馨	中国人民解放军西部战区总医院
谢敏春	四川省广安市华蓥市人民医院
蔡学礼	浙江省丽水市中心医院
谭小林	四川省眉山市第二人民医院
缪中荣	首都医科大学附属北京天坛医院

潘志南　　福建省漳州市医院
魏　健　　山东省潍坊市中医院